食べ物と健康 I
食品の分類と成分

第 3 版

編著　人浩治　荒川義人

共著
川義　舩津保康
板垣康治
松坂裕子
中河原俊治
西　　隆司
岡本　匡代

三共出版

第3版にあたって

　令和2年12月25日，「日本食品標準成分表2020年版（八訂）」が公表された。

　平成27年12月に日本食品標準成分表2015年版（七訂）が公表されて以来，5年ぶりの改訂である。とくに調理済み食品の情報の充実，エネルギー計算方法の変更などを伴う全面改訂である。同時に別冊として，「日本食品標準成分表2020年版（八訂）アミノ酸成分表編」，「同　脂肪酸成分表編」，「同　炭水化物成分表編」の3冊も公表され，食品成分に関するデータの充実が図られた。給食・調理現場での栄養管理や栄養指導，個人の食事管理や加工食品の開発や表示に関わる管理栄養士・栄養士業務と密接に関わるデータであり，その活用法を正しく理解，修得することは管理栄養士・栄養士にとって必須である。

　そこで，今回の「日本食品標準成分表2020年版（八訂）」の公表に伴い，とくに管理栄養士・栄養士が修得すべき食品の成分特性を扱う本書は，新たな「日本食品標準成分表2020年版（八訂）」に基づき，関連する部分の記述内容，図表などを改めることとした。同時に，第2版に対して各位から頂戴したご指摘などを踏まえ，新たに加筆，修正も行って第3版として発刊するに至った。

　今後も「食べ物と健康」領域のテキストとして，一層の充実に努めていきたいと考えている。第2版同様，多くの方にご利用いただき，また忌憚のないご意見を頂戴することができれば幸いである。

　　令和3年3月

編著者　荒川義人

はじめに

　平成 12（2000）年栄養士法の改正に伴い，管理栄養士業務や管理栄養士養成のあり方，および国家試験のあり方等が見直されるに至った。その趣旨を踏まえて管理栄養士養成の教育内容も大幅に改定された。新たな教育カリキュラムは，「社会・環境と健康」，「人体の構造と機能及び疾病の成り立ち」，「食べ物と健康」からなる『専門基礎分野』と，「基礎栄養学」，「応用栄養学」，「栄養教育論」，「臨床栄養学」，「公衆栄養学」，「給食経営管理論」から成る『専門分野』で構成されている。

　本書は，「食べ物と健康」という分野が包含している食品学，食品衛生学，食品加工学，調理学の内容を，2010（平成22）年に厚生労働省から公表された「管理栄養士国家試験出題基準（ガイドライン）」に準拠して編集し，5冊で構成される「食べ物と健康シリーズ」の1冊である。なお，本書を含めた本シリーズでは，次に示す「管理栄養士国家試験出題基準（ガイドライン）」にあるこの分野の出題のねらいを十分に意識して編集した。

　○食品の分類及び成分を理解し，人体や健康への影響に関する基礎的知識を問う。
　○食品素材の成り立ちを理解し，食品の生産から加工，流通，貯蔵，調理を経て人に摂取されるまでの過程における安全の確保，栄養や嗜好性の変化についての理解を問う。
　○食べ物の特性をふまえた食事設計及び調理の役割の理解を問う。

　本書は，ガイドラインにある「食べ物と健康」の分野の大項目から，「人間と食品」，「食品の分類と食品の成分」を取り上げている。一方で，「食品の機能」，「食品の安全性」，「食品の表示と規格基準」などは，本シリーズⅡ『食品の機能』，本シリーズⅢ『食品加工と栄養』，Ⅳ『食事設計と栄養・調理』，Ⅴ『食品衛生学』で取り上げている。また，とくに本書の中心となる「食品の分類と成分」では，主要な食品について栄養（一次機能）と嗜好（二次機能）に寄与する「一般成分」に加えて，生体調節（三次機能）に関わる「機能性成分」を分けて解説している。本シリーズⅡ「食品の機能」の内容と重複する部分も含まれるが，近年，管理栄養士には個々の食品がもつ機能性を理解し，活用する能力が求められていることから，その学習が効果的に高まるよう重点を置いて解説したものである。

　さらに各章の記述の中で，キーワードはゴシック体，用語の説明に相当する内容の記述は青字体とするなどして，効率よく重要事項を把握し，理解が深まるように配慮している。また，管理栄養士国家試験の対策につながる演習問題，あるいはトピック的な内容をコラムにして適宜配置し，管理栄養士としての知識の統合が図れるように努めたつもりである。

　先述の改定カリキュラムでは，食品学関連分野に配分されていた単位数が大幅に減少され，その一方で，改定されたガイドラインでは，この分野で扱う内容，すなわち出題範囲は必ずしも縮小されていない。とくに管理栄養士養成の現場では，厳しい時間的制約の中で，効果的な教授，自己学習を達成しなければならないといえる。

　本書はもとより，今回出版される「食べ物と健康シリーズ」が，管理栄養士を目指す学生にとって有為なテキストとなることを，また，すでに管理栄養士・栄養士の実務に就いている方々にとってよい学習書として活用されることを願ってやまない。

　終わりに，本書を刊行するにあたり，参考にさせていただいた多くの著書，文献の筆者の方々，企画段階から終始温かくお世話くださいました三共出版株式会社　秀島功氏をはじめ関係者の皆様に心から感謝いたします。

平成 25 年 8 月　　　　　　　　　　　　　　　執筆者を代表して　　　荒川義人

目　　次

1 人間と食品

1-1 食文化と食生活

　人類は自然に存在する，あるいは飼育，栽培した動植物を食料としてきた。動植物の生育には，それぞれに適した環境条件があるため，地域によって生育する動植物の種は異なる。したがって，食料も地域ごとに特性が表れ，その地域特有の食材とそれを活かす調理法が一体となって食文化が形成されてきた。今なお，世界各地に，あるいはわが国の各地方に地域に根ざした食文化が存在する。

　一方で，近年の科学技術の進歩は，食料の生産，加工，輸送（流通）の面で大きな変化をもたらした。とくにわが国では，栽培方法，品種改良などの農業技術が飛躍的に改良され，地域性の強かった作物が広範囲で栽培されるようになった。また輸送システムが発達して，産地から消費地までの輸送時間が大幅に短縮され，輸送中の品質が高水準で保持されるようになってグローバルな食品流通が普及した。家庭の食卓に世界各国，国内各地からの食材がのぼるようになったことは，豊かな食生活が形成されたと評価される反面，地域固有の食文化や食材に対する意識，価値観が薄れる原因になったともいえる。

　また，人類は生きるために食料を求め続け，飢えと戦ってきた歴史をもつ。人類にとって食生活上の永年の課題は，いかに栄養面での欠乏を防ぐかという点にあった。世界的に見ると，後進諸国では今なお同じ課題を解決できずに苦しんでいる例が少なくない。ところが，わが国を含めた先進諸国では，近年，多様な食品が氾濫する状況となり，また，偏食や欠食などの食生活の乱れも重なり，欠乏だけでなく過剰摂取という新たな課題が生じた。とくにビタミン，ミネラルなどのサプリメントの普及と安易な利用が拡大している点が憂慮される。欠乏と過剰の相反するリスクを回避しながら健全な食生活を営むために，とくに過剰リスクに対する意識に欠ける現代人への啓蒙が極めて重要となっている。

1-1-1　食物の歴史的変遷

　初期の人類は，自然に存在する動植物を採取，狩猟し，生きるための食料としてきた。多くの経験を重ねた人類は次第に食料の安定的な確保を目指し，また自らの生命の維持に

都合の良い食物を選択し，農業，林産業，畜産業，水産業の技術を身につけて目的とする食物を自ら生産する段階に入った。ただし，必要十分量の食物を確保する苦闘は続いた。

1940 年代から 60 年代にかけて，高収量品種の改良に成功すると同時に，化学肥料の大量投与による穀物類の大量生産が実現する。この劇的変化は**緑の革命**と称され，農業革命の 1 つとされる場合もある。緑の革命によって産業としての農業は確立されたと高く評価される一方で，化学肥料や農薬などの化学工業製品の投入なしに維持することができない生産体制に，持続可能性という面からの問題点が指摘され，多くの批判が生まれるに至った。

わが国では，現在，食品衛生法などの法的規制の中で，化学肥料や農薬を使用する農業を主流としているが，一部では，化学肥料ではなく有機質肥料を用いた有機栽培，あるいは農薬を使用しない無農薬栽培も行われている。また，農業では様々な作物の優良品種が開発され，さらに林産業や水産業では，それぞれきのこの栽培技術や魚介類や藻類の養殖技術の向上が図られ，畜産業では品種改良，飼育技術が確立し，安定的な食料生産に向けた技術レベルは世界をリードする立場になった。その背景には，この分野におけるバイオテクノロジーの世界的な進歩と応用があるが，遺伝子組み換え技術を応用した食品の扱いについては，わが国は慎重な立場をとっている。

1-1-2　食物連鎖

われわれ人間は生命を維持するために食物を摂取しなければならないが，多くの食物は生命活動を営む生物を起源としている。そして，その生物自体が自分の生命を維持し，種を存続させるために他の生物を摂食している。通常，小さい生物から順に大きい生物によって摂食され，最終段階が人間となる（図 1-1）。このように生物間で食べること，食べられることを通じた連鎖的なつながりを生態学では**食物連鎖（フードチェーン）**と呼んでいる。食物連鎖では，栄養素や有害物質が次の生物に移行し，段階を経るうちに濃縮されていくことが知られている（**生物濃縮**）。食物連鎖において栄養素が濃縮されることは人間にとって有益であるが，この連鎖に有害物質が混入すると，最終摂食者である人間に重大な健康被害をもたらすことになる。メチル化水銀による水俣病，カドミウムによるイタイイタイ病，シガテラ毒による食中毒などは生物濃縮による例として知られている。

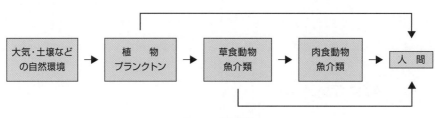

図 1-1　食物連鎖

　一方，フードチェーンという用語は，食品産業，食品経済，あるいは食品衛生・食品安全の分野では異なる意味で使われている。とくにわが国において，ＢＳＥ問題を契機に食品の安全性確保を必要とする気運が高まり，農林水産物の生産から諸段階を経て人間（消費者）に供されるまでの一連の食品の流れをフードチェーンと呼び，注視するようになった（図1-2）。かつて，このフードチェーンは短く，単純であったのに対し，現代では加工の高次化，流通の複雑化などがあってフードチェーンも長く，そして複雑になったため，**トレーサビリティ**（食品の生産過程の追跡）も不十分になりかねない。

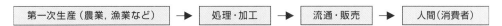

図1-2　食品安全確保という視点でのフードチェーン

1-1-3　食品と栄養

　人間が生命活動を維持するために必要な物質を外界から摂取する現象を**栄養**という（図1-3）。生命活動に必要な物質を**栄養素**といい，体内でエネルギーを生産し，体組織をつくり，機能を調節する。栄養素を含むものが**食品**であり，一般に「栄養素を含み，嫌悪感なく食用できる有害物を含まない天然物あるいはその加工品」と定義されている。

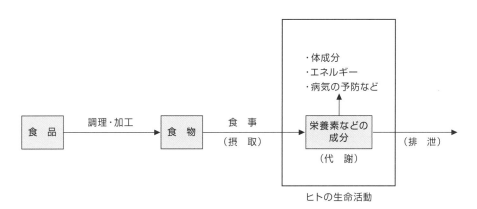

図1-3　人間の生命活動と栄養

「栄養」という現象は，人間など動物に限ったことではなく，植物や微生物にも存在する現象である。とくに人間の栄養を対象とする学問分野を，「人間栄養学」のように区別して表現することがある。

　食品を調理または加工したものを**食物**と区別することもあるが，例えば野菜や果実の中にはそのまま食べるものもあり，厳密に区別することはできない。なお，食品に関連する用語として**食料**，**食糧**，あるいは**料理**なども日常使われているが，同義的に用いられる場合が多い。

　食品には，たんぱく質，脂質，炭水化物，ビタミン，ミネラルの栄養素の他に，色素成分，呈味成分，香気成分のように個人の嗜好に影響する成分（し好成分），さらに病気の予防，回復などの面で最近注目される生体調節に関与する成分（生体調節成分）も含

まれている。近年，栄養素の働きを一次機能，し好成分の働きを二次機能，病気の予防や回復などの働きを三次機能と呼ぶようになり，食品の評価はこれら3つの面から行われるようになった。ただし，例えばβ-カロテンのように，体内でビタミンAに変換されて働く（一次機能），橙黄色を呈する（二次機能），抗酸化作用を示す（三次機能）など，各機能に関わるものもあるので，成分を機能によって厳密に区別することは困難である（図1-4）。

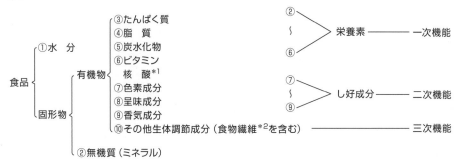

図 1-4　食品の成分

＊1　核酸を構成するヌクレオチド類にはし好成分として旨味を
　　　呈するものがある（イノシン酸，グアニル酸）
＊2　化学的には主として炭水化物に入る

1-2　食生活と健康

　長寿と健康は人類共通の願いである。わが国は，今や世界一の長寿国として知られるが，第二次世界大戦の前までは結核や肺炎が蔓延し，乳幼児や若者の多くが感染症で命を失っていた。戦後，ようやく「人生50年」の時代を迎え，以降，急激に平均寿命を延ばしてきた。その背景には，医学の進歩とともに，食生活の変化があった。従来の穀類中心の食生活から適量の動物性食品を摂る食生活に移行し，この食生活の質的な変換が感染症，およびある時期に感染症に代わって死亡率第1位となった脳卒中の急減をもたらし，平均寿命の急激な延びにつながったと考えられている。穀類，豆類，野菜類，魚介類など古くから摂取されてきた食材に，肉類，卵類，乳類などが加わって構成された食生活は，とくに三大栄養素からのエネルギー供給バランス（**PFC比率**）が理想的であり，世界中から**日本型食生活**と注目されるようになった。しかし，近年，偏食，欠食などの食生活の乱れが顕著となり，理想的な日本型食生活の崩壊が問題となっている。2005年に「食育基本法」が制定された背景には，日本型食生活を再生するという意図がある。

コラム　ＰＦＣ比率

　エネルギー源としての Protein（たんぱく質），Fat（脂質），Carbohydrate（炭水化物）の３大栄養素の頭文字をとったもので，各栄養素から供給されるエネルギーの比率を表す。食生活の栄養的バランスを大まかにみる１つの指標である。わが国では，成人でＰ 12〜13 ％，Ｆ 20〜30 ％，Ｃ 57〜68 ％が理想とされてきたが，近年，策定されている食事摂取基準では各栄養素の絶対量に重点が置かれ，ＰＦＣ比率を指標として重要視することはなくなった。

1-2-1　食生活と健康維持・管理

　食生活で健康を維持し，疾病を予防するために，どのような食品を選択して組み合わせ，どのような食べ方をすればよいかについて国民の理解を促す目的で，含まれる栄養素の役割から食品を分類し，教材として活用してきた。具体的には**三色食品群**（1952 年），**４つの食品群**（1956 年），**６つの基礎食品**（1981 年）などがある（2 章　食品の分類と成分　参照）。一方で，第二次世界大戦後間もなく食料難を乗り越えるために出された食生活指針であるが，1985 年に厚生省（現厚生労働省）が策定した「健康づくりのための食生活指針」を策定し，とくに当時の課題となりつつあった生活習慣病の予防を目的としている。そして 2000 年には，文部省（現文部科学省），厚生省（現厚生労働省），農林水産省が共同で「**食生活指針**」を策定した。

　また，国民の健康づくりの対策も，これまで第 1 次（1978 年），第 2 次（アクティブ 80 ヘルスプラン，1988 年），第 3 次（21 世紀における国民健康づくり運動：健康日本 21，2000 年）と取り組まれてきた。現在，第 4 次の健康増進に係る取組が始まった。

　2005 年には「**食育基本法**」が制定され，栄養教諭制度も開始された。各ライフステージにおける食生活改善を推進して健康を維持するための施策や制度が整う中で，中心的な役割を果たす管理栄養士・栄養士への期待が高まっている。

1-2-2　食生活と生活習慣病

　わが国では，昭和 30 年代に入って，心臓病，脳卒中，糖尿病など，とくに 40 歳前後からの死亡率が全死因の中で高位を占め，働き盛りに多いこれらの疾患は**成人病**と呼ばれるようになったが，これは当時の厚生省が使い始めた行政用語である。成人病の発症には，とくに食生活，運動，休養，睡眠，喫煙，飲酒などの生活習慣が大きく影響することが明らかとなり，しかも生活習慣の激変によって，これら疾患の発症の低年齢化が進んだため，予防を重視した対策として成人病を**生活習慣病**という用語に改め，現在，定着するに至った。

　生活習慣病を誘引する食生活の危険因子としては，過食，高脂肪食，高塩分食などがあげられる。例えば，過食や高脂肪食などで過剰に摂取したエネルギーは皮下脂肪や内臓脂

肪として蓄積されるが，とくに過剰に内臓脂肪が蓄積すると，そこから分泌される生理活性物質（アディポサイトカインなど）に異常が起きて脂質や糖の代謝異常，高血圧など，生活習慣病の発症につながることが明らかになっている。世界的に**メタボリックシンドローム（内臓脂肪症候群）**という概念が提唱され，平成17年には日本内科学会をはじめとする関係学会が日本人向け診断基準をまとめている。

コラム　内臓脂肪に注目

　皮下脂肪は，皮膚のすぐ下にある脂肪のことで，太ももやお尻周辺に多く存在して，主に体温の保持や外部の衝撃から体を守る働きをしている。一般に女性ホルモンは皮下脂肪を蓄える作用をもつため，女性は皮下脂肪を蓄積しやすい傾向がある。一方，内臓脂肪は腹腔内の内臓周囲に蓄積する脂肪のことで，男性ホルモンがその作用を有するため男性は内臓脂肪を蓄積しやすい傾向があり，このタイプの肥満（内臓脂肪蓄積型肥満）が生活習慣病の発症リスクを高めるとされている。内臓脂肪は，過食や運動不足で蓄積しやすく，生活習慣を改善することで減りやすいといわれている。

1-2-3　食嗜好の形成

　日常，人間が食物を摂取するのは，体内に栄養素を取り入れることを一義的な目的としているが，**おいしさ**を感じて満足することも大切な目的である。食物のおいしさは調理や加工によって高められ，味覚，嗅覚，触覚，聴覚，視覚が相互に作用して感じる。その中心となるのが味覚である。生物にとって，味は生命活動につながる情報，味覚はセンサーに例えられる。例えば，生後間もない子どものほとんどは甘味，うま味を好む。このことは，甘味が糖質に象徴されるエネルギー源，うま味はアミノ酸に象徴される体組成源であり，いずれも生きるために不可欠な成分であることに起因する。とくにエネルギー源である甘味に対する感覚は鈍く，相当の高濃度でも平気で摂取することができる。塩味は無機質に象徴され，体組成源，体機能調節に関与する成分として重要であるが，必要量が多くないため好んで摂取するのは一定濃度までである。一方で，酸味は食物の腐敗，未熟果実に象徴される味，苦味は有害成分に象徴される味であり，生後間もないうちは，ほとんどの子どもが拒絶する。

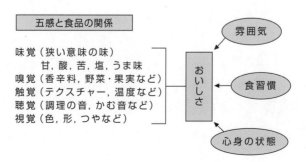

図1-5　食物のおいしさの要因

　食物のおいしさは，様々な要因の相互作用によって決まるが，とくに人間は成長とともに味覚以外の感覚も発達し，同時に様々な経験を重ねることで，**嗜好**が形成されていく。**五感**の発達の個人差，食べる時の雰囲気や食習慣の違い，心身の健康状態なども食物のおいしさに大きく影響する（図1-5）。そのことを踏まえ，無理なく，健全な食嗜好を形成することが，健全な食習慣を身につける上で極めて重要である。

1-3　食料と環境問題

　人間が自らの食料を確保するために産み出した農業，林産業，畜産業，水産業が発展するにつれ，また，文明の発達によって地球規模での食品流通が拡大するにつれ，われわれ人間が食べるという営みが生態環境や地球環境に与える影響の大きさを認識する必要がある。地球に共存する一生物として責任があるともいえる。例えば，農業をみると農地開拓によって森林などの自然環境を破壊し，河川水や地下水などを過剰に消費する。大量の農薬や化学肥料の投入は，土壌や水質の汚染を招く。そこで，近年は環境保全に配慮した農業として，循環型農業などの推進も図られている。農業に用いられる肥料として，畜産や家庭で出る廃棄物を循環利用することで持続可能な農業となる。

1-3-1　フードマイレージの低減

　近年，輸送手段の著しい発展によって，大量かつ迅速な食品流通が可能になり，世界各地から生鮮食品や加工食品がわが国の食卓に届くようになった。このようなグローバルな食品流通は，わが国の食生活を豊にした一方で，ＢＳＥ，ポストハーベストなどの問題が顕在化し，消費者の「食の安全」への信頼感を失わせる契機にもなった。

　また，このように遠隔地で生産されたものが輸送されるシステムが拡大すると，輸送燃料の消費量は膨らみ，同時に排出される二酸化炭素による地球環境への負荷も大きくなる。そこで，生産地から食卓までの距離が短いものを食べた方が環境への負荷が少ないであろうという仮説を前提として，イギリスの消費者運動家等によって提唱された概念を，わが国では**フードマイレージ**として導入するに至った。フードマイレージは，食料 food 輸送距離 mileage という意味であり，輸入食品の重量（単位　t・トン）と輸入相手国からの輸送距離（単位　km・キロメートル）を掛け合わせたものを和して算出する。この数値が大きいと，エネルギー消費，環境への負荷が大きいと判断する。ちなみに2001年の農林水産政策研究所の試算では，人口1人当たりのフードマイレージはわが国が 7,093 tkm であるのに対し，韓国は 6,637 tkm，アメリカは 1,051 tkm，イギリスは 3,195 tkm，フランスは 1,738 tkm であった。**食料自給率**を上げる努力や**地産地消**推進の必要性を数量的に裏付けるものとされている。

1-3-2 食料生産と食料自給率

食料自給率とは，国内の食料消費が国内の食料生産でどの程度まかなえているか示す指標である。一般に，**総合食料自給率**が知られており，供給熱量（カロリー）ベース[1] と生産額ベース[2] の2とおりの方法で算出されている。わが国のカロリーベースの食料自給率の推移をみると，昭和40年度73％から大きく低下し，近年40％前後という状況が続き，先進国の中でも最低の水準となっている（図1-6, 図1-7）。なお，総合食料自給率のほかに，各品目における自給率を重量ベースで算出する**品目別自給率**，畜産で利用される飼料が国内でどの程度まかなわれているか示す指標としての**飼料自給率**もある。

わが国では，第二次世界大戦後の食料生産能力が向上したにも関わらず，食料自給率は低下した。その大きな要因として，従来の主食（ご飯）中心の食生活から，副食（肉，卵など）の割合が増えた食生活への変化，いわゆる食生活の洋風化がある。自給率の高い米の消費が大幅に減り，自給率の低い畜産物や油脂の消費が増え，結果的に食料自給率が低下した。食料自給率を向上するには，過度な食生活の洋風化に歯止めをかけることが大切である一方，食料消費の変化に適切に対応した食料生産を実現することが期待される。

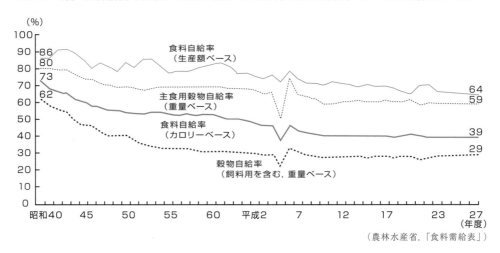

（農林水産省，「食料需給表」）

図1-6　わが国の食料自給率の推移

---

*1 「日本食品標準成分表2010」に基づき，重量を供給熱量に換算した上で各品目を足して算出する。1人・1日当たり国産供給熱量を1人・1日当たり供給熱量で除したものに相当する。
（例）平成26年度
1人・1日当たり国産供給熱量（941 kcal）/1人・1日当たり供給熱量（2,436 kcal）× 100 = 39 %
*2 「農業物価統計の農家庭先価格等」に基づき，重量を金額に換算した上で，各品目を足して算出する。食料の国内生産額を食料の国内消費仕向額で除したものに相当する。
（例）平成26年度
食料の国内生産額（9.7兆円）/食料の国内消費仕向額（14.5兆円）× 100 = 66 %

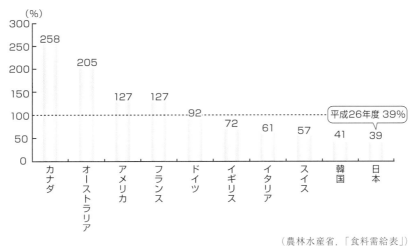

（農林水産省，「食料需給表」）

図1-7　わが国と先進国との食料自給率の比較

1-3-3　地産地消

わが国では，第二次世界大戦後の復興時期を経て，農業の近代化が進んだ。遠隔産地での増産が進み，消費地に向けて大量に輸送するシステムが整えられていった。輸送手段の急激な進展により，諸外国から低価格の食料移入も急増した。同時に食品の事件，事故が相次ぎ消費者の間に品質への不信が拡大することになった。また，もともとわが国には古くから，身体と土とは密接不可分であり，身近なところで作られたものを食べることが健康によいという趣旨の「身土不二」という用語があった。この考え方に加えて，できる限り地元で生産されたものは，地元で消費しようという趣旨で生まれた用語が「**地産地消**」である。地産地消を推進することで，生産者と消費者の距離が縮まり，食料に対する品質不信を解消し，同時に安全性を確保する，さらに食料自給率の向上，フードマイレージの節約による環境保全といった成果に加えて，地域の食文化を再生する契機になることも期待されている。ただし，行過ぎた地産地消の展開は，食生活の栄養面，嗜好面でのバランスを欠くことになりかねないということにも留意したい。

1-3-4　食べ残し・食品廃棄の低減

わが国では，経済的な発展とともに流通する食品量が増えた一方で，年間約1,800万tに及ぶ食品が廃棄されている（平成21年度食品ロス統計調査）。この中には，一般家庭では食べ残し，皮を厚くむき過ぎたりなどの過剰除去分や，冷蔵庫などに入れたまま期限切れになった食品など，またレストランなどの飲食店からは食べ残し，さらに食品メーカーや小売店からは，新商品販売などで撤去された食品，保有中に期限切れなどで販売できなくなった食品など，本来食べられるのに廃棄されるもの，いわゆる「**食品ロス**」が年間約500〜800万t含まれている（図1-8）。世界の穀物需給がひっ迫し，食料価格も上昇基調にある中，食品ロスの削減はわが国だけでなく世界的な課題でもある。行政はもとより，消費者，食品関連事業者が問題意識を共有し，食品ロス削減に向けた取組が必要である。

そのために，消費者においては食習慣を見直し，**賞味期限**のもつ意味を正しく理解する，無駄のない調理法を工夫するなど，具体的に実行していくことが大切である。また，食品メーカーや小売店においては，科学的根拠に基づく，あるいは商品ごとの特性を踏まえた期限表示の設定に努める，食品メーカーと小売店とが協力してフードバンク活動へ寄贈する仕組みをつくるなど，可能な限り食品として有効に活用するという意識を共有することが求められる。なお，年間約1,800万tの食品由来廃棄物のうち，飼料，肥料，エネルギー等に再利用されているのは約400万tで，残りの約1,400万tは焼却，埋立てされている現状にある。

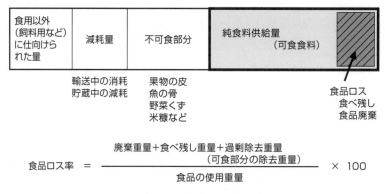

図1-8　食品ロスの概念とロス率の算出法

演習問題

問1　人間と食品に関する次の記述のうち，正しいのはどれか。1つ選べ。
(1)　食物連鎖によって生物濃縮されるのは栄養素のみである。
(2)　1940年代から60年代にかけて起きた「緑の革命」では，持続可能型農業が確立された。
(3)　かつて，食品安全確保という視点での「フードチェーン」は複雑であった。
(4)　近年，食品は一次，二次，三次機能から評価される。
(5)　一次機能に関する成分が，二次機能に関わることはない。

解説
(1)　有害物質も次の生物に移行し，段階を経るうちに濃縮されていく。
(2)　高収量品種の改良，化学肥料の大量投与による穀物類の大量生産が実現した。
(3)　かつては，短く，単純なチェーンであった。
(5)　β-カロテンのように，各機能に関わる成分が存在する。

問2　人間と食品に関する次の記述のうち，正しいのはどれか。1つ選べ。
(1)　日本型食生活の特徴は，主食中心で，肉類や卵類など畜産食品をほとんど摂らない点にある。
(2)　近年，策定されている食事摂取基準は，ＰＦＣ比率に重点を置いている。
(3)　食生活指針は，農林水産省が独自に策定している。
(4)　成人病という用語は，予防を重視した対策として「生活習慣病」と改められた。
(5)　内臓脂肪に比べて皮下脂肪の蓄積が生活習慣病の発症につながる。

解説
(1)　穀類，豆類，野菜類，魚介類などの古くから摂取されてきた食材に，肉類，卵類，乳類などが加わって構成されたバランスよい食生活が特徴である。
(2)　各栄養素の絶対量に重点が置かれている。
(3)　文部省（現文部科学省），厚生省（現厚生労働省）と農林水産省が共同で策定した。
(5)　内臓脂肪の蓄積が発症リスクを高めるとされている。

問3　人間と食品に関する次の記述のうち，正しいのはどれか。1つ選べ。
(1)　食物のおいしさは，食品成分で全てが決まる。
(2)　もともと人間は，酸味を好む。
(3)　フードマイレージは，輸入食品の重量（トン）と輸入相手国からの距離（キロメートル）を掛け合わせたものを和して算出する。
(4)　わが国のカロリーベースの食料自給率をみると，近年，60％前後の水準を維持している。
(5)　食品ロス率は，食品の食べ残し重量を使用重量で除して算出する。

解説
(1)　食べる雰囲気，習慣，健康状態など，様々な要因の相互作用でおいしさが決まる。
(2)　酸味は，生後間もないうちは，ほとんど拒絶される。
(4)　近年，40％前後という状況が続いている。
(5)　食べ残し重量に廃棄重量と過剰除去重量を加えた重量を使用重量で除す。

┌─ 解　答 ─
│ 問1（4）　問2（4）
│ 問3（3）
└

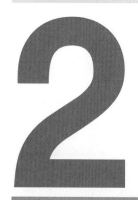

2 食品の分類と成分

2-1 食品の分類

　わが国で日常摂取されている食品の数は極めて多い。例えば**日本食品標準成分表2020年版（八訂）**には**2,478食品**が収載されているが，これらはあくまでも標準的な食品であり，全国各地には地域性の強い食品が多数存在し，また新たな輸入食品や加工食品の市場流通もあるので，実際の食品数は相当数に及ぶ。一般に食品の分類は，次に示すさまざまな視点から行われている。

2-1-1　生産様式（産業）による分類

　生産様式（産業）によって，**農産物**（穀類，いも類，豆類など），**畜産物**（肉類，卵類，乳類など），**水産物**（魚介類，藻類など），**林産物**（きのこ類など），その他（油脂類，調味料および香辛料類など）のように分類される。

2-1-2　原料の起源による分類

　原料の起源によって，**植物性食品**（穀類，いも類，豆類，野菜類，果実類など），**動物性食品**（魚介類，肉類，卵類，乳類など），**鉱物性食品**（食塩など）のように分類される。

2-1-3　主要栄養素による分類
（1）栄養素に基づく分類法

　栄養素を役割から**赤色**（血や肉），**黄色**（エネルギー），**緑色**（調子を整える野菜）の3群に分けた**三色食品群**（1952年），献立作成の際，容易に栄養所要量を取り入れることができるように便宜が図られた**4つの食品群**（1956年），厚生省公衆衛生局（1981年）から示された**6つの基礎食品**などがある。いずれも，バランスのとれた食事を実践指導するために広く用いられてきた（表2-1）。

表2-1 6つの基礎食品

食品の種別	食品の例示
1. 魚, 肉, 卵, だいず	魚, 貝, いか, たこ, かに, かまぼこ, ちくわなど 牛肉, 豚肉, 鳥肉, ハム, ソーセージなど, 鶏卵, うずらの卵など だいず, 豆腐, 納豆, 生揚げ, がんもどきなど
2. 牛乳・乳製品, 骨ごと食べられる魚	牛乳, スキムミルク, チーズ, ヨーグルトなど めざし, わかさぎ, しらす干しなど (注) わかめ, こんぶ, のりなど海草を含む
3. 緑黄色野菜	にんじん, ほうれんそう, こまつな, かぼちゃなど
4. その他の野菜, 果物	だいこん, はくさい, キャベツ, きゅうり, トマトなど みかん, りんご, なし, ぶどう, いちごなど
5. こめ, パン, めん, いも	飯, パン, うどん, そば, スパゲティなど さつまいも, じゃがいも, さといもなど (注) 砂糖, 菓子など糖質含量の多い食品を含む
6. 油脂	てんぷら油, サラダ油, ラード, バター, マーガリンなど (注) マヨネーズ, ドレッシングなど脂質含量の多い食品を含む

(2) 食事バランスガイド

　食事バランスガイドは，国民の健康的な食生活実現を目的に策定された「食生活指針」（2000年3月）を，毎日の食生活に活かせるように農林水産省と厚生労働省により示された（2005年6月）。コマのイラストによって1日分の食事を表し，バランスをとることでコマが倒れないように心がける習慣を身につける狙いがある（図2-1）。毎日の食事を主食，副菜，主菜，牛乳・乳製品，果物の5つに区分し，区分ごとに「つ（SV）」という特別な単位を用いて摂取する適量を示している。さらに水・お茶，菓子・嗜好飲料，運動もイラストに表現されている。食事の適量は性別，年齢，活動量によって異なるので，国民がそれぞれに食事バランスガイドを理解し，活用できるように，関係機関で様々な取組が行われている。

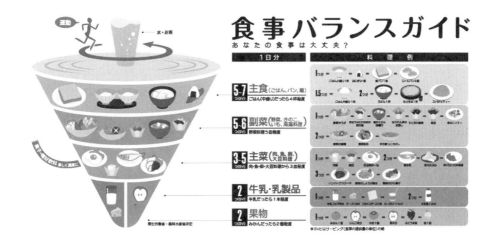

図2-1 食事バランスガイド

2-1-4　食習慣による分類

食事は毎日3回以上摂るのが普通であり，そのたびに合理的な食品の組み合わせを考えるのは容易でない。そこで，1日に摂る食品の簡明な指標として，主食食品（主にエネルギー源となる：穀類，いも，油脂，砂糖など），副食食品・主菜食品（主に良質たんぱく質源となる：動物性食品，大豆製品など），副食食品・副菜食品（主に食物繊維源となる：野菜，海藻，きのこ，果物など）のような分類が用いられる。

2-1-5　その他の分類

(1) 日本食品標準成分表の分類

日本食品標準成分表の詳細は3章で解説するが，現在用いられている日本食品標準成分表2020年版（八訂）では，2,478食品を次のような18項目に分類している。

1. 穀類，2. いもおよびでんぷん類，3. 砂糖および甘味類，4. 豆類，5. 種実類，6. 野菜類，7. 果実類，8. きのこ類，9. 藻類，10. 魚介類，11. 肉類，12. 卵類，13. 乳類，14. 油脂類，15. 菓子類，16. し好飲料類，17. 調味料および香辛料類，18. 調理済み流通食品類

(2) 国民栄養調査における分類

厚生労働省が毎年1回実施する**国民栄養調査**では，基本的に日本食品標準成分表の分類に準じている。

(3) FAO の食品統計調査における分類

FAO（**国際連合食糧農業機構**）が食料に関わる世界的な統計調査を実施するときは，1. 穀類，2. いも類およびでんぷん類，3. 砂糖類，4. 豆類，5. 野菜類，6. 果実類，7. 肉類，8. 卵類，9. 魚介類，10. 牛乳および乳製品，11. 油脂類のように**11群**に分類している。

(4) 加工食品

加工食品は，生鮮食品に対する言葉であり，人間が何らかの手を加えた食品で，種類も多い。保存を目的とした加工食品としては，**塩蔵食品**，**糖蔵食品**，**乾燥食品**，**冷凍食品**，**缶詰食品**，**びん詰食品**が古くからあるが，最近の技術の進歩により**無菌充填食品**，**レトルトパウチ食品**なども市場に出ている。また，素材の特定成分を取り出して新たに組み合せてできた**組み立て食品**（例：マーガリン），外観，食味などを本物に似せてつくった**コピー食品**（模造食品，イミテーション食品）（例：人造いくら，代用キャビア，かに風味かまぼこ），**成形食品**（例：成形ポテトチップ）のような加工食品もつくられるようになった。

(5) 用途（目的）による分類

1) インスタント食品

即席カレー，即席めん，インスタントコーヒー，粉末スープなどのように，一般に熱を加えたり，水，熱湯，牛乳などを注ぐ程度の簡単な調理で食用できる食品をいう。保存性

にも優れている。

　2)　調理済食品

　調味，加熱処理されており，そのまま食べることのできるそうざい類，弁当類，再加熱して食べる調理済み冷凍食品（ハンバーグ，ピザ）レトルトパウチ食品（カレー，シチュー）などをいう。

　3)　健康食品

　消費者が健康の回復，維持，増進に積極的な効果を期待して利用する食品をいう。錠剤，カプセル，粉末，液体など，通常の食品と形状が異なる。栄養補助食品（ビタミン，ミネラル，たんぱく質など）のほか，健康補助食品（梅肉エキス，ローヤルゼリーなど），栄養調整食品（低カロリー食品，減塩食品など）がある。

　4)　機能性食品

　食品の三次機能（生体調節機能）の発現が期待できる食品の総称として用いられている。オリゴ糖類，乳酸菌類，食物繊維類などを機能性成分として含む。

　5)　特別用途食品

　栄養改善法（現・健康増進法）に基づき，乳児，幼児，妊産婦，病者，高齢者といった特別な健康状態にある人たちを対象につくられた加工食品である。その中に，健康の維持及び増進に役立つ，または適する旨の表示ができる**特定保健用食品**（通称トクホ，国による個別許可）がある。なお，トクホは2001年から食品衛生法で規定される保健機能食品制度が実施されたのにともない，ミネラル，ビタミンなどの補給を目的とした**栄養機能食品**（自己認証）とともに保健機能食品の1つとしても位置づけられている。さらに2015年，事前届出制で健康の維持及び増進に役立つ，または適する旨の表示ができる**機能性表示食品**も制度化された（図2-2）。

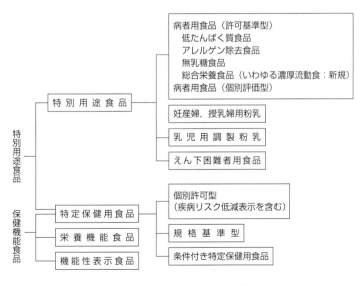

図2-2　特定保健用食品の位置付け

2-2 植物性食品

2-2-1 穀　類

穀類 cereals とは，**イネ科**に属するこめ，こむぎ，おおむぎ，らいむぎ，えんばく，とうもろこし，あわ，ひえ，きびなどに，**タデ科**のそば，**ヒユ科**のアマランサスを含め，種実を食用または飼料用に供する目的で栽培される植物をいう。わが国では，古来，こめ，むぎ，あわ，ひえ，まめを**五穀**と称し，また，こめ，こむぎ，おおむぎ以外の穀類を**雑穀**とよんでいる。穀類は人類にとって最も重要な食糧である。古くから広く栽培されてきた理由は，単位面積当たりのエネルギー生産が効率的であること，水分含量が少ないため貯蔵性が良好で輸送にも便利であること，また，食事への調理・加工が比較的容易で，味も淡白であるので常食に適することなどが挙げられる。

（1）穀類の成分と機能性

1）一般成分

主な穀類の成分を表 2-2 に示す。

穀類は一般に 12～15 ％内外の水分を含むが，そのほとんどは**結合水**で，カビなどの微生物には利用されにくい。しかし，湿気などによって水分が増加すると貯蔵性は低下する。

穀類は約 72～78 ％の**炭水化物**を含むが，その大部分は**でんぷん**で，最も重要な成分である。**うるち種**のこめやとうもろこし，あるいはこむぎ，おおむぎなどのでんぷんは，**アミロースとアミロペクチン**からなり，**もち種**のこめととうもろこしのでんぷんは，ほぼ 100 ％アミロペクチンからなる。アミロース含量が多いと**ヨウ素でんぷん反応**の青色度は強くなる。一方，アミロペクチン含量が多いと粘弾性が強く，糊化でんぷんの**老化**は起こりにくい。穀類はでんぷん以外にスクロース，マルトース，グルコース，フルクトースなどを少量含むのでわずかに甘い。とくに，甘味種のとうもろこしにはスクロースが多く含まれるのでかなり甘味を呈するが，収穫後は酵素の働きで急速に分解され，甘味が減少する。**食物繊維** dietary fiber（DF）は玄米に 3 ％，はいが精米に 1.3 ％含まれているが，精白米になると 0.5 ％に減少する。通常，でんぷんは消化酵素でブドウ糖に分解されて吸収されるが，一部は分解されずに小腸を通過して大腸に到達する。これを**レジスタントスターチ** resistant starch（RS）という。食物繊維と同じような生理作用をもつ。

穀類には約 6～11 ％の**たんぱく質**が含まれており，たんぱく質の給源としても重要である。一日に必要なたんぱく質量の約 25 ％を穀類から摂取している。一般に穀類の主たんぱく質は**グルテリン**，**プロラミン**であるが，えんばく，そばには**グロブリン**が多い。

こめのたんぱく質の大部分（85～90 ％）が**オリゼニン**（グルテリン）である。こむぎの主たんぱく質は含量が 40～50 ％の**グリアジン**（プロラミン）と 30～40 ％の**グルテニン**（グルテリン）である。両者の複合体を**グルテン**といい，これは，製パン，製めん時に必要な**ドウ** dough を形成する。おおむぎのたんぱく質は**ホルデイン**（プロラミン）とホ

表 2-2　主な穀類の一般成分

		こめ（玄米）	こめ（精白米）	おおむぎ（押麦）	こむぎ（国産普通）
エネルギー	kcal	346	342	329	329
水 分	g	14.9	14.9	12.7	12.5
たんぱく質	g	6.8	6.1	6.7	10.8
脂 質	g	2.7	0.9	1.5	3.1
炭水化物	g	74.3	77.6	78.3	72.1
灰 分	g	1.2	0.4	0.7	1.6
ナトリウム	mg	1	1	2	2
カリウム	mg	230	89	210	440
カルシウム	mg	9	5	21	26
マグネシウム	mg	110	23	40	82
リン	mg	290	95	160	350
鉄	mg	2.1	0.8	1.1	3.2
亜 鉛	mg	1.8	1.4	1.1	2.6
銅	mg	0.27	0.22	0.22	0.38
マンガン	mg	2.06	0.81	0.86	3.90
ヨウ素	µg	Tr	0	0	1
セレン	µg	3	2	1	3
クロム	µg	0	0	0	1
モリブデン	µg	65	69	11	29
ビタミンA（レチノール当量）	µg	Tr	0	0	0
ビタミンD	µg	0	0	0	0
ビタミンE（α-トコフェロール）	mg	1.2	0.1	0.1	1.2
ビタミンK	µg	0	0	0	0
ビタミンB$_1$	mg	0.41	0.08	0.11	0.41
ビタミンB$_2$	mg	0.04	0.02	0.03	0.09
ナイアシン	mg	6.3	1.2	3.4	6.3
ビタミンB$_6$	mg	0.45	0.12	0.13	0.35
ビタミンB$_{12}$	µg	0	0	0	0
葉 酸	µg	27	12	10	38
パントテン酸	mg	1.37	0.66	0.40	1.03
ビオチン	µg	6.0	1.4	2.7	7.5
ビタミンC	mg	0	0	0	0
食物繊維（総量）	g	3.0	0.5	12.2	14.0

（日本食品標準成分表 2020 年版（八訂））

ルデニン（グルテリン）で，とうもろこしの主たんぱく質は**ツェイン**（プロラミン）である。

　主な穀類のたんぱく質の必須アミノ酸組成を表2-3に示した。一般に**リシン**が少なく，**第一制限アミノ酸**になっている。プロラミンはリシンと**トリプトファン**が少ないので，これを主とするとうもろこしのたんぱく質の栄養価は穀類中最も劣る。こめはグルテリン，えんばくとそばはグロブリンが多いので，たんぱく質の栄養価は比較的高い。とくにそばは，他の穀類で不足しているリシンとトリプトファン含量が多く，穀類中最も栄養価が優れている（表2-3）。

表 2-3　穀類の必須アミノ酸組成（基準窒素 1g 当たり mg）

穀類 必須アミノ酸	こめ （水稲精白米）	こむぎ （強力粉1等）	おおむぎ （押麦）	とうもろこし （コーングリッツ）	そば （全層粉）
イソロイシン	240	210	220	250	230
ロイシン	490	410	440	970	410
リシン	210*	110*	210*	120*	370
メチオニン	140	98	100	160	120
フェニルアラニン	320	310	330	350	290
トレオニン	230	170	230	220	260
トリプトファン	82	67	85	34	100
バリン	350	250	310	310	330
ヒスチジン	160	140	140	190	170
アミノ酸スコア**	61	36	58	31	100

（日本食品標準成分表 2020 年版（八訂）アミノ酸成分表編）

＊第1制限アミノ酸
＊＊ FAO/WHO/UNU（1985年）より

　穀類の**脂質**は，とくに日常食用する胚乳部では量的に多くない（2％以下）。しかし，胚芽部や外皮部には比較的多く含まれており（20〜40％），**米ぬか油**（米油），**胚芽油**（こむぎやとうもろこし）として利用されている。米ぬか油には抗酸化性をもつ**γ-オリザノール**が，胚芽油には**ビタミンE**（トコフェロール）が多く含まれている。構成脂肪酸は**オレイン酸**（35〜40％）と**リノール酸**（35〜50％）が多い。

　穀類には約0.4〜1.6％の**灰分**が含まれ，胚乳部には少なく，外皮部に多い。したがって，精白すると灰分量は減少する。小麦粉では，ふすまに由来する灰分量が品質判定の基準となっており，灰分量が増えると等級は下がる。**無機質**としては，**リン**，**カリウム**が多く，カルシウムは少ない。ほとんどの無機質は精製によって減少するが，とくにマグネシウムで著しい（表2-4，表2-5）。リンの存在形態はほとんどが**フィチン酸**（イノシトールの六リン酸エステル）で，利用性はよくない。フィチン酸を大量にとると鉄，カルシウムなどの吸収が阻害される。

表 2-4　精白による主な無機質の含量変化（mg/100g）

	カリウム	カルシウム	マグネシウム	リン	鉄
玄 米	230	9	110	290	2.1
半つき米	150	7	64	210	1.5
七分つき米	120	6	45	180	1.3
精白米	89	5	23	95	0.8
はいが精米	150	7	51	150	0.9

（日本食品標準成分表 2020 年版（八訂））

表 2-5　精製・加工による主な無機質の含量変化（mg/100g）

	カリウム	カルシウム	マグネシウム	リン	鉄
こむぎ（国産普通）	440	26	82	350	3.2
強力粉 -2 等	86	21	36	86	1.0
強力粉 -1 等	89	17	23	64	0.9
フランスパン	110	16	22	72	0.9
食パン	86	22	18	67	0.5

（日本食品標準成分表 2020 年版（八訂））

　穀類には**ビタミン B_1，B_2，ナイアシン，E** などが含まれるが，一般に胚芽部や外皮部に多いので，こめの場合は精白によって著しく減少する（表 2-6）。ビタミン B_1 の残存率は玄米を 100 ％とすると，はいが精米で約 56 ％，精白米では約 20 ％に減少する。こむぎは胚乳部にもビタミン B_1，B_2 を含有するので，精白による損失は比較的少ない。

表 2-6　精白によるビタミン類の含量変化（mg/100g）

	B_1	B_2	ナイアシン
玄 米	0.41	0.04	6.3
半つき米	0.30	0.03	3.5
七分つき米	0.24	0.03	1.7
精白米	0.08	0.02	1.2
はいが精米	0.23	0.03	3.1

（日本食品標準成分表 2020 年版（八訂））

2）　機能性成分

　穀類は食物繊維の供給源として優れている。細胞壁を中心とする食物繊維は**セルロース，ヘミセルロース，リグニン**などからなり，血中コレステロール低下作用，腸内有用細菌の増加，大腸がん予防効果などが知られている。特に，玄米，はいが精米，おおむぎ，そばなどは食物繊維やビタミン B1 を多く含むので良い給源となる。米ぬか油に含まれる**γ－オリザノール**は成長促進作用，米ぬかの**フェルラ酸**には抗酸化作用，そばに含まれる**ケルセチン配糖体**の**ルチン**はフラボノイドの一種で抗酸化性や動脈硬化の予防が期待される。

(2) 主な穀類

a. こ　め　rice

① 種　類

i) 日本型とインド型

こめは大別すると**日本型**（*Oryza sativa var japonica*）**とインド型**（*Oryza sativa var indica*）に分けられる。日本型のこめは日本，韓国，中国などで栽培され，短粒で丸みをおび，飯にすると粘りがでる。インド型のこめはインド，タイ，カンボジアなどの東南アジア一帯で栽培され，長粒で飯にしてもあまり粘らない。両者のうるち米での粘りの違いはアミロース含量の差（日本型では 20 ％前後，インド型では 30 ％前後）およびアミロペクチンの分子構造による。

ii) 水稲と陸稲

アジアでつくられるこめのほとんどは，水田を利用した**水稲**であるが，アジアの一部地域やアメリカなどでは畑で栽培する**陸稲**もつくられている。わが国の玄米収穫量の99.8 ％は水稲である。

iii) もち米とうるち米

もち米とうるち米の違いは，含まれるでんぷんの種類と性質による。前者のでんぷんは枝分かれ構造をして，よく粘る性質をもつアミロペクチンがほとんどで，後者のそれはアミロペクチンのほか，直鎖構造で粘りの弱いアミロースが約 20 ％含まれる。

iv) 硬質米と軟質米

水分含量の少ない**硬質米**（15 ％以下）と若干多い**軟質米**（15～16 ％）の区別がある。このうち，北海道，東北，日本海側で主に栽培され，しかも美味しいとして評価が高いのは軟質米である。しかし，貯蔵性は硬質米に比べて低い。硬質米は関東以南で栽培されている。

v) 新米と古米

収穫したこめは，翌年あらたに収穫されるまでの間，**新米**とよばれ，翌年の新米が収穫されると**古米**になる。

② 貯　蔵

国内のこめは一般に玄米貯蔵されているが，諸外国や農家の自家用米などの一部では，貯蔵性の高いモミ米貯蔵が行われている。精白米は貯蔵性が劣るので長期貯蔵には適さない。貯蔵中の主な変化としては**脂質の酸化**があり，**ヘキサナール**，**ペンタナール**などのアルデヒドが生成すると**古米臭**の原因となる。低温貯蔵（温度 10～15 ℃，相対湿度 70～80 ％以下）が望ましい。

③ 利　用

通常，こめは玄米を**搗精作用**によって**白米**として利用する。玄米量に対して得られる白米量の割合（％）を**歩留まり**（精白歩合）という。日常食用される白米は歩留まりが92 ％，半搗き米は 96 ％，はいが精米は 93 ％，そして酒造米は 80 ％である（上級酒では

歩留まりがさらに低くなる）。こめの9割は主食としての利用で，一割程度が表2-7のような加工品に用いられている。最近では，食生活の多様化，簡便化，健康志向に対応して，**レトルト米飯**，**無洗米**，**カルシウム強化米**，**発芽玄米**なども用いられている。また，こめの主要アレルゲンとして分子量が約16,000のグロブリンたんぱく質が知られている。近年，通常米にプロテアーゼ（アクチナーゼ）の水溶液を浸透させ，グロブリンを分解する方法が開発された。栄養的にも嗜好的にも劣ることなく**低アレルゲン米**が誕生した。これら以外にも，低アミロース米，高アミロース米，着色米，香り米などが生産されている。

表2-7　こめの主な加工品

	うるち米	もち米
醸造用	清酒，しょうちゅう，みそ，しょうゆ，酢	みりん
粉製品	新粉，米粉（ビーフン）	白玉粉，みじん粉など
その他	即席米（α米）	もち

b. こ む ぎ　wheat

①　種　　　類

現在，世界で栽培されている代表的なこむぎには，**パンこむぎ**（*Triticum aestivum* L.），**デュラムこむぎ**（*Triticum durum* Desf.），**クラブこむぎ**（*Triticum compactum* Host.）などがある。このうち最も広く栽培されているのはパンこむぎである。パンこむぎは**普通こむぎ**ともいわれ，パン，めん，菓子原料として用いられている。デュラムこむぎは**マカロニこむぎ**ともいわれ，マカロニ，スパゲッティの原料になる。クラブこむぎは一般に軟質で，菓子原料としての適性が高い。播種時期により，**冬こむぎと春こむぎ**，外皮の色で**赤こむぎと白こむぎ**の区別もある。この外皮の色は，フラボノイド色素による。さらに，こむぎは，粒質の違いから表2-8に示す3種に分けられる。わが国では，中間質の赤冬こむぎが多く栽培されてきたが，最近は北海道を中心に硬質こむぎの生産がめざましく伸びている。

表2-8　こむぎの種類と粒質

種類	粒質	たんぱく質量
硬質こむぎ	粒が半透明なガラス質で硬い	多い（約13%）
中間質こむぎ	軟質小麦で比較的硬いもの	中間（約11%）
軟質こむぎ	粒が不透明，粉状質で軟らかい	少ない（約10%）

②　小麦粉の種類と用途

こむぎの胚乳部は砕けやすいので，こめのように精白して用いるのでなく，粉砕，製粉して**小麦粉**として利用する。小麦粉の粒度は一般に210 μm以下の微細粉であるが，これよりも粗い物は**セモリナ**とよぶ。

小麦粉は表2-9に示すように，**たんぱく質**の含量によって**強力粉**，**準強力粉**，**中力粉**，**薄力粉**に分けられる。小麦粉生地の粘弾性の強弱は，たんぱく質含量と関係するので，強力粉が最も強い粘弾性を有する。また，灰分含量を指標として各小麦粉は，**1等粉**，**2等粉**，**3等粉**，**末粉**に等級分けされる。**灰分**は外皮に由来する。したがって，灰分含量が最も少ない1等粉はほとんど外皮の混入がなく，2等粉，3等粉，末粉の順に灰分含量が多くなっているのは，外皮の混入量が増加していることによる。

表2-9　小麦粉の種類・等級と主な用途

等級（灰分量 %）／種類（たんぱく質含有率 %）	1等粉（～0.37）	2等粉（0.5内外）	3等粉（0.8内外）	末粉（1.5～2.0）
強力粉（12内外）	パン用		グルテン・でんぷん用	飼料用
準強力粉（11内外）		めん用		
中力粉（9内外）	菓子・めん用		でんぷん用	
薄力粉（8内外）	菓子用			

c．おおむぎ　barley

おおむぎには，皮が種実に密着してとれにくい**皮麦**と皮が種実からとれやすい**裸麦**がある。前者は主に近畿地方より東側で，後者は西日本で栽培されている。また，穂のつき方で，穂軸に6つの粒列を形成する**六条おおむぎ**と2つの粒列を形成する**二条おおむぎ**がある。六条おおむぎは精麦して蒸気で加熱，圧扁した**押し麦**や皮部を完全に除くために2分した**切断麦**として飯用される。その他，みそ，**麦こがし**，焼酎，**麦茶**などの原料になっている。二条おおむぎはとくに**ビールおおむぎ**として知られている。おおむぎ粒から幼芽を出してつくられる**麦芽** malt はアミラーゼ活性が強く，ビールや**水飴**（酵素糖化あめ，麦芽あめ）製造時，でんぷんを糖化するのに利用されている。

d．とうもろこし　corn, maize

現在，世界での生産は，いわゆるコーンベルトを中心とした北アメリカが最も多く，次いで中国，ブラジル，メキシコなども比較的生産量が多い。とうもろこしの種類を図2-3に示した。**デント種**（馬歯種），**フリント種**（硬粒種），**ソフト種**（軟粒種），**スイート種**（甘味種），**ホップ種**（爆裂種），**ワキシー種**（もち種）がある。デント種は**サイレージ**（飼料）やでんぷん製造，フリント種は生食，ソフト種は生食の他，缶詰，でんぷん製造にそれぞれ用いられる。スイート種は糖含量が最も高く甘味が強い。したがって，生食，缶詰，料理などに広く利用される。また，茎の糖含量も高いので，サイレージ（飼料）にもされる。ホップ種は，灼熱すると音を発して胚乳内部が反転露出する。これを菓子，間食に用いている。ワキシー種はでんぷんがアミロペクチンのみから成るので，もちに加工して食用されている。

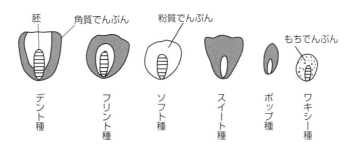

図 2-3　とうもろこしの種類と粒室

e. そ　ば　buck wheat

そばは，穀類の中で唯一**タデ科**に属する。冷涼な気候に適し，やせ地，山地，乾燥地などでも栽培可能で，生育期間が 60～80 日程度と短いので，古くは救荒作物として利用されていた。主成分は他の穀類と同じくでんぷんであるが，たんぱく質の栄養価が高く（表2-3），ビタミン B 群も多い。また，血管の抵抗性を強める働き（**ビタミン P 作用**）をもつルチンが存在するので，高血圧に有効とされている。そばは，**そば粉**にされて，**そばきり**，菓子，焼酎などに利用される。

> **コラム　そばとそばアレルギー**
>
> そばはそば粉として麺に加工されるが，小麦粉と異なりグルテンを形成しない。そこで麺を作るときはつなぎを必要とする。一般につなぎには小麦粉を用いる。二八そば（小麦粉；2 割，そば粉；8 割）がおいしいとされるが，小麦粉の混入率は 10～80 ％で 50 ％前後の同割が普通である。また，そばは，アレルギー食品表示制度の特定原材料（表示義務食品）に指定されている。そばによるアレルギーは，呼吸困難や血圧低下など重篤な症状を示すことが多いので特に注意が必要である。

f. えんばく　oats，らいむぎ　rye

えんばくはからすむぎともよばれ，精白した後，蒸して圧扁した**ロールド・オーツ**や炒った後，ひき割りした**オート・ミール**などとして欧米で朝食などに利用されている。

らいむぎは，東欧諸国で食用される**黒パン**の原料にされる。らいむぎ粉のたんぱく質は，小麦粉のようにグルテンを生成しないが，酸によって粘弾性を増す性質があるので，黒パンは乳酸菌の働きを利用してつくられる。

g. その他の穀類

かつては，**あわ** foxtail millit，italian millet，**ひえ** japanese barnyard millet，**きび** proso millet，common millet，**もろこし** sorghum などの穀類も生産量が多く，食用されていた。近年，健康を配慮してこれらを食すヒトも増加してきているが，大部分は菓子原料や飼料などに用いられている。**ヒユ科**に属する**アマランサス** amaranth は，製粉して小麦粉などと混食して利用している。

2-2-2 い　も　類

いも類 potatos は，植物の根または根茎がでんぷんなどの成分を貯えて肥大したものである。じゃがいも，さといも，こんにゃくいもは**塊茎**，さつまいも，キャッサバは**塊根**，やまのいもは根と地下茎の中間的なものである。いも類は，一般にでんぷんに富むので，エネルギー源として重要であるが，穀類に比べて水分が多いので，貯蔵性，輸送性に乏しい。主な用途は食用の他，でんぷん加工原料や飼料である。

（1）いも類の成分と機能性

1）　一般成分

主ないも類の成分を表 2-10 に示した。水分含量が全体の 66～85 ％と最も多く，次いで，炭水化物が 13～32 ％と多い。じゃがいもの炭水化物は**でんぷん**が主で，スクロースが少ないので，甘味はわずかであるが，低温貯蔵するとでんぷんの一部**糖化して還元糖**が多くなり，甘味が増す。さつまいもの炭水化物もでんぷんが主であるが，グルコース，フルクトース，スクロースが数％含まれ，甘味を呈する。また，さつまいもには，強力な**β-アミラーゼ**が存在するので，加熱調理するとでんぷんが糖化（マルトースを生成）され，さらに甘味を増す。こんにゃくいものように**グルコマンナン**（グルコース：マンノース＝約 1：1.6），きくいものように**イヌリン**を含むものもある。さといも，やまいもには粘性の多糖類が含まれる。食物繊維は，じゃがいもに多く含まれる（日本食品標準成分表2020 年版値 8.9 ％）。

いも類のたんぱく質含量は，1.2～2.2 ％である。必須アミノ酸組成は動物性たんぱく質に比べるとリシンが少ない。さつまいも，さといもおよびやまのいもの制限アミノ酸はいずれもリシンである（表 2-11）。とくに，やまのいものたんぱく質の栄養価が低い。しかし，やまのいもは繊維が軟らかいことと**アミラーゼ**が多いので，すりおろして生で食べられる特色がある。脂質は，0.7 ％以下で量的に多くない。

いも類の無機質含量は，1 ％程度含まれ（表 2-10），穀類と異なり，リンが少なく，相対的にカルシウムとカリウムが多い。さつまいものカルシウムとカリウム含量はそれぞれ36 mg％，480 mg％で，じゃがいものそれらの含量（4 mg％，410 mg％）に比べて多い。ビタミン A，B，D 群は少ないが，さつまいもの黄肉種（ベニハヤトなど）は，別名**カロテンいも**ともよばれ，カロテン含量が多い。ビタミン C は，じゃがいも（生）で 28 mg％（蒸しで 11 mg％），さつまいも（皮むき　生）で 29 mg％（皮むき　蒸しで 29 mg％）と比較的多く含まれ，加熱調理後も残存率が高いので，良い給源となる（表 2-12）。しかし，長期間貯蔵すると貯蔵条件によっては減少することもあるので，注意が必要である。

2）　機能性成分

いも類には，主要成分であるでんぷんのほかに食物繊維が多く含まれる。セルロース，ヘミセルロース，ペクチンなど植物細胞壁に由来する難消化性の多糖類が主体である。排便促進作用，腸内細菌叢改善作用，脂質代謝改善作用を有する。じゃがいも，さつまいもに多く含まれるビタミン C は加熱しても損失が少ないので抗酸化作用が期待される。ま

表 2-10　主ないも類の一般成分

		じゃがいも（生）	さつまいも（生）	さといも（生）	やまのいも（長芋生）
エネルギー	kcal	59	126	53	64
水　分	g	79.8	65.6	84.1	82.6
たんぱく質	g	1.8	1.2	1.5	2.2
脂　質	g	0.1	0.2	0.1	0.3
炭水化物	g	17.3	31.9	13.1	13.9
灰　分	g	1.0	1.0	1.2	1.0
ナトリウム	mg	1	11	Tr	3
カリウム	mg	410	480	640	430
カルシウム	mg	4	36	10	17
マグネシウム	mg	19	24	19	17
リ　ン	mg	47	47	55	27
鉄	mg	0.4	0.6	0.5	0.4
亜　鉛	mg	0.2	0.2	0.3	0.3
銅	mg	0.09	0.17	0.15	0.10
マンガン	mg	0.37	0.41	0.19	0.03
ヨウ素	μg	1	1	Tr	1
セレン	μg	0	0	1	1
クロム	μg	4	1	0	Tr
モリブデン	μg	3	4	8	2
ビタミンA（レチノール当量）	μg	0	2	Tr	0
ビタミンD	μg	0	0	0	0
ビタミンE（α-トコフェロール）	mg	Tr	1.5	0.6	0.2
ビタミンK	μg	1	0	0	0
ビタミンB$_1$	mg	0.09	0.11	0.07	0.10
ビタミンB$_2$	mg	0.03	0.04	0.02	0.02
ナイアシン	mg	1.5	0.8	1.0	0.4
ビタミンB$_6$	mg	0.20	0.26	0.15	0.09
ビタミンB$_{12}$	μg	0	0	0	0
葉酸	μg	20	49	30	8
パントテン酸	mg	0.50	0.90	0.48	0.61
ビオチン	μg	0.4	4.1	3.1	2.2
ビタミンC	mg	28	29	6	6
食物繊維（総量）	g	8.9	2.2	2.3	1.0

（日本食品標準成分表 2020 年版（八訂））

た，アヤムラサキなどの高アントシアニンを含む紫いも種々の健康機能性（抗変異原作用，抗酸化性など）が注目されている。

(2) 主ないも類

表 2-11　いも類の必須アミノ酸組成（可食部 100g 当り mg）

必須アミノ酸	じゃがいも（生）	さつまいも（生）	さといも（生）	やまのいも（生）
イソロイシン	56	52	46	57
ロイシン	87*	77**	110	83**
リシン	91	61*	67*	68*
メチオニン	25	20	17	21
フェニルアラニン	64	75	78	73
トレオニン	64	79	64	65
トリプトファン	18	17	31	28
バリン	88	74	74	75
ヒスチジン	30	25	28	37

（日本食品標準成分表 2020 年版（八訂）アミノ酸成分表編）

*　第 1 制限アミノ酸
** 第 2 制限アミノ酸

a. じゃがいも　potato, white potato

ナス科の一年生植物である。原産地は南米のアンデス地方といわれ，わが国へは 16 世紀末にオランダ人によってジャカルタ経由で伝えられた。ばれいしょ，八升いも，二度いも，弘法いもなどの呼称がある。品種は多いが，食用として男爵，メークインが有名であり，高ビタミン C 含量のキタアカリも普及してきている。でんぷん原料として紅丸，コナフブキ，食用・でんぷん兼用種として農林 1 号，ポテトチップス用としてはトヨシロが知られている。じゃがいもには，有毒な**アルカロイド**（**ソラニン**，**チャコニン**）が，新芽の部分や皮層の緑色部分に多く含まれ，通常は熱にも安定なので除去しなければならない。発芽防止には，放射線（γ線）照射が許可されている。また，じゃがいもを切って空気中に放置すると，いもに含まれるチロシンやポリフェノール類が，**酸化酵素**（チロシナーゼやポリフェノールオキシダーゼなど）によって酸化されて，褐色に変化する。じゃがいもの加工品として，でんぷん，フライドポテト，マッシュポテト，ポテトチップスがある。

表 2-12　いも類のビタミン C 含量（mg/100g）

じゃがいも（生）	28
じゃがいも（蒸し）	11
さつまいも（皮むき　生）	29
さつまいも（皮むき　蒸し）	29
さといも（生）	6
やまのいも（生）	6

（日本食品標準成分表 2020 年版（八訂））

ソラニン

　じゃがいもは発芽部分や緑化した皮の部分に有毒のアルカロイドであるソラニン，チャコニンを生成する。じゃがいも中のソラニン，チャコニンの通常の含量は5〜10 mg%であるが，発芽部や緑色部には50〜100 mg%も含まれる。両者を合わせた含量が20 mg%以上になると中毒をおこすことがある。症状は嘔吐，腹痛，下痢，頭痛などである。一過性でそれほど重症にならない場合が多いが，生成したソラニン，チャコニンは通常の加熱条件下ではほとんど分解しないので，中毒を予防するには発芽部や緑色部を十分に除去する必要がある。また，じゃがいもを明所に放置すると緑化し，えぐ味も増すので暗所に貯蔵することも大切である。

b. さつまいも　sweet potato

　ヒルガオ科のつる性の植物である。原産地はメキシコを中心とする中央アメリカで，わが国へは，17世紀はじめルソン島経由で鹿児島（当時の薩摩藩）に伝えられ，主に九州地方で栽培されるようになった。甘藷，琉球いも，唐いもなどの呼び名がある。食用として，農林1号，紅赤に代わって，ベニアズマ，高系14号などが主流となってきている。でんぷん，焼酎の加工原料もコガネセンガンに代わって，シロユタカなどが用いられている。また，機能性食品としての適性に着目し，カロテン含量の多い黄肉種（ベニハヤトなど），アントシアニン系の色素を含む紫肉種（アヤムラサキなど）の新品種の育成も進められている。さつまいもを切断すると，切り口から粘性のある白色の乳液がでる。この成分はヤラピンとよばれ，便通促進作用があり，空気に触れると黒くなる。また，さつまいもは傷がつきやすく，腐敗しやすい。黒斑病に侵されると，イポメアマロンがつくられ，食用に適さなくなる。さつまいもの加工品として，でんぷん，焼酎の他，伝統食品として蒸し切り干しがある。

c. さといも　taro

　サトイモ科の植物で，熱帯地方ではタロとよばれ，広く栽培されている。茎の基部が肥大して親いもとなり，その周囲に子いも，さらに孫いもができる。やまのいも（山の芋）が山野に自生するのに対して，さといもは家の周りで栽培されるので，里芋とよばれるようになった。品種は，子いもを食用する土垂，石川早生，豊後など，親いもを食用するやつがしら，たけのこいもなど，両者を食用する赤芽，えびいもなどがある。また，葉柄（ずいき）を食べるものに，はすいもがある。さといもは，わずかにえぐ味があるが，これはホモゲンチジン酸やシュウ酸カルシウムを含むためである。また，シュウ酸を含むので，皮膚に触れるとかゆくなることがある。

d. やまのいも　yam

　ヤマノイモ科の多年生つる植物で，地下茎の肥大した塊茎である。多くの種があるが，わが国で利用されているやまのいもを大別し，表2-13に示した。やまのいもとながいも

の名称は混用され，ながいもに対してもやまのいもの呼称が用いられている。やまのいもは，アミラーゼ，**ポリフェノールオキシダーゼ**などの酵素活性が高い。やまのいもをすりおろすと短時間で褐色に変色するのは，いも中のポリフェノールがポリフェノールオキシダーゼによって酸化されることによる。やまのいもにも**シュウ酸**が存在するので，皮膚につくとかゆくなることがある

e．こんにゃくいも　elephantfoot

表2-13　やまのいもの種類

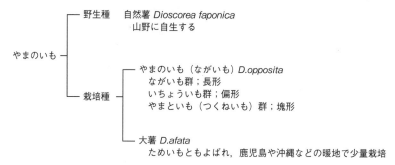

サトイモ科の多年生植物で，地下茎の肥大したものである。わが国へは10世紀頃，中国から伝来したとされるが，とくに18世紀にこんにゃくいもの精製加工法が考案されてから，生産が活発になった。群馬県，福島県などが主産地になっている。栽培品種には，在来種，支那種，備中種などがある。こんにゃくいもの主成分は炭水化物（多糖類）の**グルコマンナン**（コンニャクマンナン）である。これを水とともにこねた後，水酸化カルシウム水溶液などの凝固剤を加えて煮沸すると半透明のゲル，すなわち**コンニャク**になる。グルコマンナンは水溶性食物繊維としての働きがあり，**コレステロール値の上昇を抑制**する作用がある。しかし，コンニャクにはこの作用はない。

f．キャッサバ　cassava

トウダイグサ科の多年生植物で，ブラジル，インド，アフリカなどの熱帯地域で広く栽培される。キャッサバには苦味の強い**苦味種**と弱い**甘味種**がある。両者とも青酸配糖体の**リナマリン**（または**ファゼオルナチン**）を含む。青酸含量が10～35mg％と多い苦味種は，そのままでは食用にならないので，でんぷん製造に用いられる。キャッサバでんぷんは別名**タピオカでんぷん**，マオニカでんぷんともよばれる。甘味種は青酸含量が4～15mg％と低いので，そのまま外皮を除いて料理に用いられる。

g．きくいも　jerusalem artichoke

キク科の多年生植物で，原産地はカナダ東部，アメリカ東北部である。主成分は多糖類の**イヌリン**で，塊茎に13～14％含まれる。きくいもには，**イヌラーゼ**が存在し，貯蔵しておくとイヌリンを分解してフルクトースを生成するので甘味がでる。しかし，ヒトはこの酵素（イヌラーゼ）をもっていない。主に漬け物などに利用する。

h. ヤーコン　yacorn

キク科の多年生植物で，南アメリカ（アンデス高地）の原産である。形はさつまいもに似ているが，多汁で甘味とややアクがある。でんぷんは少なく，**フルクトオリゴ糖**を多く含むため，整腸作用などが期待される。煮物，炒め物に用いられる。

2-2-3　豆　　類

豆類は，**マメ科**に属し，種実を食用目的で栽培される作物である。マメ科植物は，根に根粒菌が共生し窒素を固定するので，やせ地でも生育することができるという特性がある。

　成分によって，だいずのようにたんぱく質や脂質に富み，でんぷんをほとんど含まないもの，あずきやえんどうのようにでんぷん，たんぱく質に富み，脂質の少ないものに大別される。未熟な種子を食用する，未熟なさやとともに食用する，あるいはもやしにして食用する場合は野菜類として扱われる。米食を中心とするアジア民族にとって豆類は，たんぱく質，脂質，ミネラルの重要な給源である。

(1) 豆類の成分と機能性

1)　一般成分

　主な豆類の成分を表 2-15 に示す。豆類のたんぱく質は最も多いだいずで約 35 %，他の豆類で 20～26 %含まれている。穀類のたんぱく質に比べて，含硫アミノ酸は少ない傾向にあるが，リシン含量が高いので，混食により補足効果が生じる。主な豆類のたんぱく質の**制限アミノ酸**と**アミノ酸スコア**を表 2-14 に示す。だいず，ささげ，あずきのたんぱく質はアミノ酸スコアが大きい。だいずの主たんぱく質は**グリシニン**で，その変性が豆腐製造に利用されている。

表 2-14　豆類の必須アミノ酸組成（可食部 100g 当たり mg）

必須アミノ酸	だいず（国産・乾）	あずき（全粒・乾）	ささげ（全粒・乾）
イソロイシン	1,700	920	1,100
ロイシン	2,900	1,700	1,800
リシン	2,400	1,600	1,600
メチオニン	520	310	380
フェニルアラニン	2,000	1,200	1,300
トレオニン	1,600	830	940
トリプトファン	500	240*	280
バリン	1,800	1,100	1,200
ヒスチジン	1,000	700	780
アミノ酸スコア	100	97	100

（日本食品標準成分表 2020 年版（八訂）アミノ酸成分表編）

＊第 1 制限アミノ酸

　脂質は，だいず（約 21 %）に多い。豆類の脂質の大部分は，単純脂質のトリグリセリドで，複合脂質の**ホスファチジルコリン**（慣用名**レシチン**），ホスファチジルエタノールアミン（脳から分離されたリン脂質であるケファリンの主成分として知られる）なども多い。構成脂肪酸の 85 %が不飽和脂肪酸で，その 50 %程度をリノール酸が占め，次いでオレイン酸の割合が多い。

表 2-15　主な豆類の一般成分

		だいず全粒 （国産，乾）	あずき全粒 （乾）
エネルギー	kcal	372	304
水　分	g	12.4	14.2
たんぱく質	g	33.8	20.8
脂　質	g	19.7	2.0
炭水化物	g	29.5	59.6
灰　分	g	4.7	3.4
ナトリウム	mg	1	1
カリウム	mg	1,900	1,300
カルシウム	mg	180	70
マグネシウム	mg	220	130
リ　ン	mg	490	350
鉄	mg	6.8	5.5
亜　鉛	mg	3.1	2.4
銅	mg	1.07	0.68
マンガン	mg	2.27	1.09
ヨウ素	µg	0	0
セレン	µg	5	1
クロム	µg	3	2
モリブデン	µg	350	210
ビタミンA（レチノール当量）	µg	1	1
ビタミンD	µg	0	0
ビタミンE（α−トコフェロール）	mg	2.3	0.1
ビタミンK	µg	18	8
ビタミンB$_1$	mg	0.71	0.46
ビタミンB$_2$	mg	0.26	0.16
ナイアシン	mg	2.0	2.2
ビタミンB$_6$	mg	0.51	0.40
ビタミンB$_{12}$	µg	0	0
葉　酸	µg	260	130
パントテン酸	mg	1.36	1.02
ビオチン	µg	28.0	9.6
ビタミンC	mg	3	2
食物繊維（総量）	g	21.5	24.8

（日本食品標準成分表 2020 年版（八訂））

炭水化物は，あずき，えんどうなどには60％前後含まれている。そのほとんどは**でんぷん**で，他に少量の**ガラクタン，ペントサン，デキストリン**，スクロースなどを含んでいる。だいずにはでんぷんがほとんど含まれず，炭水化物（約29％）としては**スクロース**の他，難消化性の**ラフィノース，スタキオース**などのオリゴ糖，ヘミセルロースなどの多糖類を含むのが特徴である。

ミネラルとしては，カルシウム，鉄などが比較的多く，カリウム含量も高い。

ビタミンでは，とくにB_1，B_2，ナイアシンが多い。ビタミンCは完熟種実にはほとんど含まれないが，だいずもやし，緑豆もやし，さやごと食用するさやえんどうやじゅうろくささげなどには多く含まれている。えんどうにはごく少量のカロテン類が含まれている。

2）機能性成分

だいずたんぱく質には血液中のコレステロール低下作用が見出されており，これは消化管内でコレステロールを吸着，排泄する性質を有するだいずたんぱく質の作用によるもので，特定保健用食品としても利用されている。豆類の**サポニン**，ステロールにも同様の作用が認められており，これは腸管におけるコレステロールの吸収，あるいは**胆汁酸**のリサイクルの阻害によると考えられている。

だいずオリゴ糖のラフィノース，スタキオースは**ビフィズス菌**の増殖因子として注目されている。

だいずには0.2％前後のイソフラボノイドが含まれる。これらのイソフラボノイドには抗酸化活性や弱い**エストロゲン活性**が認められている（図2-4）。とくに植物エストロゲンとも呼ばれる活性は，性ホルモンと関連する乳がんや前立腺がん，骨粗しょう症の予防効果が期待されている。

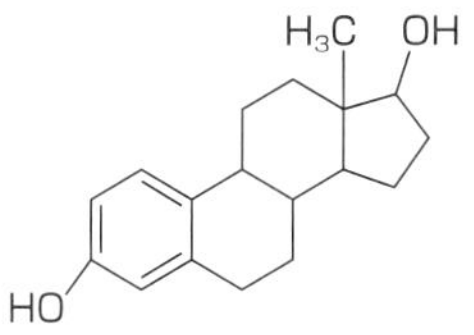

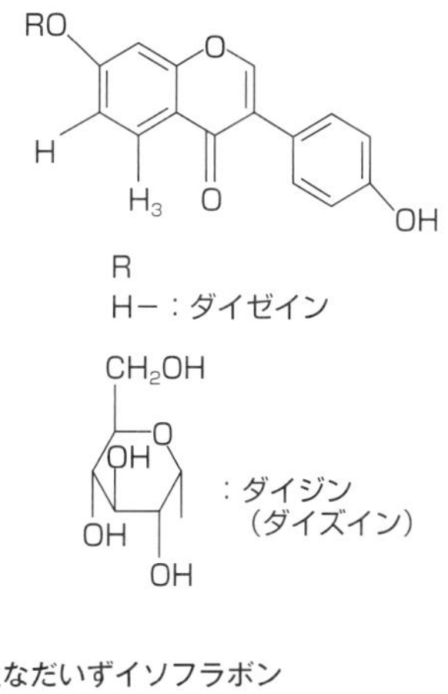

図2-4 エストロゲンと主なだいずイソフラボン

(2) 主な豆類

a. だ い ず soybean

中国の原産で，豆類では最も古い5000年前からの栽培の歴史をもつ。わが国への伝来も古く，約2000年前とされている。現在，世界で最も生産量が多いのはアメリカで，ブ

ラジル，アルゼンチン，中国，インドなどが続く。輸入量でみると，中国が圧倒的に多く，世界各国の輸入総量（2012年）（約9500万 t ）の約60 %を占めている。次いでEU（27カ国）が約14 %，さらにメキシコ（約4 %），日本（約4 %），台湾（約3 %）と続いており，わが国の主要な輸入相手先はアメリカ，ブラジル，カナダ，中国などである。わが国のだいず自給率は6 %程度であるが，サラダ油など油糧用を除いて食品用に限ると21 %程度になる。国産だいずは，豆腐（約58 %），納豆（約13 %），煮豆惣菜（約10 %），みそ・しょうゆ（約8 %）に利用されている。

だいずの品種は種皮の色で分類すると，**白色種**（白だいず，黄だいず），**黒色種**（黒だいず），**褐色種**（緑だいず，青だいず），**斑色種**（ふ入りだいず）などに大別される。

生だいずには**トリプシン・インヒビター**が存在し，消化を阻害することがわかっている。また，赤血球凝集作用をもつ**レクチン**が含まれている。いずれの物質もある種のたんぱく質であるため，加熱処理によってその影響を避けることができる。だいずの消化率はあまりよくないが，加工品にすると向上させることができる。みそ，しょうゆ，なっとう，とうふ，ゆば，きなこなどは，日本の伝統的だいず加工品であるが，これらに加え近年，**分離だいずたんぱく質** soy protein isolate（SPI ）を利用した製品の開発が進み，新食品素材として練り製品，人工肉製品に応用されている。分離だいずたんぱく質抽出過程で，有害な**リジノアラニン**を生成する可能性があるので注意を要する（図2-5）。

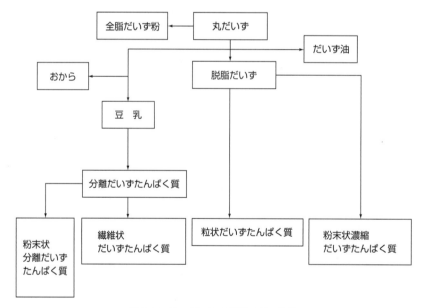

図2-5　だいずたんぱく製品の相互関係

b．あ ず き　azuki bean

中国原産で栽培の歴史は古く，中国では「紅豆」と呼ばれ，幸運を招く豆ともいわれている。だいずと異なり世界的に栽培されている豆ではなく，ほとんどが中国，朝鮮，日本に限られている。わが国へは3〜8世紀ころ伝来し，現在，北海道が主産地となっている。

あずきの自給率は，近年，低下傾向にある（約58％）。輸入のほとんどは中国からであるが，最近はアメリカ，カナダからの輸入も増えている。

　主な栽培品種には，大納言，中納言，小納言，白あずき，円葉などがある。あずきは，特殊成分として**サポニン類**を0.3％程度含むので，ゆでると起泡性を示す。あずきは，あん，赤飯，ようかん，甘納豆などの原料として広く利用されている。

c．いんげんまめ　kidney bean, garden bean

　最も菜用に適し，野菜の豆という意味から，菜豆とも呼ばれる。原産地は南米で，わが国へは1654年，中国から僧隠元が伝えたとされているが，持参したのはふじまめであったという説もある。世界の温帯各地で広く栽培され，主に洋食への利用が盛んである。わが国では，北海道，長野県，青森県などで生産されている。

　種実用の品種としては，大手芒，金時，大福などがあり，若さやを利用する品種には，尺五寸，衣笠，黒三度などがある。種実用のいんげんまめは，煮豆，あん，きんとん，甘納豆などに利用される。さやいんげんは，煮物，揚げ物などにされる。いんげんまめには**青酸配糖体（ファゼオルナチン）**を含むものがある。普通のいんげんまめはほとんど含まないので問題ないが，熱帯産のもの（ビルマ豆など）には多いので，煮出し汁を捨て，毒性を除く必要がある。

d．えんどう　pea

　原産地は中央アジアといわれているが，確かではない。わが国へは，10世紀頃導入されている。世界の主産地はロシアや中国などで，わが国では北海道での生産が多い。現在，明治以降に伝えられた優良品種が栽培されている。えんどうを用いてメンデルが遺伝の法則を見出だした（1865年）のは有名である。

　えんどうは園豆garden peaの意味で，野生の野豆field peaに対する名称である。名前に豆が入っているのでえんどうまめとは言わない。さやが硬く，主に完熟豆として用いる紅花系と，さやが軟らかく，さやえんどう，**グリーンピース**用に栽培される白花系に大別される。若いさやを食用とするさやえんどうは，さやが軟らかく，大きい（10〜15 cm）。代表品種に絹莢，オランダサヤエンドウがある。グリーンピース用は種実が大粒で甘味のあるアラスカという品種が有名である。最近導入された**スナップエンドウ**は種実が大きくなってもさやがかたくならず，さや，種実ともに食用できる。完熟豆用の品種からとれる豆は煮豆，あん，みそ，しょうゆなどに用いられる。みつ豆には赤えんどうが使われている。さやえんどうにはビタミンCが多く含まれ（55 mg％），サラダ，煮食，揚げ物にされている。

e．りょくとう（緑豆）　mung bean, green gram

　南部アジア（とくにインド周辺）が原産地といわれ，アジアの熱帯，および温帯南部で栽培されている。わが国への導入時期は不明である。もやしの原料として輸入されており，はるさめ（豆麺）の原料としても使われる。中国で生まれた**はるさめ**は，元来，りょくとうでんぷんを取り出し，糊化後，麺状にして乾燥したものであるが，わが国ではじゃ

がいも，さつまいものでんぷんも利用されている。

f．そらまめ broad bean

原産地は北アフリカまたは西南アジア，わが国へは中国より786年に伝わったとされている。現在，世界的な主産地は中国で，エチオピア，フランス，エジプトなどが続いている。わが国のそらまめのほとんどは中国から輸入されている。結実するとさやが空に向かって直立することから空豆の名がついた。粒形によって大粒種と小粒種に分けられる。わが国で栽培されているそらまめは大粒種である。完熟豆は炒り豆，あんなどに，むき身は塩ゆで，豆きんとん，おたふく豆（煮豆の一種。品種のおたふくとは異なる）などに利用される。

g．さ さ げ cowpea

アフリカが原産地といわれているが，インド，南アメリカという説もある。インド，中国，日本などアジアの熱帯，温帯地域で栽培されている。青果用と種実用がある。青果用のささげは**ながささげ**といわれ，長さ30 cm前後の十六ささげ，35 cmくらいの姫ささげ，60〜120 cmにもなる三尺ささげなどがある。さやいんげんの生産が減る夏季に主に関西で珍重される。乾燥種実はあずきに似ており，煮くずれしにくいことから，赤飯にあずきの代わりに利用することもある。その他，あん，甘納豆などの原料となる。

2-2-4　種実類 nuts and seeds

植物の種子で食用するもの，果実の堅果類に分類されるものを種実類という。成分上，くり，ぎんなんのようにでんぷんを主成分とするものと脂質含量の多いものとに大別される。脂質含量の多いものには，ごま，アーモンド，カシューナッツ，くるみのようにたんぱく質の多いものと，マカデミアナッツ，カヤの実のように多くないものに分けることができる。種実類の一般成分を表2-16に示す。

コラム 植物性油脂原料として注目される「ごま」と「えごま」

日常，ごま（ゴマ科）はよく使われているが，えごま（シソ科）はほとんど見かけない。ところが栽培の歴史はえごまの方が古く（縄文時代），炒ってからすりつぶし薬味として，あるいは味噌などに加工された。ごまと同じように利用されていたことになる。

最近の国内生産量をみると，ごまが98.34トン，えごまが96.4トン［平成18年産特産農作物の生産実績（平成20年3月）］，いずれも多くない。しかし，よく使われるごまは同年の輸入量が185,105トン（農林水産物輸出入概況）に達しており，ほとんどを輸入に依存していることがわかる。

両者は植物性油脂原料としての特性が注目されている。その特性として，ごま油は脂肪酸としてオレイン酸とリノール酸の割合が高く（いずれも40 %程度），抗酸化性のリグナン類を豊富に含む点がある（p.126参照）。一方，えごま油はn-3系不飽和脂肪酸のα-リノレン酸（60 %程度）が極めて豊富という特性をもつ。

（1）種実類の成分と機能性

1） 一般成分

炭水化物は，くり，ぎんなんなどに多く含まれ，そのほとんどはでんぷんである。

脂質は，アーモンド，ごまなどに多く，植物性油脂原料として広く利用されている。脂肪酸組成としてはリノール酸，オレイン酸，の割合が高いのが特徴である。

無機質ではリン，カリウム，カルシウムが比較的多く，ビタミン類としては，ぎんなんやくりには黄色を呈するカロテン類が含まれるほか，B_2 やナイアシンがそれぞれアーモンドやぎんなんに，ビタミンEがアーモンドに多く含まれている。

2） 機能性成分

ごまには，機能性成分として**セサミン**や**セサモリン**などの**リグナン類**が1％前後含まれている（図2-6）。セサミンは動物実験で，血清コレステロール低下，アルコール分解促進，脂肪肝形成抑制などの効果が明らかにされている。ごま油の脱色工程で，セサモリンは，分子間転移反応により**セサミノール**に変化し，焙煎などの加熱で分解して**セサモール**を生じる。セサミノール，セサモールは強い**抗酸化性**を示し，ごま油が極めて酸化安定性に優れる要因と考えられる。

その他，くりには**フェルラ酸**（図2-7）が含まれ，強い抗酸化性をもつことが確認されている。

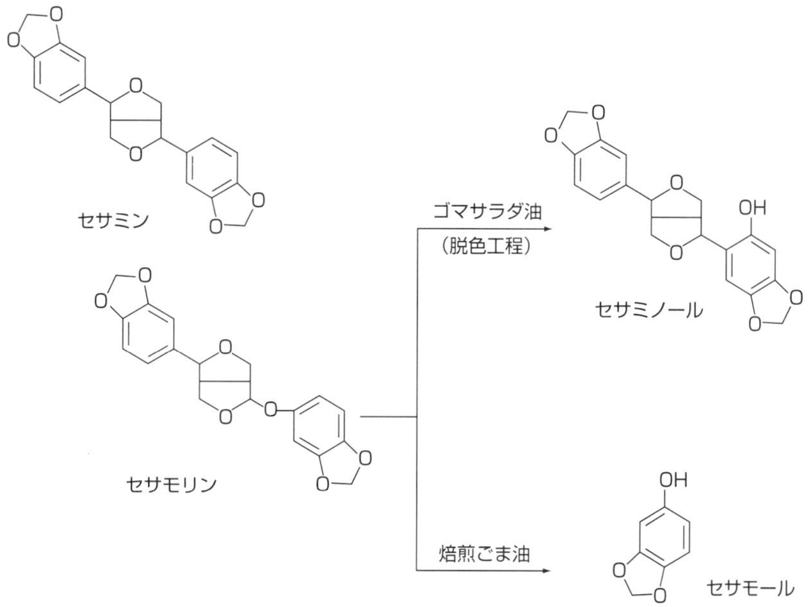

図2-6　ごまリグナン類の構造

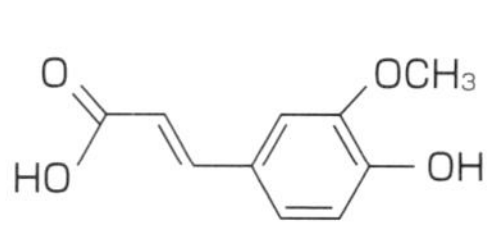

図2-7　フェルラ酸の構造

表 2-16　主な種実類の一般成分

		日本くり（生）	ごま（乾）
エネルギー	kcal	147	604
水　分	g	58.8	4.7
たんぱく質	g	2.8	19.8
脂　質	g	0.5	53.8
炭水化物	g	36.9	16.5
灰　分	g	1.0	5.2
ナトリウム	mg	1	2
カリウム	mg	420	400
カルシウム	mg	23	1,200
マグネシウム	mg	40	370
リ　ン	mg	70	540
鉄	mg	0.8	9.6
亜　鉛	mg	0.5	5.5
銅	mg	0.32	1.66
マンガン	mg	3.27	2.24
ヨウ素	μg	0	Tr
セレン	μg	3	10
クロム	μg	0	4
モリブデン	μg	2	92
ビタミンA（レチノール当量）	μg	3	1
ビタミンD	μg	0	0
ビタミンE（α-トコフェロール）	mg	0	0.1
ビタミンK	μg	1	7
ビタミンB_1	mg	0.21	0.95
ビタミンB_2	mg	0.07	0.25
ナイアシン	mg	1.0	5.1
ビタミンB_6	mg	0.27	0.60
ビタミンB_{12}	μg	0	0
葉　酸	μg	74	93
パントテン酸	mg	1.04	0.56
ビオチン	μg	3.9	12.0
ビタミンC	mg	33	Tr
食物繊維（総量）	g	4.2	10.8

（日本食品標準成分表 2020 年版（八訂））

（2）主な種実類

a．アーモンド　almond

バラ科で，堅果中の種子を食用とする。脂質（オレイン酸，リノール酸が主）を約55％，たんぱく質を約19％含む。ビタミンE（α−トコフェロール，31 mg%）を多く含むのが特徴である。国内で洋菓子などに利用されているアーモンドのほとんどを輸入に依存している。

b．く　　　り　chestnut

ブナ科に属する落葉樹で，日本ぐり，中国ぐり，ヨーロッパぐり，アメリカぐりが利用されている。日本ぐりのうち京都丹波地方で生産される総称**丹波ぐり**は有名である。中国ぐりは天津甘栗として知られている。脂質（0.5％），たんぱく質（2.8％）は少なく，炭水化物（37％のうちでんぷんが主成分）が多く含まれる。果肉の黄色はカロテノイド系色素による。ビタミンCが33 mg%と多く含まれる。

c．く　る　み　walnut

クルミ科に属し，殻がとくに堅い野生種のオニグルミ，殻が比較的軟らかい栽培種のペルシアグルミ（世界的に最も重要）などがある。脂質を約70％，たんぱく質を15％含む。除殻した仁はクルミバターや製菓原料とされ，また，塩味をつけてつまみとして食用される。

d．ぎ　ん　な　ん　ginkgo nut

イチョウ科の雌雄異株の落葉樹の種実で，雌株にのみ結実し，晩秋から初冬にかけて自然落下した堅果中の黄緑色の内胚乳を食用する。脂質とたんぱく質は少なく，炭水化物（40％のうちでんぷんが主成分）が多い。また，ビタミンCが23 mg%と比較的多く含まれる。茶碗蒸しなどに用いて風味を楽しむ。外種皮には**イチョウ酸**が含まれ，悪臭，かぶれの原因となることがある。

e．ご　　　ま　sesame seed

ゴマ科に属する一年生草木の種子で，原産地アフリカでは紀元前3000年頃すでに栽培されていたという。種子の表皮の色で，**白ごま，黒ごま，黄ごま**に分けられる。搾油してごま油にされるほか，製菓，調理に広く用いられるが，ほとんどを輸入に依存している。

脂質を52％，たんぱく質を20％含み，カルシウムや鉄も豊富である。

f．らっかせい　peanut, ground nut

マメ科に属する種子で，**ピーナッツ**，南京豆，あるいは受粉後に子房の茎の部分が長く伸びて地中に入り結実するので，**地の豆** ground nut ともよばれる。らっかせいの品種は極めて多いが，一般に粒の大きさで分類され，**大粒種**は炒り豆，バターピーナッツなどの食用に適しており，**小粒種**は主に製油用の原料にされる。脂質（50％，脂肪酸としては，リノール酸とオレイン酸が主）とたんぱく質（25％）に富み，重要な油脂原料である。なお，らっかせいに土壌細菌の *Aspergillus flavus* が寄生して，強い発がん性のある**アフラトキシン**を生産する危険性がある。とくに，輸入されるらっかせいについては注意を要する。

g．ココナッツ coconut

ヤシ科のココヤシの果実で，厚い果皮を除いて得た白い果肉を食用とする。脂質が約66％と多く，生のココナッツからココヤシ油，果肉を乾燥した**コプラ**からコプラ油がつくられ，ともに飽和脂肪酸を主とする。また，未熟果の果漿水は**ココナッツ・ミルク**として飲用される。

h．その他の種実類

カシューナッツ cashew nut は炒ってつまみにしたり，チョコレートなどの菓子，中華料理などに用いられる。**ピスタチオ** pistachio nut は製菓・製パン，アイスクリームの原料に，**マカダミアナッツ** macadamia nut は油と塩で味付けして食用されたり，チョコレートなどの菓子原料に用いられている。いずれも脂質含量が50％〜75％と多い。また，**かぼちゃの種** pumpkin seed，**すいかの種** watermelon seed，**ひまわりの種** sunflower seed なども菓子代わり，酒のつまみとして用いられている。今後，食生活の多様化にともない，利用される種実の種類，量は増加すると予想される。

2-2-5 野菜類 vegetables

一般に副食として栽培される草本性植物の総称であり，**青物**あるいは**蔬菜**ともよばれ，かつては，栽培されるものを蔬菜あるいは**野菜**，野生のものを**山菜**と分けていたが，現在ではまとめて野菜とよんでいる。

世界的にみると野菜の種類は約800といわれており，生産量としてはトマト，キャベツ，たまねぎなどが多い。わが国では，固有の野菜は少ないものの，縄文時代後期の稲作の伝来以降，中国大陸や東南アジアから，さらに，江戸時代，明治時代にはヨーロッパから大量に導入され，南北に長い国土が様々な野菜の栽培を可能にする気候条件を備えていたおかげで，多種類の野菜が生産，利用されている。

野菜は収穫後も呼吸作用を営んでおり，鮮度維持が難しく，生産，消費とも地域性が高く，国内自給率も高いが，近年，**乾燥野菜**，**冷凍野菜**，漬物，びん詰，缶詰などに加工した輸入野菜やだいこん，ブロッコリーなどの種子を発芽させた**新芽野菜** sprout の流通も増加している。

野菜と他の作物との違いは明確ではなく，未熟な豆類やとうもろこしは野菜であるが，完熟したものは穀物に分類される。また，すいか，メロン，いちごなどの果実的なものも，従来，野菜に分類されていたが，最近は果実類に分類されている。野菜の分類を表2-17に示す。

(1) 野菜類の成分と機能性

1) 一般成分

野菜類は，少量のグルコース，フルクトース，シュークロースの他，でんぷん，セルロース，ヘミセルロース，ペクチンなどの多糖類を含む。食物繊維の含量が多く，腸管の働きを活発にして消化吸収を助けると共に，血中コレステロールや中性脂肪の上昇を抑

表 2-17　野菜類の分類

種　類		野　菜　名
葉菜類	葉を食用とする。アブラナ科植物が多く，アカザ科，キク科，セリ科などがある。緑黄色野菜の大半。	はくさい，きょうな，こまつな，キャベツ，めキャベツ，パクチョイ，チンゲンサイ，ほうれんそう，ふだんそう，セロリー，パセリ，みつば，しそ，チコリー，せり，じゅんさい
茎菜類	茎を食用とする。ユリ科植物が多く，ウコギ科，イネ科，キク科などがある。	アスパラガス，ねぎ，たまねぎ，わけぎ，うど，たけのこ，ふき，あさつき，にら，にんにく，らっきょう
根菜類	根（地下茎を含む）を食用とする。アブラナ科，キク科，セリ科植物などがある。	だいこん，かぶ，わさび，ごぼう，れんこん，にんじん，ビート，しょうが（じゃがいも，さつまいも）
果菜類	果実または種実を食用とする。ウリ科，ナス科植物が多い。低温障害を受けやすい。	かぼちゃ，きゅうり，ゆうがお，とうがん，すいか，まくわうり，メロン，しろうり，いちご，なす，トマト，とうがらし，ピーマン，オクラ（えんどう，ささげ，いんげん）
花菜類	つぼみ，花弁，花托などを食用とする。収穫期が短い。	カリフラワー，ブロッコリー，みょうが，きく，ふきのとう，アーティチョーク
莢実類	豆科に属し，やわらかい莢をそのまま食用とする。	いんげんまめ，さやえんどう，えだまめ，もやし

え，有害物質の毒性を抑える効果がある。

　たんぱく質含量は約 3 ％と少ないが，とくにアスパラギン酸，グルタミン酸などの**遊離アミノ酸**は呈味成分として，野菜の特徴的な味に関与している。

　無機質を 0.5～1.5 ％含み，特に，カリウム，カルシウム，リン，鉄などの含量が多い。カルシウム総摂取量の野菜から摂取する割合は約 18 ％で，緑黄色野菜から 8 ％，その他の淡色野菜から 10 ％程度摂取している。水分含量は 90～95 ％と多いが，活発な**蒸散作用**により失われやすく，鮮度，食味の低下につながるので，一般に低温で貯蔵されるが，野菜類の中には**低温障害**を起こす種類もあるので注意が必要である。

　プロビタミン A，ビタミン B 群・C を多く含み，ビタミンの良き供給源であり，通常，ビタミン A と C 総摂取量の約 60 ％を緑黄色野菜から摂取している。

　野菜に含まれる色素，香気成分，呈味成分は，食事の演出に不可欠であり，食欲に大きな影響を及ぼす。

　色素には，各種のカロテノイド，クロロフィル，フラボノイド，アントシアン，ベタシアニンなどがあり，黄色，緑色，赤色，紫色，青色を呈し，色彩は大変豊富である（表2-18）。

　香気成分には，アルコール類，アルデヒド類，エステル類，ニラ油類，イオウ化合物などがあり，イオウ化合物には催涙性をもつ成分もある。それぞれ，野菜特有の新鮮な香りや風味をもたらしている（表 2-19）。

　呈味成分としては，各種の糖質，アミノ酸が甘味や旨味に関わっている。また，クエン酸，リンゴ酸，シュウ酸などの有機酸は，野菜特有の爽快な酸味を呈している。

2）機能性成分

　野菜には変異原性や発がん性を抑制する成分が数多く見出されている。とくに緑黄色野菜に豊富なビタミン C，β-カロテン，リコペンのようなビタミン関連物質，**クロロゲン酸**，**コーヒー酸**などのポリフェノール化合物などは，**亜硝酸**と**アミン化合物**との反応によ

表 2-18 　野菜類の主な色素

色素名	野菜名	色素名	野菜名
カロテノイド		フラボノイド	
α-カロテン	にんじん	アピイン	パセリ
β-カロテン	にんじん	トリシン	アスパラガス
リコペン	トマト，すいか	ケルセチン	たまねぎ
ルテイン	茎葉	ルチン	そば，トマト
カプサンチン	とうがらし	ダイジン	だいず
ゼアキサンチン	とうもろこし	アントシアン	
クリプトキサンチン	とうもろこし	カリステフィン	あずき
フコキサンチン	褐藻類	クリサンテミン	黒豆
クロロフィル		ナスニン	なす
クロロフィルa	緑葉	シアニン	赤かぶ
クロロフィルb	緑葉	シソニン	しそ

表 2-19 　野菜類の主な香気成分

野菜類	香り成分
キャベツ	アオバアルコール，アオバアルデヒド，ジメチルジスルフィド，イソチオシアン酸アリル
ねぎ	アリルスルフィド
たまねぎ	ジプロピルジスルフィド，メチルプロピルジスルフィド，チオプロパナール-S-オキシド
セロリー	フタリッド，セダノリド，シス-3-ヘキセニルピルペート
だいこん	メチルメルカプタン，ジメチルジスルフィド，イソチオシアン酸アリル
トマト	2-イソブチルチアゾール
きゅうり	キュウリアルコール，キュウリアルデヒド
ピーマン	2-イソブチル-3-メトキシピラジン
いちご	イソペンタン，ヘキセナール，酢酸エチル
すいか	アセトン，β-ヒドロキシプロピオン酸アルデヒド

るニトロソアミンの生成抑制および不活性化，ベンズピレンの毒性を抑制する作用が明らかにされている。さらに，たまねぎに含まれるケルセチン，シソやナスなどの色素である

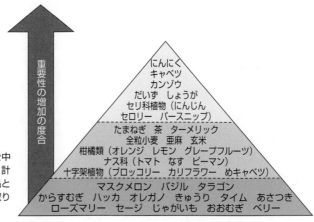

1990 年にアメリス国立がん研究所を中心に始められた「デザイナーフーズ」計画では，がん予防の可能性のある食品として，約40種の野菜や果物などが取り上げられた。

図 2-8 　がん予防の可能性のある食品のピラミッド（一部改変）

アントシアニンのようなポリフェノール化合物は，活性酸素が生体に与える障害を抑える抗酸化活性を示すことが知られている。また，キャベツ，ブロッコリーなどのアブラナ科の野菜に含まれるイオウ化合物（**イソチオシアネート類**）に発がん物質の解毒酵素（グルタチオン−Ｓ−トランスフェラーゼなど）を誘導し，がん細胞の増殖を抑える働きが動物レベルで確認されている。なかでもブロッコリーから見出された**スルフォラファン**というイソチオシアネートは注目を集めている。タマネギやニンニクに多く含まれるイオウ化合物もがん予防効果を示す多くの報告がなされている（図2-8）。

(2) 主な野菜類

1）葉菜類

a．はくさい chinese cabbage

アブラナ科の１年生または越年生草本であり，中国北部を原産地とし，明治以降わが国に普及した。結球種（はくさい）と不結球種（さんとう菜，たけのこはくさい）がある。

くせがなく，煮物や炒め物，鍋物，炒め物に広く利用される。

b．キャベツ cabbage

アブラナ科の越年生草本で，地中海沿岸を原産地とし，かんらん，たまなともよばれる。食用部位によって葉を食する結球かんらん（キャベツ），子持ちかんらん（芽キャベツ），茎を食する球基かんらん（株かんらん）がある。少量のグルコース，フルクトース，スクロースの他，ビタミンＣや胃腸障害に有効とされる**ビタミンＵ（Ｓ-メチルメチオニン）**を含む。

c．ほうれんそう spinach

ヒユ科の１年生または越年生草本で，中近東を原産地とし，17世紀，中国からわが国に伝えられ，**唐ちしゃ**ともよばれた。明治以降，ヨーロッパから西洋種が導入され，現在，双方が栽培されており，東洋種は秋から冬にかけて，西洋種は春から夏にかけて出回る。

ビタミンの他，ミネラルを豊富に含むが，シュウ酸や硝酸の含量が多い。

d．レタス lettuce

キク科の２年生草本で，ヨーロッパを原産地とし，チシャ，**サラダ菜**ともよばれる。

世界で広く利用され，種類も多く，わが国では，明治以降に導入された結球の玉ちしゃ（レタス）と非結球のサラダ菜が普及している。**サニーレタス**は両者の雑種である。

2）茎菜類

a．ね　ぎ welsh onion

ユリ科の多年生草本で，中国を原産地とし，わが国では８世紀頃から栽培された。

関東では葉鞘部が長く白い**根深ねぎ**（白ねぎ），関西では葉鞘部が短く青い**葉ねぎ**（青ねぎ）を用いることが多い。**硫化アリル**などの硫黄化合物による特有の香りと辛味がある。

表2-20　主な葉・茎菜類の一般成分

		キャベツ（生）	ほうれんそう（生）	たまねぎ（生）	アスパラガス（生）
エネルギー	kcal	21	18	33	21
水　分	g	92.7	92.4	90.1	92.6
たんぱく質	g	1.3	2.2	1.0	2.6
脂　質	g	0.2	0.4	0.1	0.2
炭水化物	g	5.2	3.1	8.4	3.9
灰　分	g	0.5	1.7	0.4	0.7
ナトリウム	mg	5	16	2	2
カリウム	mg	200	690	150	270
カルシウム	mg	43	49	17	19
マグネシウム	mg	14	69	9	9
リン	mg	27	47	31	60
鉄	mg	0.3	2.0	0.3	0.7
亜　鉛	mg	0.2	0.7	0.2	0.5
銅	mg	0.02	0.11	0.05	0.10
マンガン	mg	0.16	0.32	0.15	0.19
ヨウ素	μg	0	3	1	1
セレン	μg	Tr	3	1	0
クロム	μg	1	2	0	0
モリブデン	μg	4	5	1	2
ビタミンA（レチノール当量）	μg	4	350	0	31
ビタミンD	μg	0	0	0	0
ビタミンE（α-トコフェロール）	mg	0.1	2.1	Tr	1.5
ビタミンK	μg	78	270	0	43
ビタミンB$_1$	mg	0.04	0.11	0.04	0.14
ビタミンB$_2$	mg	0.03	0.20	0.01	0.15
ナイアシン	mg	0.2	0.6	0.1	1.0
ビタミンB$_6$	mg	0.11	0.14	0.14	0.12
ビタミンB$_{12}$	μg	0	0	0	0
葉　酸	μg	78	210	15	190
パントテン酸	mg	0.22	0.20	0.17	0.59
ビオチン	μg	1.6	2.9	0.6	1.8
ビタミンC	mg	41	35	7	15
食物繊維（総量）g		1.8	2.8	1.5	1.8

（日本食品標準成分表2020年版（八訂））

b. たまねぎ　onion

西アジアを原産地とする**ユリ科**の１年生または多年生草本で，明治の初めにアメリカから北海道に導入され，主産地となった。糖質が多く甘味があるが，加熱調理（焼き）によって糖が濃縮され，さらに甘味が増すといわれる。辛味成分は硫化アリルなどの硫黄化合物である。

c. セロリー　celery

セリ科の１年生草本で，ヨーロッパ南部を原産地とし，わが国には明治初期に導入された。各種のアルコール，アルデヒド，エステル，ケトンによる独特な芳香が特徴である。

d. アスパラガス　asparagus

西洋ウド，松葉ウドともよばれる**ユリ科**の多年生草本で，明治初期，北海道に導入された。地中で茎を収穫するホワイトアスパラガスと地上で収穫するグリーンアスパラガスがあり，前者は主に缶詰にされ，後者はサラダや炒め物にされる。アミノ酸含量が多く，名前の由来である**アスパラギン**が特に多く，他に**アスパラギン酸**やバリンを含む。

3）根菜類

a. だいこん　japanese radish

アブラナ科の１年生または２年生草本で，世界に広く分布し，わが国でも野菜中もっとも生産量が多い。収穫時期によって春・夏・秋・時無し大根に分けられ，種類も多い。

守口大根は長さが１m以上，桜島大根は重量が10kg以上あり，世界で最長，最大の大根である。辛味成分は**イソチオシアネート類**で，配糖体として存在し，組織が破壊されると，共存する**ミロシナーゼ**によってイソチオシアネートを遊離し，辛味を生じる。

b. か　ぶ　turnip

ヨーロッパを原産地とする**アブラナ科**の１年生または越年生草本であり，栽培の歴史は紀元前にさかのぼる。わが国へは７世紀に中国から伝えられ，春の七草ですずなとよばれており，大きさや形状，色彩から大かぶ，中かぶ，丸かぶ，長かぶ，赤かぶ，白かぶなどに分けられる。赤色や紫色はアントシアンに属する**ペラルゴニン**や**シアニジン**である。

c. にんじん　carrot

セリ科に属する代表的な緑黄色野菜であり，アフガニスタン原産地とし，2,000年にわたる栽培の歴史がある。東洋系と西洋系に大別され，わが国には16世紀に東洋系が伝えられたが，現在は江戸時代の後期に伝えられた西洋系がほとんどであり，東洋系では関西でわずかに栽培される肉質がきめ細かく軟らかい金時にんじん（京にんじん）だけである。

グルコース，スクロースなどの糖質が多く，甘味に富み，**カロテン**は**carrot**を語源としており，カロテン類を大量に含む。また，**アスコルビン酸オキシダーゼ**を含むので，他の食材に含まれるビタミンCの分解を進める。

d. ご　ぼ　う　edible burdock

地中海沿岸から西アジアを原産地とする**キク科**植物で，わが国へは中国から伝来した。食用とするのはわが国だけであり，独特の香りと食感が好まれる。長根種と短根種に大別

表 2-21　主な根菜・果菜類の一般成分

		にんじん （根生）	だいこん （根生）	きゅうり （生）
エネルギー	kcal	35	15	13
水　分	g	89.1	94.6	95.4
たんぱく質	g	0.7	0.4	1.0
脂　質	g	0.2	0.1	0.1
炭水化物	g	9.3	4.1	3.0
灰　分	g	0.8	0.6	0.5
ナトリウム	mg	28	17	1
カリウム	mg	300	230	200
カルシウム	mg	28	23	26
マグネシウム	mg	10	10	15
リ　ン	mg	26	17	36
鉄	mg	0.2	0.2	0.3
亜　鉛	mg	0.2	0.1	0.2
銅	mg	0.05	0.02	0.11
マンガン	mg	0.12	0.04	0.07
ヨウ素	μg	—	3	1
セレン	μg	—	1	1
クロム	μg	—	0	1
モリブデン	μg	—	2	4
ビタミンA（レチノール当量）	μg	720	0	28
ビタミンD	μg	0	0	0
ビタミンE（α-トコフェロール）	mg	0.4	0	0.3
ビタミンK	μg	17	Tr	34
ビタミンB_1	mg	0.07	0.02	0.03
ビタミンB_2	mg	0.06	0.01	0.03
ナイアシン	mg	0.8	0.2	0.2
ビタミンB_6	mg	0.10	0.05	0.05
ビタミンB_{12}	μg	0	0	0
葉　酸	μg	21	33	25
パントテン酸	mg	0.37	0.11	0.33
ビオチン	μg	—	0.3	1.4
ビタミンC	mg	6	11	14
食物繊維（総量）	g	2.8	1.3	1.1

（日本食品標準成分表 2020 年版（八訂））

され，京野菜として知られる堀川ごぼうは短根種の一種である。

多糖類の**イヌリン**を主成分とし，セルロースや**リグニン**を含むことから食物繊維の供給源となる。切り口の黒変はポリフェノールが酸化されて生じ，エグ味はタンニンやアルカロイドなどによる。

4）果菜類

a．な す egg plant

ナス科の1年生草本で，インドを原産地とし，わが国には平安時代に中国から伝えられた。外形から丸なす，せんなりなす，長なすなどに分類され，紫色，緑色，白色と色彩も豊かである。なすの果皮の紫色には，約4種のアントシアニンが含まれる。そのうち約90％が**ナスニン**（デルフィニジンをアグリコンとする配糖体）であり，酸性では赤色となるが，鉄やアルミニウムの存在により濃い紫紺色となる。

b．ト マ ト tomato

ナス科の1年生草本で，南米を原産地とし，15世紀，コロンブスによりヨーロッパにもたらされ，主にイタリアで栽培された。わが国には18世紀に伝えられ，明治に入って本格的に栽培され始めた。生食用にアメリカ系を，加工用にイタリア系を利用しており，大きさから普通トマトと小果トマトに，色彩から赤色系，桃色系，黄色系に大別される。赤色系の色調はβ-カロテンや**リコペン**により，また青臭いトマト特有の香りはアルコールやアルデヒドによる。

糖質としてグルコース，フルクトースを含み甘味を呈し，酸味成分は主にクエン酸，旨味成分はグルタミン酸，**γ-アミノ酪酸**（gamma-aminobutyric acid（GABA））などの遊離アミノ酸である。

c．きゅうり cucumber

ウリ科の1年生つる性草本であり，インドを原産地とし，平安時代に中国からわが国に伝えられた。品種は多く，北中国系と南中国系に大別され，その交配種もある。

栄養価値は低いが，特有の香りと味，独特の食感から需要が多く，香りは**キュウリアルコール**，苦味は数種のククルビタシンが原因で，とくにククルビタシンＣが苦いことが知られている。

d．ピーマン sweet pepper

南米を原産地とする**ナス科**の1年生草本で，世界で広く栽培され，16世紀にわが国に伝えられた。緑色から赤色，黄色となり，とうがらしの甘味種であり，ビタミンＣが多い。辛味が強い赤とうがらしや**タバスコ**などの近縁種である。

e．かぼちゃ pumpukin

ウリ科の1年生つる性草本で，日本かぼちゃと西洋かぼちゃがあり，それぞれ，中米と南米を原産地としている。日本かぼちゃは16世紀カンボジャから，西洋かぼちゃは明治に入って伝えられた。グルコースやでんぷんなどの糖質の他，ビタミンＣ，カロテン類も多く，栄養的にすぐれた食品であり，エネルギーは野菜の中でもっとも多い。

5）花菜類

a．ブロッコリー　broccoli

アブラナ科の多年生草本であり，地中海東部を原産地とし，わが国には明治時代に伝えられた。キャベツの１変種で，蕾の集合部位を食用とし，芽はなやさいともよばれる。

b．カリフラワー　cauliflower

アブラナ科の１年生または越年生草本で，はなやさい，はなキャベツともよばれる。ブロッコリーの変異種とされ，茎の先にできる花蕾を食用とし，わが国では第二次世界大戦後に栽培され始めた。

2-2-6　果　実　類

　果実は種子植物の花が受粉してその一部が肥大化し，中にその植物の種が入った構造をした実のことをいう。その内，食用になる果実を特に果物と呼ぶ。果実類も古くから人間に利用されてきた食品で，種類も非常に多い。本来，果物に該当するのはすべて樹木にできる実で，そのため，メロンやすいか，いちご，バナナ，パインアップルなどの草本性の植物にできる果実は，厳密には果物では無く**果実性野菜（果菜類）**と呼ばれている。実際，市場に流通している段階ではメロンやすいかは果物では無く野菜として取り扱われている。ただし，消費者が食品として用いる段階では，デザートに使えるかどうかが果物の基準となる。そのため，メロンやすいかなども食品の分類としては果実類に含まれ，日本食品標準成分表 2020（八訂）の中でも果実類の項目に収載されている。

　果実類の分類を表 2-22 に示す。果実類は果実の構造，特に食用部位が花の状態の時にどの部位であったかで分類されている。果実のうち，子房が肥大化したものを食用としているものを**真果**，子房以外の部分が肥大化したものを食用としているものを**偽果**という。偽果に該当するものを**仁果類**といい，仁果類では子房の下にある花托の部分を食用としている。りんごやなしが，この仁果類に該当する。りんごやなしでは中に芯があるが，この芯の部分が元の花の子房の部分になる。

　仁果類以外のものはすべて真果になる。そのうち，仁果類に似た構造をしているものを**準仁果類**という。子房は内果皮，中果皮，外果皮の３つに分かれるが，この準仁果類では，内果皮が芯の部分，中果皮が果肉の部分，外果皮が皮の部分という構造をしている。かんきつ類やかきが，この準仁果類に該当する。

　漿果類は１つの実が１つの子房でできており，その実がさらに集合してできた果実のことをいう。ぶどうやブルーベリーのように実の１つ１つが切り離せるというものと，いちごやキウイフルーツのように１つ１つの実がさらに結合し，全体で１つの果実を形成しているものがある。

　核果類は子房の内果皮が非常に硬い殻を形成するというもので，ももやさくらんぼがこれに該当する。ももやさくらんぼでは果肉内に大きくて硬い種状のものが入っているが，これが内果皮であり，本物の種は内果皮の中に存在している。

　このほかに，外果皮が非常に硬い殻を形成する**堅果類**があり，くりやくるみ，ぎんなんなどが含まれるが，食品成分表ではこれらは果実類では無く，種実類として収載されている。なお，熱帯地域原産の果実を**熱帯果実類**としてまとめる場合もある。

表 2-22　果実類の分類

分類	特徴	主な果実
仁果類	偽果。花托の肥大した部分を食用とする。子房は花芯を形成する。	りんご，なし，びわ
準仁果類	子房の中果皮が肥大し，果肉となる。	かんきつ類，かき
漿果類	1果1子房からできており，中果皮と中果皮と内果皮が果肉となる。	ぶどう，いちご，ブルーベリー
核果類	子房の中果皮が果肉となり，果肉内に内果皮が発達硬化した種核を形成する。	もも，さくらんぼ，うめ
堅果類	子房や花托が殻状となり，種子の子葉部を食用とする。	くり，くるみ
（果菜類）	野菜類に属するものの中で，成分や用途により果実として扱われているもの。	メロン，すいか
（熱帯果実類）	熱帯地域原産で，わが国に従来存在しなかったもの。	バナナ，パインアップル

(1) 果実類の成分と機能性

1) 一般成分

　果実類の多くは含まれる成分の大半が**水分**であり，果実特有のみずみずしさと多汁性を示す一方，保存が難しく腐りやすいという欠点にも関わる。そのため，果実類は生食する以外に，果汁を搾ったジュースや，乾燥により水分を除去したドライフルーツとしての利用も多い。

　果実類は植物性食品の中でも炭水化物，特に単糖類や二糖類といった**糖質**を多く含んでおり，非常に甘味が強いという特徴を有する。主な果実の糖組成を表 2-23 に示す。糖質の成分としては，グルコース，フルクトース，スクロースが多く，これらはいずれも成熟

表 2-23　主な果実の糖組成（g/100g）

食品名	利用可能炭水化物（単糖当量）	グルコース	フルクトース	スクロース	ソルビトール
いちご	6.1	1.6	1.8	2.5	(0)
もも	8.4	0.6	0.7	6.8	0.3
りんご（皮むき　生）	12.4	1.4	6.0	4.8	0.7
なし（日本なし　生）	8.3	1.4	3.8	2.9	1.5
ぶどう（皮むき　生）	14.4	7.3	7.1	0	(0)
かき（甘がき　生）	13.3	4.8	4.5	3.8	－
うんしゅうみかん（じょうのう　普通　生）	9.8	2.6	2.1	5.4	－
バナナ	19.4	2.6	2.4	10.5	－
パインアップル	12.6	1.6	1.9	8.8	－

（日本食品成分表 2020 年版（八訂）　炭水化物成分表編）

の段階ででんぷんが分解されることによって生じる。特にフルクトースの含量が高いため，すっきりとした甘味を感じるのが特徴である。環状構造となったフルクトースにはグリコシド性水酸基の向きの違いで**α型**と**β型**の2種類の異性体が存在し，それぞれ甘味度が異なるが，低温時に甘味度の高いβ型への置換率が増加する。そのため，果実は通常，冷やして食した方が甘味を強く感じる。それぞれの糖質の含量および糖質全体の含量は，果物の種類によってかなりの差異がある。そのほかに，一部の果実では糖アルコールの**ソルビトール**を含んでいる。

　果実類に含まれる炭水化物として，糖質以外に**食物繊維**がある。果実類では特に**ペクチン**の含量が高い。ペクチンは，まだ果物が熟していない段階ではセルロースやヘミセルロースと結合した不溶性の**プロトペクチン**という状態だが，熟すに連れてセルロースやヘミセルロースとの結合が切れて水溶性のペクチンとなる。未熟な果実はプロトペクチンが多い影響で果肉がかなり硬いが，熟すに連れてプロトペクチンが水溶性のペクチンに変わることで，果実中の水分にペクチンが溶解して果肉の柔らかみが増す。

　ペクチンの構造を図2-9に示す。ペクチンでは，構成単糖の**ガラクツロン酸**の6位にあるカルボキシ基の一部がメチルエステル化されて**メトキシ基**（-COO-CH$_3$）になっており，この状態のペクチンを特に**ペクチニン酸**という。ペクチニン酸はメチルエステル化の度合いで分類され，7％以上を**高メトキシルペクチン**，7％未満を**低メトキシルペクチン**という。このうち，高メトキシルペクチンは糖と有機酸が共存するとゲル化してゼリー状に固まるという性質を有しており，この性質を利用してジャムやマーマレードといった

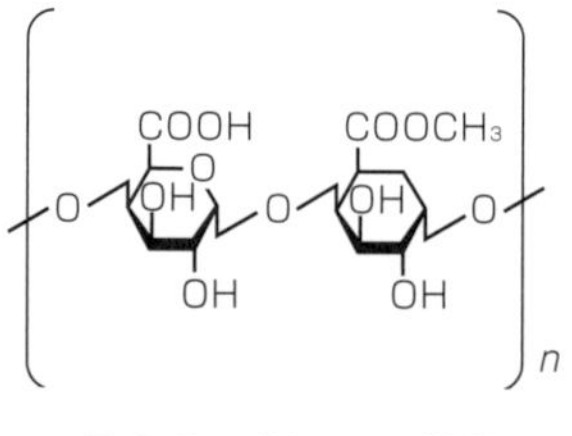

図2-9　ペクチンの構造

表2-24　ジャム原料用果実中の糖，酸，ペクチンの含量

食品名	糖量（%）	酸量（%）	ペクチン量（%）
あんず	7〜8	1.2〜2.3	約0.8
いちご	5〜11	0.5〜1.0	約0.6
すもも	約15	1.0〜2.0	約0.7
ぶどう	12〜16	0.9〜1.0	0.2〜0.3
ラズベリー	約10	0.6〜1.0	1.3〜1.9
もも	9〜19	0.3〜0.6	約0.6
りんご	10〜15	0.5〜1.0	約0.6

（伊藤三郎編，『果実の科学』，朝倉書店（1991）　一部改編）

加工食品が作られる。ジャムの原料として用いられる果実を表2-24に示す。低メトキシルペクチンは糖と有機酸ではゲル化しないが，カルシウムイオンやマグネシウムイオンといった金属イオンによって架橋構造が形成され，ゲル化するという性質を有する。

　果実が過熟状態になると，ペクチニン酸のメトキシ基がすべて外れた状態となる。これを**ペクチン酸**という。ペクチン酸の状態では，ゲル化が起こらない。

　ミネラルでは**カリウム**の含量が総じて高く，ビタミンでは**ビタミンC**を特に多く含む。また，かきやパパイア，マンゴー，あんずなどの色の濃い果実では，β-カロテンなどの**プロビタミンA**が多く含まれている。主な果実のカリウム含量を表2-25に，ビタミンC含量を表2-26に示す。

表2-25　主な果実のカリウム含量（mg/100g）

食品名	含量	食品名	含量
アボカド	590	いちご	170
ドリアン	510	かき（甘がき）	170
バナナ	360	びわ	160
メロン（露地）	350	うんしゅうみかん（普通）	150
キウイフルーツ	300	パインアップル	150
さくらんぼ(国産)	210	日本なし	140
あんず	200	バレンシアオレンジ	140
なつみかん	190	ぶどう	130
いよかん	190	すいか	120
もも	180	りんご	120

（日本食品標準成分表2020年版（八訂））

表2-26　主な果実の総ビタミンC含量（mg/100g, 還元型＋酸化型）

食品名	含量	食品名	含量
アセロラ	1,700	うんしゅうみかん（早生）	35
グアバ	220	パインアップル	35
レモン（全果）	100	メロン（露地）	25
キウイフルーツ	71	バナナ	16
かき（甘柿）	70	すいか	10
いちご	62	さくらんぼ（国産）	10
パパイア(完熟)	50	もも	8
はっさく	40	りんご	4
なつみかん	38	日本なし	3
グレープフルーツ	36	ぶどう	2

（日本食品標準成分表2020年版（八訂））

　果実類にも様々な嗜好成分が含まれている。果実類に特徴的な有機酸を図2-10に示す。果実類では甘味と共に酸味を感じるが，果実に含まれる酸味成分は主に**クエン酸，リンゴ酸，酒石酸**の3種類である。**クエン酸**はかんきつ類に多く含まれている酸で，非常に強い

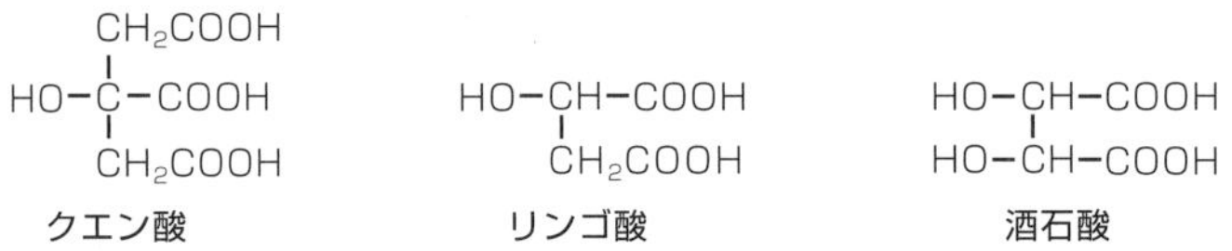

```
         CH₂COOH
HO-C-COOH              HO-CH-COOH              HO-CH-COOH
         CH₂COOH                CH₂COOH                 HO-CH-COOH
   クエン酸              リンゴ酸                   酒石酸
```

図 2-10　果実に含まれる有機酸

酸味を感じる。**リンゴ酸**はりんごやなしなどに含まれている酸で，クエン酸ほどの強くて鋭い酸味は感じない。**酒石酸**はぶどうやパインアップルなどの一部の果物にのみ含まれている。また，果実に多く含まれるビタミンＣも，弱い酸味を感じさせる。主な果実に含まれる有機酸の組成を表 2-27 に示す。

表 2-27　主な果実の有機酸組成

食品名	酸量（g/100 g）	主要な有機酸
いちご	約1.0	クエン酸（75％以上），リンゴ酸
うんしゅうみかん	0.8〜1.2	クエン酸（90％），リンゴ酸
かき	約0.05	リンゴ酸，クエン酸
グレープフルーツ	約1.0	クエン酸（90％），リンゴ酸
さくらんぼ	約0.4	リンゴ酸（75％以上），クエン酸
日本なし	約0.2	リンゴ酸（90％），クエン酸
パインアップル	0.6〜1.0	クエン酸（85％），リンゴ酸
バナナ	0.1〜0.4	リンゴ酸（50％），クエン酸
ぶどう	約0.6	酒石酸（40〜60％），リンゴ酸
もも	0.2〜0.6	リンゴ酸，クエン酸
りんご	0.2〜0.7	リンゴ酸（70〜95％），クエン酸
レモン	6.0〜7.0	クエン酸（大部分），リンゴ酸

（伊藤三郎編，『果実の科学』，朝倉書店（1991））

　色素成分では，β-カロテンなどの**カロテン**の他，赤や紫といった色調の**アントシアニン**を含むものが多く，かんきつ類ではβ-クリプトキサンチンやゼアキサンチンといった**キサントフィル**が含まれる。果実が未熟なうちは**クロロフィル**の含量が高いために実はまだ緑色をしているが，熟すに連れてクロロフィルの分解が進み，カロテノイド系色素などの色が表面に現れ，赤〜橙〜黄色に色づいてくる。

　香りの成分では，特に**エステル類**が多く含まれる。エステル類は，果実の熟成中にアルコールと有機酸がエステル化反応することで生成され，非常に甘い香りがする。かんきつ類では**テルペン類**が多く含まれる。テルペン類は爽やかな香りがする成分で，種類としては，みかんの**リモネン**，レモンの**シトラール**，グレープフルーツの**ヌートカトン**などがよく知られている。果実類に含まれる主な香気成分を表 2-28 に示す。

　果実類には，様々な酵素が含まれている。よく知られた酵素として，たんぱく質分解酵素（プロテアーゼ）があり，パインアップルの**ブロメライン**，パパイアの**パパイン**，キウ

表 2-28　果実類に含まれる主な香気成分

食品名	香気成分
うんしゅうみかん	リモネン，ピネン，シトロネラール，テルピネオール
グレープフルーツ	リモネン，シトロネラール，ヌートカトン
レモン	リモネン，ピネン，シトロネラール，シトラール
りんご	イソアミルアルコール，ヘキセナール，2-メチル酪酸エチル，酢酸イソアミル
ぶどう	アンスラニル酸メチル，酢酸プロピル
もも	γ-ウンデカラクトン，γ-デカラクトン
いちご	ヘキセナール，酢酸エチル，酪酸メチル
バナナ	酢酸イソアミル，酢酸エチル，酢酸アミル，オイゲノール

イフルーツの**アクチニジン**などの種類がある。この他，なしやいちじくなどにもたんぱく質分解酵素が含まれている。この酵素作用を利用して，これらの果実を生のまま肉と合わせ，肉を軟化させる調理法がある。一方，ゼラチンゼリーの作成の際にこれらの果実を生のままで用いると，ゼラチンが分解してゲル化が阻害されるため，注意が必要である。

　また，りんごやバナナなどには**ポリフェノールオキシダーゼ**が含まれ，皮をむいたまま空気中に放置すると，酵素反応による酸化褐変が起きる。

2）機能性成分

　果実類に豊富に含まれる食物繊維には，整腸作用や便秘改善などの効果がある。さらに，果実類に多いビタミンCやカロテノイド系色素，アントシアニンなどは抗酸化性を有しており，体内において，活性酸素による酸化障害を防止する働きがある。それ以外に，かんきつ類に含まれるヘスペリジンなどのフラボノイド系色素はビタミンP作用という，毛細血管を強化して高血圧を改善する作用を有する。

(2) 果実類の保存

　果実類は収穫した後も呼吸をしており，その呼吸によって果肉中の水分量や含有成分量が減少するといったことが起こる。そこで，一部の果実の貯蔵では，**CA貯蔵** controlled atmosphere storage という方法が行われている。CA貯蔵は果実だけでなく，野菜を含めた青果物に使われる貯蔵法で，貯蔵室の温度を下げると共に，空気中の成分組成を変える，具体的には酸素を減らして二酸化炭素や窒素の量を増やす。これにより，果実の呼吸回数を減らして鮮度低下を遅延させる貯蔵法である。CA貯蔵をすると，普通に貯蔵するよりも最長で数ヶ月間，貯蔵期間を延ばすことができる。また，果実をポリエチレンなどのプラスチックフィルムで包装すると，包装内部の空気組成がCA貯蔵に類似した環境となり，CA貯蔵と同様の貯蔵が可能となる。このような貯蔵方法を**MA貯蔵** modified atmosphere storage という。

　バナナやパインアップル，マンゴー，レモンなどの熱帯・亜熱帯産の果実は低温に弱く，冷蔵庫などの低温条件下に置いた場合，褐変や斑点の発生，くぼみ（**ピッティング**），腐敗などが起き，品質が劣化する場合がある。この現象を**低温障害**という。

(3) 主な果実類

1) 仁 果 類

a. り ん ご apple

りんご（*Malus pumila*）は，**バラ科**リンゴ属に属する果実である。4千年前からヨーロッパで栽培されているほど非常になじみのある果物で，これまでに品種改良が進み，数多くの品種が作られている。非常に果肉が硬い果実で，糖質の量が多いのと，リンゴ酸などの有機酸を多く含むので，甘味と酸味共に強く感じる。また，エステル類による特有の甘い香りを呈する。りんごには酸化酵素が含まれているので，果皮をむいて空気に触れると，果肉に含まれるポリフェノール類が酸化されて表面が褐変する。ただし，りんごを食塩水に浸漬したり，表面にレモン果汁などを塗布しておくと，酵素活性が阻害されて褐変を抑制することができる。

b. な し pear

なしは**バラ科**ナシ属に属し，日本なし（*Pyrus pyrifolia* var. *culta*），中国なし（*P. bretschneideri*），西洋なし（*P.communis*）に分類される。日本なしはきれいな球体をしているが，西洋なしはひょうたん型の，少し縦に伸びた感じの球形をしている。甘味が強く酸味が少ないのが特徴で，日本では主に日本なしを果物として生食しており，西洋なしはジュースや缶詰などの加工用として使われていたが，近年はラフランスなどの西洋なしが生食にも利用されている。

なしは果肉が硬く，食べるとなし独特のざらざらとした食感を感じる。これは，**石細胞**という，なし特有の固い細胞が果肉に含まれるためである。石細胞では，ペントザンやリグニンによって細胞壁が厚くなっている。石細胞はなし全般に含まれるが，日本なしと西洋なしで含量が異なるため，食感に大きな差を感じる。

2) 準仁果類

a. かんきつ類 citrus

ミカン科の樹木にできる果実を総称してかんきつ類という。食用としているかんきつ類のほとんどがミカン属であるため，ミカン属に属する果実を狭義のかんきつ類としている。実の構造は皆同じで，**砂じょう**と呼ばれる果汁を含んだ細長い1粒1粒が集合し，**じょうのう**という三日月型の1つの集合体を形成する。このじょうのうがさらに集まって1つの大きな球形の実を形成している。

かんきつ類に含まれる成分の特徴として，ビタミンCの含量が非常に高く，酸味としてクエン酸を多く含んでおり，非常に酸っぱい味がする。果実，特にかんきつ類中の糖含量と酸含量の比率は，**糖酸比**（糖度／酸含量）として表される。糖酸比の高いものは果物として食されるが，糖酸比の低いものは酸味が強すぎるため，果物には向かないものもある。そういったかんきつ類では果汁を搾り，薬味や料理の酸味づけに使われる。酸味料として用いられるかんきつ類として，レモンやライム，ゆず，すだち，かぼすなどがある。

また，かんきつ類には**ナリンギン**やヘスペリジンといったフラボノイド系色素が含まれ

ている。これらはフラボノイドなので白～薄い黄色をつける色素だが，食べると非常に苦い味を呈する。

　代表的なかんきつ類である**うんしゅうみかん**（温州みかん satsuma mandarin（*Citrus unshiu* Marc.）は，現在，わが国で最も多く栽培されているみかんの品種で，10～11 月に成熟する早生うんしゅうと，11～12 月に成熟する普通うんしゅうがある。みかんは果皮が薄くて柔らかいため，容易に手で皮がむけるという手軽さと，糖分が多くて甘味が強いというところから，非常に需要量の多い果物となっている。生食されるほか，缶詰やジュースなどの加工品としても広く利用されている。みかんの果肉を缶詰にする際，1 つ 1 つのじょうのうを覆うじょうのう膜を希塩酸により溶解除去する。

　なつみかん natsumikan（*Citrus natsudaidai* Hayata）は，夏だいだいとも呼ばれる。うんしゅうみかんに比べて大型で，果皮が厚い。酸味が強く，ナリンギンの量が多いので苦味を呈する。

　オレンジ orange（*Citrus sinensis*（L.）Osbeck）は，わが国では気候が合わない関係であまり栽培されていないかんきつ類で，バレンシアオレンジのような普通系オレンジの他，ネーブルオレンジ，ブラッドオレンジなどの種類がある。非常に甘味と酸味が強く，みかんと比較して香りも強いが，果皮がはがしにくいという欠点がある。そのため，生食する以上にジュースなどの加工品として利用されている。

　グレープフルーツ grapefruit（*Citrus paradise* Macfady.）は，実が樹木に生る時にぶどうの房の様にまとまって結実するところからこの名前がついた。実が薄い黄色をした**白肉種**と，赤みがかった**赤肉種**がある。皮は柔らかいが，むきにくい。酸味が強いのと，ナリンギンを含んでいるので独特の苦みを呈する。

　なお，グレープフルーツには消化管の薬物代謝酵素の活性を阻害する成分が含まれており，カルシウム拮抗薬，免疫抑制薬，抗アレルギー薬，抗 HIV 薬，催眠薬などを服用した後にグレープフルーツを摂取すると，消化管での薬物の代謝や排出が阻害されて血中の薬物濃度が上昇し，薬効が強く出る副作用が引き起こされる。

b. か　　き kaki, Japanese persimmons

　かき（*Diospyros kaki* Thunb.）はカキノキ科**カキノキ属**に属する果実で，東洋を原産とし，日本でも古くから栽培されている。糖質を多く含むため甘みが強く，ビタミン C と β-カロテンも豊富に含む。

　かきには甘がきと渋がきがあり，どちらのかきにも**シブオール**という渋味成分が含まれている。甘がきの場合は熟す過程でこのシブオールが不溶性化し，食べた時にシブオールが唾液に溶けないので，渋味を感じない。一方，渋がきでは熟してもシブオールが可溶性のままで残存するため，食べた時にシブオールが唾液に溶けて強い渋味を感じる。渋がきをアルコール漬けにする，炭酸ガスを吹きつける，あるいは外に干して日光に当てるなどの処理を行うと，かきの内部に生成する**アセトアルデヒド**がシブオールと結合し，シブオールが不溶性化して渋味が抜ける。

3) 漿 果 類

a. ぶ ど う grape

ブドウ科ブドウ属に属する果実で，果物として生食される他，ジュースやレーズンといった加工食品，ワインやブランデーなどの酒の原料など，非常に用途が広い。それだけに品種も数多くあり，分類としては主に，原産地で分けた欧州ぶどう（*Vitis vinifera* L.）とアメリカぶどう（*Vitis labrusca* L.），用途で分けた生食用ぶどうとワイン用ぶどうがある。

ぶどうは糖分の量が多くて非常に甘味が強い果実で，グルコースのことをブドウ糖と言うが，これはぶどうにグルコースが多く含まれているところに由来する。また，ぶどうに特有の酸である**酒石酸**から強い酸味を感じる。実と種の間にナリンギンが含まれているので，苦味も少々感じる。しかし，ぶどうは果実類では珍しく，ビタミンCの含量が2 mg/100 gと非常に低い。

ぶどうの果皮には**エニン**などのアントシアニンが含まれており，きれいな紫色を呈している。マスカットなどの皮が緑色をしている品種では，果皮にアントシアニンが含まれていないために皮が紫色にならない。

b. い ち ご strawberries

いちご（*Fragaria* × *ananassa* Duchesne）は**バラ科**オランダイチゴ属に属する草本性の果実で，花托が集まって1つの実を形成しているので**集合果**と言われる。いちごの本当の実は，表面についている小果と呼ばれる種粒状のものである。甘味と酸味が共に強く，ビタミンCを豊富に含む。**カリステフィン**などのアントシアニンを含んでいるので，実はきれいな赤色をしている。

4) 核 果 類

a. も   も peaches

もも（*Prunus persica*）は**バラ科**モモ属に属し，日本でも古くから栽培されている。ももには核と果肉が離れやすい離核種と，離れにくい粘核種がある。また，果肉の色による分類として，果肉がピンク色をした白肉種と，カロテノイド系色素を含んで果肉が黄色い黄肉種がある。白肉種は実が柔らかくて果汁も多く，甘味も強いので，主に生食やジュースに用いられる。黄肉種は白肉種よりも実が硬くて酸味が強いため，主に缶詰用として用いられる。

b. さくらんぼ cherries

さくらんぼ（*Prunus avium* L.）は別名おうとう（桜桃）ともいい，**バラ科**サクラ属サクラ亜属の果樹であるミザクラという桜にできる果実で，アジア系，ヨーロッパ系，アメリカ系がある。日本で栽培されているのは甘果おうとうというヨーロッパ系の品種になる。実は小さいがビタミンCを多く含み，β-カロテンやビタミンB群，カリウムなどのミネラルも多く含んでいる。アメリカ系の**アメリカンチェリー**はヨーロッパ系と比べて大粒で，果皮，果肉共に色が濃く，甘味も強い。

5）果　菜　類

a. メ　ロ　ン　melon

メロン（*Cucumis melo* L.）は**ウリ科**の草本性果実で，植物学上はまくわうりの近縁種にあたる。果皮の網目模様の有無や果肉の色などで細かく分類される。メロンは甘さを含んだ非常に上品な香りを放つ。果汁も多くて甘味も強い。ほとんどが生食される。

b. す　い　か　watermelon

すいか（*Citrullus lanatus*）は**ウリ科**のつる性果実で，大きさ，形，果肉の色，果皮の色，果皮の縞模様の有無などで，非常に多くの品種がある。果肉は**リコペン**を含んでいるため，赤色をしている。果肉が黄色いタイプのすいかがあるが，これはリコペンの量が少なくて他のカロテノイド系色素を含んでいる関係で，黄色が強く出ている。

果肉は水分が多くて糖質を多く含むために強い甘味を感じる。あと，すいかには遊離アミノ酸として**シトルリン**が含まれている。このシトルリンには，利尿作用があることが知られている。

6）熱帯果実類

a. バ　ナ　ナ　bananas

バナナ（*Musa sapientum* L.）は**バショウ科**バショウ属の多年草果実で，日本では栽培できないために海外から大量に輸入している。バナナは未熟で果皮が緑色をしているうちに収穫し，そのまま数日置いて実を**追熟**させる。追熟段階で，果皮が黄色に変化する。バナナは果実類の中でもでんぷんを多く含んでおり，熱量が 86 kcal/100 g と高い。未熟なうちはでんぷん主体なため甘味は弱いが，追熟の間にでんぷんが分解されて糖質が生成するため，甘味が増す。

b. パインアップル　pineapple

パインアップル（*Ananas comosus*（L.））は**パイナップル科**アナナス属の多年草果実で，形が松かさに似ているのと，味がりんごに似ているところからこの名がついた。果汁が多く，甘味と酸味のどちらも強く感じる。果肉はきれいな黄色をしているが，これはカロテンやキサントフィルといったカロテノイド系色素による。果肉にはブロメラインというたんぱく質分解酵素が含まれており，パインアップルを生で食べると舌の上のたんぱく質が分解され，舌が少ししびれて引きつった感じになる。

コラム　追熟とクライマクテリック・ライズ（climacteric rise）

メロン，バナナ，パインアップル，りんご，もも，西洋なしなどの果実は，成熟過程の後半や収穫後の貯蔵中，一過的に呼吸量の増加が生じる。この現象を**クライマクテリック・ライズ**といい，**追熟**の原因となる。このタイプの果実は，クライマクテリック果実といわれる。とくにりんごで多く利用されている CA 貯蔵では，この現象を遅らせることで追熟を抑制し，新鮮で高品質な状態を維持している。一方，ぶどう，かんきつ類などの果実は，呼吸量の増加はなく，これらは非クライマクテリック果実といわれる。

2-2-7　きのこ類

　生物学上では，きのこは植物ではなく**菌類**に属する。そのため，きのこを植物性食品に分類するのは本来正しくないが，食品の分類では一応きのこは植物性食品という扱いになっている。きのこは１万種類以上あるとされるが，毒性物質を含むなどの理由で食用に適さないものが多数あり，食用となるものは約千種類，食品として流通しているものは30種類程度である。

　きのこが属する菌類には粘菌類と真菌類の２つがあり，きのこは**真菌類**に属する。真菌類の中にも種類が何種かあるが，我々が食用としているきのこはほとんどが**担子菌類**になる。担子菌類では**子実体**という繁殖器官を形成し，そこに植物の種にあたる胞子を作るが，この子実体のことをきのこと呼んでいる。種類としては，しいたけやまつたけ，えのきたけ，しめじ，きくらげなどがある。

　子のう菌類では子実体が球形をしており，中に子のうと呼ばれる胞子が詰まった部分がある。この子のう菌類の一部にも子実体を食用としているものがあり，形状は担子菌類の子実体とは全く異なる。種類としては，トリュフやせみたけ，あみがさだけなどがある。

　きのこ類は，生育環境の違いで３種類に分類される（表 2-29）。**腐生菌**は落ち葉や枯れ草が堆積したところに生え，それらの内部に残された有機物を栄養源とする。腐生菌の中でも枯れ木に生え，枯れ木の中に残存する栄養分を吸収して生育するタイプを**木材腐朽菌**という。**菌根菌**は生きた木の根に寄生して生え，その根から栄養分を吸収する。きのこの生育条件は，そのきのこを人工栽培できるかということに大きく関わっている。木材腐朽菌や腐生菌は枯れ木や落ち葉に生えるために人工栽培がやりやすく，原木に直接種菌を植える**原木栽培**，米ぬかなどを混ぜたおがくずを固めた菌床に種菌を植える**菌床栽培**，稲わらや麦わらに肥料を混ぜて作成した堆肥に種菌を植える**堆肥栽培**が行われている。一方，菌根菌は生きている木でなければ栽培用にはできない。しかも，きのこの種類ごとに生える樹木の種類も決まっているため，人工栽培が非常に難しい。

表 2-29　生育条件によるきのこの分類

分類	主なきのこ
腐生菌	マッシュルーム，きぬがさだけ，あみがさだけ，ふくろたけ
木材腐朽菌	しいたけ，えのきたけ，ぶなしめじ，なめこ，まいたけ，たもぎたけ，きくらげ
菌根菌	まつたけ，あみたけ，はつたけ，ほんしめじ，トリュフ

（1）きのこ類の成分と機能性

1）一般成分

　生のきのこの場合，最も多く含まれている成分は水分で，全体の90％以上は水が占める。水分以外で一番含量が高いのは炭水化物だが，きのこ類の場合は他の植物性食品とは異なり，炭水化物の50％以上を**食物繊維**が占める。きのこの子実体は菌糸という細胞壁で包まれた糸状の細長い構造が列をなし，束になってできている。その細胞壁を構成している主成分が食物繊維の一種の**キチン**であるため，食物繊維の含量がかなり高い。食物繊

維以外では，**マンニトールやトレハロース**といった糖質が多く含まれている。逆にきのこ類では，脂質やたんぱく質の含量は高くない。主なきのこ中のマンニトールおよびトレハロース含量を表2-30に示す。

表2-30　主なきのこ類のマンニトールおよびトレハロース含量（g/100g 乾物）

食品名	マンニトール	トレハロース
しいたけ	4.6	6.4
えのきたけ	0.6	1.2
ひらたけ	4.9	8.1
ぶなしめじ	1.3	2.1
なめこ	0.2	8.0
きくらげ	0.1	1.2
ほんしめじ	0.1	10.5
まつたけ	6.8	9.0

（菅原龍幸編，『きのこの科学』，朝倉書店（1997）

　ビタミンでは，ビタミンB群，とくにビタミンB_2やナイアシンの含量が高い。一方，ビタミンCの含量はかなり低い。また，きのこ類では，他の植物性食品には含まれていない**ビタミンD**が多く含まれている。図2-11に示すように，きのこ類にはプロビタミンD_2である**エルゴステロール**が含まれており，エルゴステロールは紫外線に当たるとビタミンD_2の**エルゴカルシフェロール**に変化する。そのため，きのこ類は日干しして乾燥品にすると，ビタミンD含量が著しく増加する。主なきのこ類のビタミンD含量を表2-31に示す。

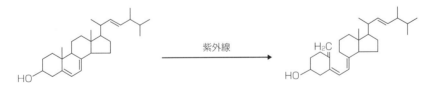

エルゴステロール（プロビタミンD_2）　　　　　　　エルゴカルシフェロール（ビタミンD_2）

図2-11　プロビタミンD_2の変化

　きのこ類には，旨味成分の**5'-グアニル酸**が含まれる。これはかつお節の旨味成分である5'-イノシン酸と同じ核酸系の旨味成分で，**核酸**が**ヌクレアーゼ**（核酸分解酵素）によって分解されることで生成する。ヌクレアーゼはきのこを乾燥，あるいは加熱することで活性化するため，生のままのきのこは5'-グアニル酸含量が少なく，食べても旨みは感じられない。また，遊離アミノ酸としてアラニン，グルタミン酸，グルタミンなどを多く含む。これらはきのこの旨味に関わっている。

　きのこ類の香りの成分として，図2-12に示すように，しいたけに含まれる**レンチオニン**，まつたけに含まれる**1-オクテン-3-オール**（マツタケオール）や**メチルシンナメー**

表2-31　主なきのこ類のビタミンD含量（mg/100g 乾物）

食品名	含量	食品名	含量
しろきくらげ（乾）	15.0	ほんしめじ（生）	0.6
きくらげ（乾）	85.0	まつたけ（生）	0.6
あらげきくらげ（乾）	130.0	まいたけ（生）	4.9
乾しいたけ（乾）	17.0	ぶなしめじ（生）	0.5
まいたけ（乾）	20.0	生しいたけ（生）	0.4
		エリンギ（生）	1.2
		えのきたけ（生）	0.9
		マッシュルーム（生）	0.3
		なめこ（生）	0

（日本食品標準成分表 2020 年版（八訂））

ト（桂皮酸メチル）がよく知られている。レンチオニンは酵素分解によって前駆物質の**レンチニン酸**から生成する香気成分で，しいたけを一度乾燥して水戻しすると生成する。そのため，しいたけは生のままよりも干ししいたけを水戻しした時の方が，香りが強い。熱湯よりも水やぬるま湯で戻した方が，レンチオニンの生成量が多くなる。

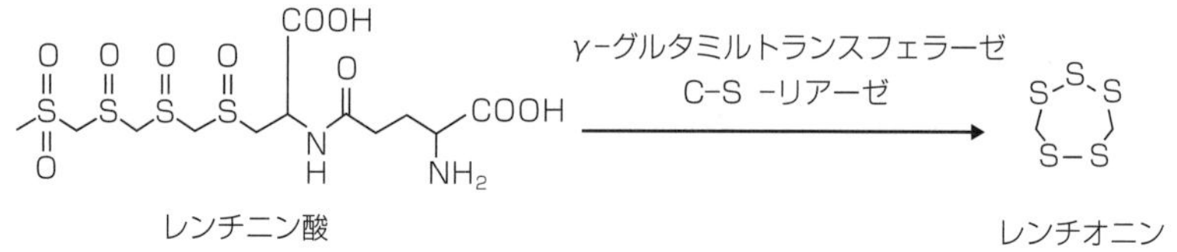

図2-12　レンチオニンの生成

2）機能性成分

　きのこ類には様々な機能性成分が含まれている。一部の機能性成分の構造を図2-13に示した。

　きのこに含まれる食物繊維の1つに**β-グルカン**という成分がある。このβ-グルカンには，マクロファージやナチュラルキラー細胞（NK 細胞），T 細胞といった免疫系に関与する細胞を活性化して免疫力を高める**免疫賦活作用**という効果を有し，最終的にはがん細胞を壊す働きがあることが知られている。免疫賦活作用を持つ成分としては，しいたけに含まれる**レンチナン**や，かわらたけに含まれる**クレスチン**，まいたけに含まれる**グリホラン**などがある。特にレンチナンは薬として認可されており，実際の医療の現場で使われている。

　しいたけに含まれる**エリタデニン**や，にんぎょうたけに含まれる**グリフォリン**と**ネオグリフォリン**には血中のコレステロール濃度を低下させる働きがある。

　これ以外にもきのこ類の生理効果として，抗ウイルス作用，肝障害抑制作用，ラジカル捕捉作用，降圧作用などの働きがあることが知られている。

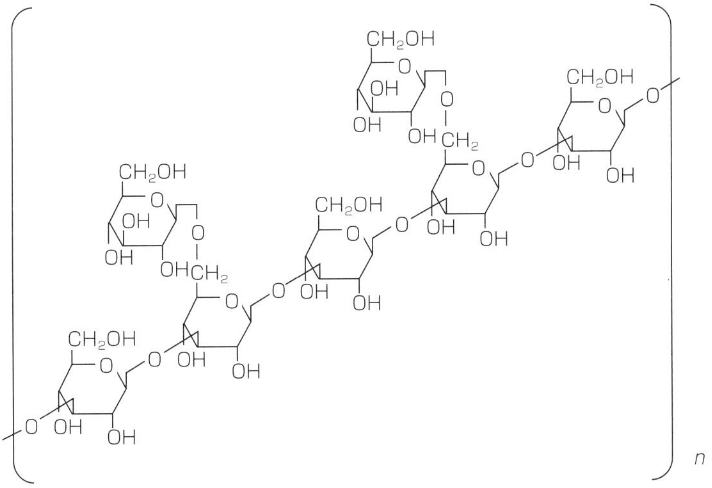

レンチナン

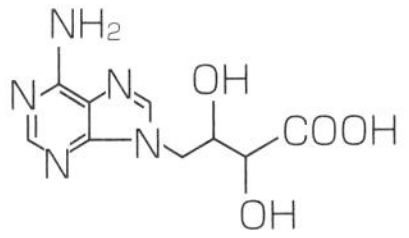

エリタデニン 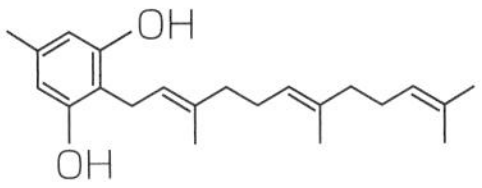　　　グリフォリン 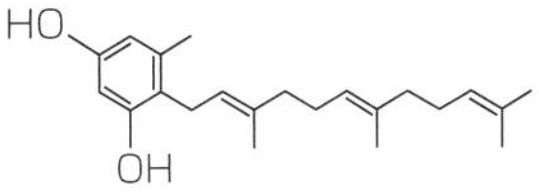　　　ネオグリフォリン

図2-13　きのこに含まれる機能性成分

(2) 主なきのこ類

a. し い た け　shiitake

しいたけ（*Lentinula edodes*（Berk.）Sing.）は**キシメジ科**または**ヒラタケ科**のシイタケ属に属するきのこで，生しいたけの他に**干ししいたけ**にしてだしを採るという目的でも使われているため，消費量が非常に多い。それに合わせて生産量もかなり多く，わが国では生産量が最も多いきのことなっている。ほとんどが人工栽培で作られており，名前の由来となったシイの他，カシやナラ，クヌギなどの木を使った原木栽培と，おがくずを固めて作った菌床に種菌を植えて作る菌床栽培の両方で，一年中生産されている。

核酸系うま味成分の5'-グアニル酸とアミノ酸系うま味成分のL-グルタミン酸の両方を含むため，相乗効果によって強いうま味を感じる。

しいたけは生で利用する以外に，素干しにした干ししいたけとしても利用されている。干ししいたけにすると，生の時よりも味，香りともに強くなる。干ししいたけには，傘が開ききっておらずにかなり肉厚になっている**冬菇**（どんこ）と，傘が開いて薄くなっている**香信**がある。

b. な め こ　nameko

なめこ（*Pholiota nameko*（T.Ito）S.Ito et Imai in Imai）は**モエギタケ科**スギタケ属に属するきのこで，天然にはブナなどの倒木に生える。食用としているものは，主に菌床栽

培によって作られたものである。

　なめこの表面は分泌された水溶性の粘性多糖類のため独特のぬめりがある。

ｃ．えのきたけ　winter mushrooms

　えのきたけ（*Flammulina velutipes*（Curt.：Fr.）Sing.）は**キシメジ科**エノキタケ属に属するきのこで，単にえのきとも呼ばれる。天然のえのきたけは冬の初めにエノキやヤナギなどの枯れ木に発生するので，ゆきのしたとも呼ばれている。天然ものと栽培もので全く異なる形状を示し，天然のえのきたけは褐色で傘の部分も非常に大きな形をしているのに対し，人工栽培したえのきたけはビンを用いた菌床栽培で作られ，暗室で育てている影響で，白くて細長い形状をしている。わが国では需要も多く，しいたけに次いで栽培量の多いきのこである。

ｄ．まつたけ　matsutake

　まつたけ（*Tricholoma matsutake*（S. Ito et Imai）Sing.）は**キシメジ科**キシメジ属に属するきのこで，1-オクテン-3-オールとメチルシンナメートによる独特の強い香りがする。ほとんどが，そのまま加熱調理されて食される。

　クロマツやアカマツといった松の木に生えるきのこだが，生きている木の根にのみ生育するきのこであるために人工栽培がほとんどできず，流通量が非常に少なくて珍重されている。

ｅ．し　め　じ　shimeji

　しめじと名のつくきのこにはさまざまな種類があり，一般にしめじというと**キシメジ科**キシメジ属の**ほんしめじ**（*Lyophyllum shimeji*（Kawam.）Hongo）を指す。ほんしめじはきのこの中でも旨味成分の含量が高く，非常に味が濃い。しかし，ほんしめじは生きた木の根にのみ生育するタイプのきのこなため，人工栽培が非常に難しい。

　それに対して，**キシメジ科**シロタモギタケ属の**ぶなしめじ**（*Hypsizygus marmoreus*（Peck.）Bigelow）はブナなどの枯れ木に育つきのこで，人工栽培が可能な品種である。味も香りもそれなりにあるが，ほんしめじに比べると味は弱い。

ｆ．ひらたけ　oyster mushrooms

　ひらたけ（*Pleurotus ostreatus*（Jacq.：Fr.）Kummer）は**ヒラタケ科**ヒラタケ属に属するきのこで，傘の形がカキ（牡蠣）の殻に似ているというところから，外国では**オイスターマッシュルーム**とも呼ばれている。ひらたけも人工栽培が可能で，日本では主にビンを用いた菌床栽培が行われている。

　ひらたけの一種に**エリンギ**（*Pleurotus eryngii*（Dcex：Fr.）Quel）がある。エリンギはヨーロッパでよく食されているきのこで，人工栽培が容易なため，近年は日本でも栽培されている。トレハロースの含量が高く，甘味がある。

ｇ．きくらげ　kikurage

　きくらげ（*Auricularia auricula*（Hook.）Underw.）は**キクラゲ科**キクラゲ属に属するきのこで，主に中国や台湾において原木栽培で生産されており，中華料理の食材としてよ

く用いられている。日本ではほとんど生産しておらず，大部分を輸入に頼っている。ほとんどが乾燥品として流通しており，水で戻すと耳型の形状をしており，ゼラチン質で，グミのような独特の食感がある。通常のきくらげの他に，**あらげきくらげ**（*Auricularia polytricha*（Montagne）Saccardo.），**しろきくらげ**（*Tremella fuciformis* Berk.）がある。きくらげはきのこの中でもビタミン D を豊富に含んでおり，特にしろきくらげで含量が高い。

2-2-8　藻　　類

　海や川などの水の中に生育し，光合成を行う生物を総称して藻類という。藻類は，生物学上では植物ではなく原生生物に分類され，葉緑素を有して光合成を行うが，根，茎，葉といった器官の区別がつきにくく，藻類の根にあたる器官は岩礁に固着するためのものであり，栄養分を吸収しないなど，それぞれの器官の役割も高等植物とは異なる。ただし，食品の分類ではきのこ類と同様に藻類も植物性食品に含まれる。

　藻類の種類は千種類以上にも及ぶが，その内で食用としているのはせいぜい数十種類で，ほとんどが**海藻**である。

　藻類は，色調の違いで**褐藻類**，**紅藻類**，**緑藻類**，**藍藻類**の 4 種類に分類される。

（1）藻類の成分と機能性

1）一般成分

　藻類の場合，わかめの様な一部の例外を除いて，ほとんどが**乾燥品**として流通している。藻類では乾燥品の成分量が紹介されている場合が多いので，乾燥品に含まれる成分について述べる。

　一般的に，藻類に最も多く含まれる成分は炭水化物で，特に**食物繊維**を多く含む。主な藻類の食物繊維含量を表 2-32 に示す。藻類の食物繊維には細胞壁を構成するものと，細胞間に存在するものとがある。細胞壁を構成する成分として，セルロースやヘミセルロース，キチンなどがある。細胞間に存在する食物繊維は主に水溶性で粘性の高いものが多く，**アルギン酸**，**カラギーナン**，**フコイダン**，**ラミナラン**，**ポルフィラン**，**フノラン**などがある。褐藻類では，フコイダンやアルギン酸，ラミナランなどが含まれており，特にこんぶやわかめではアルギン酸の含量が高い。紅藻類ではフノランやポルフィランといった多糖類の他，**寒天**（**アガロース**と**アガロペクチン**）やカラギーナンなどのゲル化材料となる多糖類が含まれている。ただし，藻類では水溶性食物繊維と不溶性食物繊維の分別定量が困難なため，日本食品標準成分表 2010 では食物繊維総量のみが収載されている。

　藻類中のたんぱく質含量は 10〜20 ％，あまのりなどの一部の藻類では 40 ％で，アミノ酸スコアは 50〜60 と穀類や野菜類よりも高く，植物性食品の中では良質である。遊離アミノ酸も多く含まれ，特に**グルタミン酸**やアスパラギン酸，グリシン，アラニンなどの含量が高い。これらの遊離アミノ酸は，藻類の旨味に深く関与している。主な藻類のアミノ酸組成を表 2-33 に示す。

表 2-32　主な藻類の食物繊維含量（g/100g）

食品名	総量	食品名	総量
てんぐさ（角寒天）	74.1	まこんぶ（素干し）	32.1
ほしひじき（ステンレス釜）	51.8	あおさ（素干し）	29.1
あおのり（素干し）	35.2	乾燥わかめ（素干し，水戻し）	5.8
あまのり（焼きのり）	36.0	めかぶわかめ（生）	3.4
乾燥わかめ（素干し）	32.7	もずく（塩蔵，塩抜き）	1.4

（日本食品標準成分表 2020 年版（八訂））

表 2-33　主な藻類のアミノ酸組成（mg/100g）

	あまのり（ほしのり）	まこんぶ（素干し）	ほしひじき（ステンレス釜）	わかめ（塩蔵）
たんぱく質（g/100 g）	39.4	5.8	9.2	4.1
イソロイシン	1,600	190	440	200
ロイシン	2,800	340	750	350
リシン	1,900	240	310	240
メチオニン	860	90	230	96
シスチン	660	120	120	49
フェニルアラニン	1,500	210	490	220
チロシン	1,300	120	250	100
トレオニン	2,000	260	500	200
トリプトファン	490	63	160	59
バリン	2,500	270	550	260
ヒスチジン	550	94	160	81
アルギニン	2,200	190	430	220
アラニン	4,300	400	630	290
アスパラギン酸	3,500	1,000	990	390
グルタミン酸	4,300	1,500	1,300	450
グリシン	2,300	270	510	240
プロリン	1,600	290	410	170
セリン	1,700	240	470	180

（日本食品標準成分表 2020 年版（八訂）アミノ酸成分表編）

　脂質はほとんど含まれていないが，わずかに含まれる脂質の特徴として，**アラキドン酸やエイコサペンタエン酸（EPA）** などの多価不飽和脂肪酸の割合が高くなっている。

　ビタミンでは，プロビタミン A の β-カロテンの他，ビタミン B 群を多く含む。あまのりなどの一部の藻類では，ビタミン B_{12} が多く含まれる。

　藻類はミネラルを豊富に含んでおり，特に量が多いのはカリウムだが，ナトリウムやカルシウム，マグネシウム，鉄，銅，亜鉛など，様々なミネラルが含まれる。また，藻類は，他の植物性食品にはほとんど含まれていない**ヨウ素**を豊富に含んでいる。主な藻類のヨウ素含量を表 2-34 に示す。

表 2-34　主な藻類のヨウ素含量（μg/100g）

食品名	含量	食品名	含量
まこんぶ（素干し）	200,000	わかめ（原藻，生）	1,600
ながこんぶ（素干し）	210,000	あまのり（ほしのり）	1,400
ほしひじき（ステンレス釜）	45,000	めかぶわかめ（生）	390
あおのり（素干し）	2,700	おきなわもずく（塩蔵，塩抜き）	140
乾燥わかめ（素干し，水戻し）	1,900	てんぐさ（寒天）	21

（日本食品標準成分表 2020 年版（八訂））

　色素成分では，クロロフィルやカロテノイド系色素の他，色素たんぱく質の**フィコビリ ン系色素**を含む。藻類に含まれる主な色素を表 2-35 に示す。藻類に特徴的な色素として，褐藻類では褐色を呈する**フコキサンチン**，紅藻類では青色を呈する**フィコシアニン**と紅色を呈する**フィコエリスリン**が含まれる。クロロフィル a はすべての藻類に含まれる主要色素で，光合成を行う役割を担う。クロロフィル a 以外の色素は補助色素として，クロロフィル a が吸収しない波長の光を吸収する。

表 2-35　藻類の分類と主要色素

分類	主要色素
藍藻類	クロロフィル a, フィコシアニン
緑藻類	クロロフィル a と b，β-カロテン，ルテイン，ビオラキサンチンなど
褐藻類	クロロフィル a と c，β-カロテン，ビオラキサンチン，フコキサンチン
紅藻類	クロロフィル a と d，β-カロテン，ルテイン，ゼアキサンチン，キサントフィル，フィコシアニン，フィコエリスリン

　香りの成分として，**ジメチルサルファイド**や**アクリル酸**などを含む。これらは**ジメチルプロピオテチン**から酵素分解によって生成する成分で，藻類が傷ついたり腐敗したりすることで生成する。これらの成分にアミンやアルデヒドなどの成分が加わり，磯臭さを形成している。

2）機能性成分

　藻類に含まれる成分から，さまざまな機能性が見出されている。主なものとして，褐藻類に含まれるアルギン酸は抗腫瘍作用，抗菌作用，血圧低下作用，血中コレステロール濃度低下作用を，フコイダンは抗腫瘍作用，抗菌作用，抗血液凝固作用を，ラミナランは抗腫瘍作用，抗血栓作用，血圧低下作用を，**ラミニン**は血圧低下作用をそれぞれ示す。紅藻類に多い**タウリン**は，血中コレステロール濃度低下作用を示す。

（2）主な藻類

1）褐藻類

a. こ ん ぶ　kombu

　こんぶは**コンブ科**に属する海藻の総称で，まこんぶ（*Laminaria japonica* Areschoug），りしりこんぶ（*Laminaria ochotensis* Miyabe），おにこんぶ（*Laminaria diabolica* Miyabe），ほそめこんぶ（*Laminaria religiosa* Miyabe），みついしこんぶ（*Laminaria angustata* Kjellman）

などの種類がある。こんぶに含まれる旨味成分はL-グルタミン酸で，こんぶ中の遊離アミノ酸の7割を占める。生のこんぶは表面にぬめりがあるが，これはアルギン酸による。収穫したこんぶは主に乾燥品（干しこんぶ）にして流通する。干しこんぶでは，表面に**マンニトール**の白い粉が付着している。

こんぶでは，干しこんぶ以外に色々な加工品が作られている。とろろこんぶやおぼろこんぶは，干しこんぶの表面を薄く削って作る。表面を帯状に削ったものがおぼろこんぶで，糸状に細長く削ったものがとろろこんぶになる。塩こんぶや酢こんぶは，こんぶを塩やしょうゆ，みりん，砂糖，酢などで作った調味液に浸してから煮詰め，半乾きの状態にまで乾燥させて製造する。昆布茶は，干しこんぶを粉末にして塩やその他の調味料で味付けをしたものである。

b．わ か め wakame

わかめ（*Undaria pinnatifida*（Harvey）Suringar）は**チガイソ科**に属する海藻で，日本沿岸のほぼ全域に生息する。種類としては，日本海沿岸から北海道，三陸海岸で採れる**なんぶわかめ**と，太平洋沿岸で採れる**なるとわかめ**がある。なんぶわかめはなるとわかめに比べて体長が長く，葉の幅が狭い。

遊離アミノ酸として，アラニンやグリシンなどを含む。アルギン酸含量も多いため，こんぶと同じく表面にぬめりがある。

わかめは葉の部分を食用とするが，茎の部分は茎わかめとして，根に近いひだ状の部分（**芽株**）も食用としている。特に芽株にはフコイダンやアルギン酸などの機能性成分が多く含まれている。

c．ひ じ き hijiki

ひじき（*Hizikia fusiformis*（Harvey）Okamura）は**ホンダワラ科**に属する海藻で，北海道の南部から九州にかけての広い範囲で収穫される。収穫できる時期は春先で，この時期を過ぎると葉が硬くなりすぎて食用には適さなくなる。ミネラルを多量に含んでおり，とくにカルシウムの含量が高い。

ひじきにはタンニン様物質が含まれており，そのままでは非常に渋味が強い。そこで，その渋味を抜くために一度釜で煮るが，その時にこのタンニン様物質が酸化され，その影響でひじき全体が黒っぽくなる。また，ひじきを釜で煮る際，釜の材質がステンレス製（6.2 mg/100 g）か鉄製（58.2 mg/100 g）かで，ひじき中の鉄含量に大きな差が生じる。

d．も ず く mozuku

もずく（*Nemacystus decipiens*（Suringar）Kuckuck）は**モズク科**に属する海藻で，全長は30〜40 cm あるのに対し，太さは1 mm 程度のほどしかなく，各所で枝分かれした糸状の藻体をしている。表面にはフコイダンやアルギン酸などが分泌されており，独特のぬめりがある。

2) 紅　藻　類

a. あ ま の り　purple laver

あまのり（*Porphyra tenera* Kjellman）は**ウシケノリ科**に属する海藻で，**あさくさのり**とも呼ばれる。東京の浅草近辺の海で採れたところからその名がついた。あまのりはのり（海苔）の原料として利用されており，細かくちぎったあまのりを水の中で少しずつ抄いて，1枚の薄い板状に仕上げる。それを天日で干して乾かしてから，周りを切って形を四角く整えて仕上げる。

干しのりは黒色をしているが，これを火であぶって焼きのりにすると，色が緑色に変化する。これは，のりに含まれる色素の内，紅色を示すフィコエリスリンが加熱によって分解消失するのに対し，緑色を示すクロロフィルや青色を示すフィコシアニンは加熱しても分解せずに残存するため，相対的に緑色を呈する色素の含有率が上昇するために起こる変化である。

b. て ん ぐ さ　tengusa

てんぐさ（*Gelidium amasii* Lamouroux）は**テングサ科**に属する海藻で，別名**まくさ**ともいう。**寒天**の原料となる海藻で，色抜きと塩抜きをしたてんぐさを湯で煮ると，てんぐさに含まれる水溶性食物繊維の**アガロース**と**アガロペクチン**が溶出する。この溶出液を冷却すると，ゲル化が起こる。これが**ところてん**で，ところてんを乾燥して水分除去したものが寒天になる。

3) 緑　藻　類

a. あ お の り　green laver

あおのり（*Enteromorpha prolifera*（Mueller）J. Agardh）は**アオサ科**に属する海藻で，すじあおのり，ひらあおのり，うすばあおのり，ぼうあおのりなどの種類がある。乾燥粉末にして利用されるほか，もみのりの原料としても利用される。

b. あ　お　さ　sea lettuce

あおさ（*Ulva pertusa* Kjellman）は**アオサ科**に属する海藻で，あおのりと同じく乾燥粉末にしたものを利用している。

4) 藍　藻　類

すいぜんじのり　suizenji-nori

すいぜんじのり（*Aphanothece sacrum*）は**クロオコッカス科**に属する淡水産の藻類で，別名**かわのり**ともいう。九州の一部でのみ生育している。

演習問題

問1 こめに関する記述である。正しいのはどれか。1つ選べ。（2011年管理栄養士国家試験改変）

(1) 100 g当たりのアミロース含量は，うるち米に比べ，もち米で多い。

(2) 100 g当たりのビタミンB₁含量は，七分つき米に比べ，精白米で多い。

(3) 100 g当たりのたんぱく質含量は，水稲に比べ，陸稲で多い。

(4) 100 g当たりの脂質含量は，胚芽米に比べ，精白米で多い。

(5) 日本食品標準成分表2020年版において，うるち米ともち米は別項目として収載されていない。

解説

(1) 100 g当たりのアミロース含量は，もち米に比べてうるち米で多く，もち米はアミロペクチンがほぼ100 %である。

(2) 100 g当たりのビタミンB₁含量は，七分つき米で0.24 mg，精白米で0.08 mgである。

(4) 100 g当たりの脂質含量は，胚芽米で2.0 g，精白米で0.9 gである。

(5) うるち米ともち米は別項目として収載されている。

問2 穀類とその加工品に関する記述である。正しいのはどれか。1つ選べ。

(1) 精白米のアミノ酸価は，そば粉（全層粉）よりも高い。

(2) こむぎたんぱく質のグルテリンとグリアジンの複合体がグルテンである。

(3) うるち米のでん粉は，アミロース約80 %，アミロペクチン約20 %の割合で含む。

(4) 小麦粉の等級は，たんぱく質含量の違いによるものである。

(5) とうもろこしたんぱく質のゼイン（ツェイン）は，プロラミンに属し，アルコール可溶性である。

解説

(1) 精白米のアミノ酸価61に対して，そば粉（全層粉）は100である。

(2) こむぎたんぱく質のグルテニンとグリアジンの複合体がグルテンである。

(3) うるち米のでんぷんは，アミロース約20 %，アミロペクチン約80 %の割合で含む。

(4) 小麦粉の等級は，灰分量の違いによる。たんぱく質含量の違いによって強力粉，中力粉，薄力粉に分けられる。

問3 いも類に関する記述である。正しいのはどれか。1つ選べ。

(1) こんにゃくいもの主成分はペクチンである。

(2) きくいもの主成分はイヌリンである。

(3) キャッサバに含まれる有害物質はアフラトキシンである。

(4) さつまいものでんぷんはαアミラーゼで糖化される。

(5) さといものえぐ味成分は，クエン酸によるものである。

解説

(1) こんにゃくいもの主成分はグルコマンナン（グルコース：マンノース1：1.6）である。

(3) キャッサバに含まれる有害物質は青酸配糖体のリナマリン（ファゼオルナチン）である。

(4) さつまいものでんぷんはβ-アミラーゼで糖化される。

(5) さといものえぐ味成分は，ホモゲンチジン酸による。

解答

問1 (3)　問2 (5)

問3 (2)

解説

(1) さつまいもは低温に弱く，10〜15℃で貯蔵する。
(2) こんにゃくいもはサトイモ科で，地中に地下茎を作る。
(4) きくいもに含まれる主要多糖類はフルクトースからなるイヌリンである。
(5) 生のさといもの皮をむくと皮膚がかゆくなるのは，シュウ酸カルシウムが原因である。

問4 いも類に関する記述である。正しいのはどれか。1つ選べ。(2010年管理栄養士国家試験)

(1) さつまいもの最適貯蔵温度は，4℃である。
(2) こんにゃくいもは，塊根である。
(3) さといもの粘性物質は，ガラクタンである。
(4) きくいもに含まれる主要多糖類は，グルコマンナンである。
(5) 生さといもの皮をむくと皮膚がかゆくなるのは，青酸配糖体による。

解説

(1) 含硫アミノ酸は少なく，リシンが多い。
(2) 脂質の大部分は，単純脂質のトリグリセリドである。
(3) 不飽和脂肪酸が85％を占め，その50％程度はリノール酸である。
(5) ビタミンCは，完熟種実にほとんど含まれない。

問5 豆類に関する記述である。正しいのはどれか。1つ選べ。

(1) 豆類のたんぱく質には，含硫アミノ酸が多く含まれる。
(2) だいずは脂質多く含み，その大部分は複合脂質である。
(3) だいずの脂質を構成する脂肪酸の50％以上は飽和脂肪酸である。
(4) あずき，えんどうなどの豆には，約60％の炭水化物が含まれ，その大部分はでんぷんである。
(5) 完熟した豆類には，B_1，B_2，ナイアシン，Cなどの水溶性のビタミンが豊富に含まれる。

解説

(1) 豆腐製造時に変性するだいずの主たんぱく質は，グリシニンである。
(2) 日本食品標準成分表2020年版（八訂）によると，生ゆばは，水分59.1g，たんぱく質21.8g，脂質13.7gと掲載されている。
(4) 加熱処理によって，その影響を避けることができる。
(5) 各だいずたんぱくに含まれるのは，ほとんどが不溶性の食物繊維である。

問6 だいずの加工品に関する記述である。正しいのはどれか。1つ選べ。

(1) 豆乳から豆腐が製造される際に変性するだいずの主たんぱく質は，グリアジンである。
(2) ゆば（湯葉）の成分は，大部分が水分とたんぱく質からなり，脂質をほとんど含まない。
(3) 原料だいすにビタミンKは多くないが，糸引き納豆や挽きわり納豆では，納豆菌によりメナキノンがつくられるためK含量が増加する。
(4) 生だいずに含まれるトリプシン・インヒビターの影響は，きな粉などの加工品にしてもほとんど避けるのは困難である。
(5) 分離だいずたんぱくや濃縮だいずたんぱくに含まれる食物繊維は，水溶性が多く，不溶性は微量である。

解答

問4 (3)　問5 (4)
問6 (3)

問 7 野菜類のし好成分に関する記述である。正しいのはどれか。1つ選べ。

(1) ねぎやたまねぎの辛味成分はステロイドサポニンである。

(2) きゅうりの苦味成分はキュウリアルコールである。

(3) トマトの旨味成分は，グルタミン酸や γ-アミノ酪酸などのアミノ酸による。

(4) だいこん，からしな，わさびなどの辛味成分は配糖体として存在するイソチオシアネート類からアリイナーゼの作用で生じる。

(5) なすの皮部の紫色色素ナスニンは，アグリコン部がシアニジンである。

解説
(1) ねぎ類の辛味成分は，硫化アリルである。
(2) きゅうりの苦味成分はククルビタシン類で，とくにCが苦いとされている。
(4) イソチオシアネート類からミロシナーゼの作用で辛味が生成する。
(5) ナスニンは，アグリコン部がデルフィニジンの配糖体である。

問 8 野菜類の成分などに関する記述である。正しいのはどれか。1つ選べ。

(1) ほうれんそうはシュウ酸を多く含むが，硝酸はほとんど含んでいない。

(2) にんじんやうり類は，アスコルビン酸オキシダーゼを含むので，他の食材に含まれるビタミンCの分解を進めることがある。

(3) なすやれんこんの切り口が褐変するのは，それぞれに含まれる還元酵素の作用による。

(4) ごぼうの主成分はイヌリンで，消化管で容易に酵素分解されてフルクトースとし吸収される。

(5) 日本食品標準成分表 2020 年版（八訂）では，ピーマン類の青，赤，黄の3種の生果実で β-カロテン当量が最も多いのは青ピーマンとなる。

解説
(1) ほうれんそうは，硝酸含量も多い。
(3) 酵素的褐変は，酸化酵素の作用による。
(4) イヌリンは，ヒトの消化酵素では分解されない，食物繊維の一種である。
(5) 青 400 μg，赤 1100 μg，黄 200 μg で，赤ピーマンが最も多い。

問 9 果実類に関する記述である。正しいのはどれか。1つ選べ。

(1) りんごは漿果類に属する。

(2) 一般的に，果実類にはカリウム含量の低いものが多い。

(3) 一般的に，果実類にはフルクトースが多く含まれる。

(4) かんきつ類に含まれる主な酸味成分は，リンゴ酸である。

(5) バナナは糖含量が高いが，でんぷん含量は低い。

解説
(1) りんごは，仁果類に属する。
(2) 一般的に，果実類はカリウム含量が高い。
(4) かんきつ類に含まれる主な酸味成分は，クエン酸。
(5) バナナに含まれる主な炭水化物は，でんぷんである。

解　答	
問 7　(3)	問 8　(2)
問 9　(3)	

解説
(1) 果実の熟成に伴い，プロトペクチンが分解してペクチンになる。
(2) 糖酸価の値が大きいかんきつ類ほど，甘味が強くて酸味が少ない。
(3) りんごが褐変するのは，ポリフェノールオキシダーゼの作用による。
(5) すいかの身の赤色は，トマトと同じくリコペンによる。

解説
(1) 糖と酸の存在下で加熱するとゲル化するのは，高メトキシルペクチンの方。
(2) ＣＡ貯蔵では，空気中の酸素濃度を低くする。
(4) なつみかんに含まれる苦味成分は，ナリンギン。
(5) パインアップルに含まれるプロテアーゼは，ブロメライン。

解説
(1) 腐生菌は落ち葉や枯れ草に生え，菌床栽培による人工栽培が容易。
(2) エルゴステロールはプロビタミンＤであり，紫外線照射によりビタミンＤ（エルゴカルシフェロール）となる。
(4) しいたけを干して乾燥すると，レンチオニンが生成して香りが強くなる。
(5) 1-オクテン-3-オールはマツタケオールともいい，まつたけの香気成分である。

解説
(1) きのこ類に含まれる炭水化物の主成分は，食物繊維である。
(2) きのこ類は，ビタミンＣ含量が低い。
(4) なめこの表面のぬめりは，ムチンによる。
(5) エリンギは，ひらたけの一種である。

解答
問10 (4)　問11 (3)
問12 (5)　問13 (3)

問10 果実類に関する記述である。正しいのはどれか。1つ選べ。
(1) 果実が熟すにつれてペクチンがプロトペクチンに変化するため，果肉が軟化する。
(2) 糖酸価の値が大きいかんきつ類ほど，酸味が強い。
(3) 皮をむいたりんごを空気中に放置すると，プロテアーゼの作用で褐変する。
(4) 日本なし特有のざらざらした触感は，石細胞による。
(5) すいかの赤色を示す色素成分は，シトルリンである。

問11 果実類に関する記述である。正しいものはどれか。1つ選べ。
(1) 低メトキシルペクチンは，糖と酸の存在下で加熱するとゲル化する。
(2) 果実類をＣＡ貯蔵する時は，空気中の酸素濃度を高くする。
(3) ぶどうに含まれる主な酸味成分は，酒石酸である。
(4) なつみかんで感じる苦味は，シブオールによる。
(5) パインアップルには，アクチニジンというプロテアーゼが含まれる。

問12 きのこ類に関する記述である。正しいのはどれか。1つ選べ。
(1) 腐生菌に属するきのこは，人工栽培が難しい。
(2) きのこ類に含まれるエルゴステロールは，プロビタミンＡである。
(3) きのこ類の主な旨味成分は，5′-イノシン酸である。
(4) しいたけを干して乾燥すると，旨味は強まるが香りは弱くなる。
(5) 1-オクテン-3-オールは，まつたけの香気成分である。

問13 きのこ類に関する記述である。正しいのはどれか。1つ選べ。
(1) きのこ類に含まれる炭水化物の50％以上は，でんぷんである。
(2) きのこ類には，ビタミンＣが多く含まれる。
(3) しいたけに含まれるレンチナンは，免疫力を高める作用を有する。
(4) なめこの表面に生じる独特のぬめりは，ペクチンによる。

(5) エリンギは，しめじの一種である。

問 14 きのこ類に関する記述である。正しいのはどれか。1つ選べ。
(1) しいたけやまつたけは，子のう菌類に属する。
(2) きのこの細胞壁を構成している主成分は，ペクチンである。
(3) きのこ類には，糖質としてトレハロースやマンニトールが含まれる。
(4) しいたけに含まれるエリタデニンは，血中コレステロール濃度上昇作用を有する。
(5) 乾燥きくらげは，干ししいたけよりもビタミンD含量が低い。

問 15 藻類に関する記述である。正しいのはどれか。1つ選べ。
(1) こんぶやわかめは，緑藻類に属する。
(2) 藻類の磯臭さの原因となる香り成分は，トリメチルアミンである。
(3) 一般的に，藻類はヨウ素含量が高い。
(4) 干しこんぶの表面に付着する白い粉末は，グルタミン酸である。
(5) あまのりは，寒天の原料となる。

問 16 藻類に関する記述である。正しいのはどれか。1つ選べ。
(1) 藻類に含まれる高粘性水溶性食物繊維は，主に細胞内に存在する。
(2) 紅藻類の紅色は，主にミオグロビンによる。
(3) こんぶの旨味は，5′-イノシン酸による。
(4) ひじきは，カルシウムを多く含む。
(5) 寒天の主成分は，セルロースとペクチンである。

問 17 藻類に関する記述である。正しいのはどれか1つ選べ。。
(1) 食用として利用される藻類は，すべて海藻である。
(2) 褐藻類に多いフコイダンは，抗血液凝固作用を有する。
(3) こんぶ表面のぬめりは，アガロースによる。
(4) わかめは，葉にあたる部分以外は食用に適さない。
(5) 干しのりを火であぶると，フィコエリスリンが増加して緑色が濃くなる。

2-3　動物性食品

2-3-1　肉　　類

食肉とは，飼育されている**家畜**（牛，馬，豚，めん羊，山羊など）および**家禽**（鶏，家鴨，兎など）や，飼育されていない**野獣**（鹿，猪，鯨など）から得られる筋肉と臓器をさす。

（1）筋肉の構造

筋肉には，**横紋筋**（骨格筋，心筋）と**平滑筋**（消化管や血管の管壁）がある。**食肉**とされるのは主として骨格筋である。骨格筋は自己意識によって動かすことのできる随意筋で，心筋と平滑筋は意志では動かせない不随意筋である。

骨格筋の最小単位は長さ数 cm，太さ数十 μm の糸状の**筋原繊維**である（図2-14）。筋原繊維は液状の**筋漿**で満たされている。筋原繊維が多数集まって筋繊維となる。筋繊維のまわりには多数の毛細血管が存在する。筋繊維が束になったものを第1次筋繊維束という

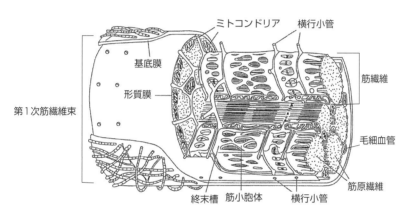

図2-14　骨格筋細胞の構造

（山本啓一ほか，『筋肉』，化学同人（1986）　一部改変）

コラム　日本における肉食の歴史

日本人は，先史から肉を食べ続けてきた。675年に天武天皇によって初めて発令された肉食禁止令は，「4月1日から9月30日の間は牛，馬，犬，鶏，猿の肉を食うことを禁止する」という内容で，農繁期に家畜肉を食べることを禁じているものの，狩猟で得られる野獣は制限していない。奈良から平安時代では，仏教に帰依した貴族において肉食は禁忌とされたものの，仏教が浸透していなかった庶民は，禁令にもかかわらず野獣肉食を続けた。鎌倉時代に勃興した新興宗教では肉食を認める傾向にあったので，当時隆盛した武士は盛んに食べた。江戸時代，彦根藩が幕府に付け届けた養生肉（みそ漬け牛肉）が作られ始めたのは，一連の生類憐れみの令が出された徳川綱吉の時代である。開国後の幕末には，家畜肉を食べる西洋人の影響を受けて，最初のと畜場が作られた。明治時代には日本畜産が始動し，二度の世界大戦の後には畜産の近代化が進んだ。その結果，畜産物消費が激増し現代に至る。

（図2-14）。第1次筋繊維束は肉眼で観察することができ，一般にきめとよばれる。**きめ**が細かいというのは筋繊維が細いことをさす。細い筋繊維で構成される肉は，食べるとやわらかい。また，第1次筋繊維束のあいだに脂肪が細かく分散した状態を脂肪交雑（**霜降り**）という。第1次筋繊維束が多数集合したものを，第2次筋繊維束といい，これが多数集まり骨格筋が形成される。

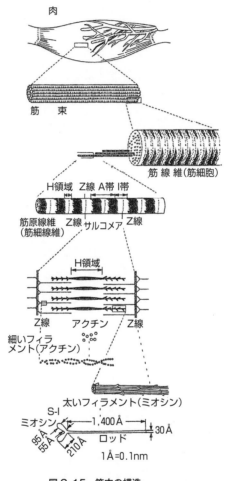

図2-15　筋肉の構造
（安井ら，化学と生物，19，337（1981））

　筋上膜などの膜は，**コラーゲン**などからなる結合組織で，筋肉組織の形を保持する機能をもつ。また，多くの骨格筋の両端では，膜は腱へと移行して骨格に付着しており，筋肉収縮時に発生する張力を骨格に伝えそれを動かすはたらきも担う。牛や豚で結合組織が発達している部位は，首，肩，ふくらはぎなどよく運動する箇所である。

1）筋原繊維の構造

　光学顕微鏡の一種である偏光顕微鏡で筋原繊維を観察すると，規則正しい明暗の繰り返

しが認められる。明るい部分をA帯，暗い部分をI帯とよぶ（図2-15）。これを電子顕微鏡でみると，A帯の中央にはH領域，I帯の中央にはZ線が確認される。Z線から次のZ線までが最小の収縮単位で，**筋節（サルコメア）**という。サルコメアは，A帯に存在する太い繊維である**ミオシン**と，I帯に位置する細い繊維である**アクチン**のほか，トロポミオシンやトロポニンなど20数種類のたんぱく質からなる。

2）筋原繊維を構成する主なたんぱく質

ミオシンは，2本の大きな鎖（重鎖）などで構成される分子量約50万の大きなたんぱく質で，筋原繊維を構成するたんぱく質の6割を占めている。等電点は5.4である。ミオシンには，太い繊維をつくるはたらきと，アクチンと結合して**アクトミオシン**をつくるはたらきがある。ミオシンの分子内には**アデノシン三リン酸（ATP）**を**アデノシン二リン酸（ADP）**に分解する酵素（ATPアーゼ）がある。活性はカルシウムイオンで促進され，生筋の収縮に強く関与する。

アクチンは筋原繊維の2割を占める。分子量は約4万で，分子内には1分子のATPとカルシウムイオンがある。このように，ミオシンとアクチンは，互いに反応して収縮し骨格筋の運動機能を担うので，収縮たんぱく質ともよばれる。

トロポミオシンとトロポニンは，それぞれ筋原繊維の5％を占める。いずれもアクチンフィラメントに沿うように存在する。トロポミオシンは2本のポリペプチド鎖からなり，アクチン，トロポニンと結合して筋肉収縮の調節をおこなう。トロポニンは3本のポリペプチド鎖で構成され，各々がトロポミオシンとの結合，ミオシンとアクチンの相互作用の阻害，カルシウムイオンとの結合という機能をもつ。

(2) 食肉の成分と機能性

1）一般成分

食肉の成分は，水分，たんぱく質，脂質，灰分および炭水化物からなる。微量成分としては無機質やビタミンなども含まれる。色素たんぱく質であるそれぞれの含有量は，獣鳥の種類，部位，雌雄の別，年齢，飼料などで大きく異なる。高脂質の肉は，相対的に水分量が少ない。

a．水　　分

水分は食肉にもっとも多く含まれる成分で，赤肉や皮下脂肪なしでは7割を占める。生体では，血管を介して栄養や老廃物を運搬したり，さまざまな化学反応の媒質となるなど，生命維持に不可欠なはたらきを担っている。食肉では，テクスチャー，品質の保持，保存性などに大きな影響を与える。

b．たんぱく質

たんぱく質は筋肉の20％を占める成分である。筋肉中の存在位置などによって，**筋漿たんぱく質**，**筋原繊維たんぱく質**，**肉基質たんぱく質**に分けられる。水溶性の筋漿たんぱく質は，筋原繊維の筋漿中に存在する。筋肉のたんぱく質の約30％を占める。**ミオグロビン**，**ヘモグロビン**のほか，解糖系やATP生成に関わる酵素が含まれる。色素たんぱく

質である**ミオグロビン**は酸素の貯蔵，ヘモグロビンは酸素の運搬に関わる。塩可溶性の筋原繊維たんぱく質は，筋肉たんぱく質の半分を占める。前述したミオシン，アクチン，トロポニン，トロポミオシンなどが属する。

肉基質たんぱく質は，筋肉たんぱく質の 20 ％を占める。水や塩に不溶で，**コラーゲン**や**エラスチン**が属する。結合組織，膜，腱などに存在しており組織の保持に関与している。食肉のかたさの要因のひとつである。コラーゲンは加熱により可溶化して**ゼラチン**になる。結合組織の多い部位を煮込むと軟らかくなるのは，このためである。食肉の**アミノ酸スコア**は 100 で，魚介類，卵類，乳類などと並んで，動物性たんぱく質の重要な供給源である。第 2 次世界大戦後，日本人の体位が向上し平均寿命がのびたのは，1950 年代に進められた畜産の近代化や，1960 年代以降の肉類消費量の激増と関係している。

すなわち，質的に優れた食肉たんぱく質の摂取量増加は，当時の死因の大部分を占めていた結核や脳卒中を激減させたのである。また，十分な食肉たんぱく質の摂取はナトリウムの排泄を促して血圧の安定に寄与することや非ヘム鉄の吸収を促進することが示されている。

c. 脂　　質

食肉の脂質には，**蓄積脂質**と**組織脂質**がある。蓄積脂質の量や質は，獣鳥の種類，飼料，運動などにより大きく異なるが，組織脂質はその性質からあまり変動しない。蓄積脂質は，皮下，腹腔内，筋間（脂肪交雑）などの脂肪細胞内に存在する。脂肪細胞には水分なども含まれるが，ほとんどはグリセロール 1 分子に脂肪酸 3 分子がエステル結合した中性脂肪（トリアシルグリセロール）である。脂質の質を決定づけているのは，脂肪酸である。パルミチン酸やステアリン酸など飽和脂肪酸が多い牛脂の融点は 40 ℃台と高く，不飽和脂肪酸であるリノール酸を比較的多く含む鶏脂や豚脂の融点は 30 ℃台と低い。脂肪の融点は，口どけに影響する。

組織脂質は，細胞膜や細胞小器官の膜を構成する成分で，**レシチン**（ホスファチジルコリン）や**ケファリン**（ホスファチジルエタノールアミン）など，リン脂質として存在する。リン脂質の sn-2 位には，リノール酸やアラキドン酸のような多価不飽和脂肪酸が結合していることが多い。コレステロールは，リン脂質などとともに細胞膜を構成するほか，ステロイドホルモンの原料や，脂質消化に欠かせない胆汁酸の原料となるなど，動物にとって重要である。ヒトの体内に存在するコレステロールの 7 割は肝臓などで生合成され動物性脂肪に多く含まれる飽和脂肪酸がコレステロール値を上昇させると考えられてきたが，最近，パルミチン酸には上昇作用がないこと，ステアリン酸には **LDL**（low-density lipoprotein）を減らし，**HDL**（high-density lipoprotein）を増やす働きが確認された。

d. 炭 水 化 物

食肉に含まれる炭水化物のほとんどは，グルコース貯蔵形態のグリコーゲンである。グリコーゲンは生体にもわずかしか存在しないが，後述するように，死後には分解が進むの

で，より減少する。そのため，食肉の炭水化物含量はわずかである。

糖質としては，結合組織などに**ヒアルロン酸**や**コンドロイチン硫酸**，核酸にはリボースなどが存在する。

e．無　機　質

食肉中の無機質はおよそ1％である。カリウム，リン，ナトリウム，マグネシウムが比較的多く含まれる。鉄は100 g当たり1〜3 mg含まれており，給源としてすぐれている。国民健康・栄養調査では，ほとんどの世代の女性において，鉄摂取量が推定平均必要量を下回ると報告されている。とくに動物性たんぱく質は鉄吸収を促進することから，食肉を有効に摂取したい。臓器には，食肉よりも鉄，銅，亜鉛などの無機質が多く含まれている。

f．ビ タ ミ ン

食肉には，ビタミンB群（ビタミンB$_1$，ビタミンB$_2$，ナイアシン，ビタミンB$_6$，ビタミンB$_{12}$，葉酸，パントテン酸およびビオチン）が比較的多く含まれている。とくに豚肉には，ビタミンB$_1$が多い。ビタミンCは，副生物のレバーを除き，食肉にはほとんど含まれない。また，脂溶性のビタミンA，D，EおよびKも，わずかしか含まれない。一方，肝臓には，ビタミンAやCが豊富に含まれる。

g．色　　　　素

酸素の貯蔵や運搬に関わる**ミオグロビン**と**ヘモグロビン**は，色素たんぱく質である。毛細血管に存在していたヘモグロビンの多くは放血によって失われるため，ヘモグロビンは食肉にはあまり含まれない。食肉の色調を決定するのはミオグロビンで，ミオグロビンを多く含む肉は濃い色，含量の低い肉は淡い色を呈する。ミオグロビンの量は，獣鳥の種や部位で異なる。運動で増加するほか，加齢とともに増すことから成獣で多い。

肉色の変化を図2-16に示す。ミオグロビンは，空気に触れない状態では，**還元型ミオグロビン**（2価）として存在し暗赤色を呈している。カットによって空気に触れると酸化され，鮮やかな紅色の**オキシミオグロビン**に変化する。この現象を**ブルーミング**という。さらに酸化すると，ヘム中の2価の鉄イオンが3価になり，赤褐色を呈する**メトミオグロビン**（3価）に変化する。これを**メト化**という。食肉が加熱によって暗褐色になるのは，グロビンの熱変性とヘムのメト化によって，**メトミオクロモーゲン**（3価）が生じるためである。

一方で，ハムやソーセージなど食肉製品の色が安定した赤色であるのは，塩浸の際に塩とともに加えられる**亜硝酸塩**（**発色剤**）の作用による。発色剤から発生する一酸化窒素は，ミオグロビンと結合すると鮮紅色の**ニトロソミオグロビン**（ニトロシルミオグロビンともいう）となる。ニトロソミオグロビンを加熱すると，安定した**ニトロソミオクロモーゲン**になる。食肉製品の色は，このニトロソミオクロモーゲンである。

2）機能性成分

食肉たんぱく質由来のペプチドにアンギオテンシン変換酵素阻害活性が見出されてい

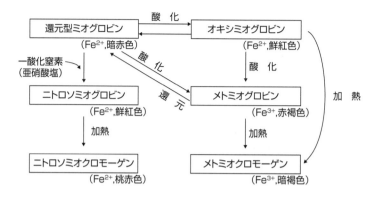

図 2-16　肉色の変化

る。さらに，含流アミノ酸タウリンやメチオニンにはコレステロールの低下作用，また食肉に含まれている必須アミノ酸のトリプトファンから生成される**セロトニン** serotonin（**神経伝達物質**）が脳内で増えると充実感や幸福感が得られ，逆にうつ病ではこの物質が少なくなっていることなども明らかになっている。とくに，近年注目されている食肉の生体調節機能に関する研究として，**カルニチンやヒスチジン含有ジペプチド**の例がある。カルニチンは，脂肪燃焼に不可欠な成分である。脂肪酸からエネルギーを取り出す β 酸化において，脂肪酸（アシル CoA）をミトコンドリア内に輸送するはたらきをする。肝臓においてリジンとメチオニンから少量が生合成されるが，ほとんどは食肉から供給されている。ヒスチジン含有ジペプチドは，骨格筋に存在する抗酸化物質である。ヒスチジンとアラニンのジペプチドで，**カルノシン**と**アンセリン**をさす。双方に，経口摂取による運動機能の向上，疲労感の緩和などが確認されている。カルノシンはヒトや牛などに多く，アンセリンは鶏に多い。histidine-containing dipeptides を略して **HCDP** ともいう。

　また，牛のように反芻胃をもつ動物の肉や乳の脂質には，リノール酸の異性体である共役リノール酸 conjugated linoleic acid（CLA）が含まれていることが明らかになり，抗がん，抗動脈硬化，抗酸化作用など多様な機能性が報告されている。さらに，食肉や内臓に多く含まれるアラキドン酸からアミドハイドレースによって生成される**アナンダマイド** anandamaide（**至福物質**）は，満足感や至福感をもたらすことが解明されている。

> **コラム　アンギオテンシン変換酵素 angiotensin converting enzyme（ACE）**
> 　10個のアミノ酸（Asp-Arg-Val-Tyr-Ile-His-Pro-Phe-His-Leu）からなるアンギオテンシンⅠにこの酵素が働くと C 末端の 2 個のアミノ酸（His-Leu）がはずれ，8 個のアミノ酸をもったアンギオテンシンⅡに変換する。これが強い血圧上昇作用を示す。この酵素の活性を制御する物質が最近見つかっている。その 1 つが食肉から得られたペプチドである。

(3) 死 後 変 化

1）と畜と流通

牛，馬，豚，めん羊および山羊は，「と畜場法」に基づいてと畜，解体される。と畜場に搬入された家畜は，獣医師であると畜検査員による生体検査を受けた後，打額や炭酸ガス麻酔によるスタニング，放血，頭部切断，前肢および後肢除去，剥皮，内臓割去などの行程を経て枝肉（通称，丸）となる。枝肉は，分割，整形，箱詰めを経て流通される。小売向けにさらに整形されたものを精肉という。鶏は，「食鳥処理の事業の規制および食鳥検査に関する法律」に基づいて，大量処理装置でと殺される。

2）pH の低下

と殺後，呼吸と心拍が停止して筋肉への酸素供給が絶たれても，細胞は恒常性を維持し続けようとして ATP を消費する。死直後の細胞に存在している 8 mM 程度の ATP がはじめに使われ，次いで，**クレアチンリン酸**のリン酸を用いて ADP から ATP が作られる。やがてクレアチンリン酸が消費しつくされると，筋肉中の**グリコーゲンを解糖**して ATP が作られる。解糖による ATP 産生は効率が悪いため，細胞中の ATP 濃度は徐々に低下していく。生体では 7 付近であった筋肉の pH が最終的に 5.5 程度にまで低下するのは，解糖によって生じた**乳酸**が蓄積されたことによる。pH 5 程度では，解糖の酵素系が不活性になるため，pH の低下はおのずと停止する。

3）死後硬直と解硬

筋肉の死後変化でもっとも著しいのは，筋肉の伸長性が失われる**死後硬直**である。pHと ATP 濃度が低下すると，漏出したカルシウムイオンが**トロポニン**と結合する。すると，トロポニンが担っていたミオシンとアクチンの結合阻害作用が機能しなくなり，**アクトミオシン**が生じる。アクトミオシンは筋収縮をもたらすので，筋肉は伸長性を失った硬い状態になる。最も収縮して硬いときを**最大硬直期**という。死から最大硬直期までのおよその時間は，牛 24 時間，豚 12 時間，鶏 2 時間である。死後硬直中の筋肉はとても硬く，風味にも欠けるため，食用や加工には向かない。

最大硬直期を過ぎると，筋肉は徐々に柔軟性を取り戻し，死直後の軟らかさになる。これを**解硬**という。解硬の機構は明らかにされていないが，筋肉自身に含まれるプロテアーゼなどによって，Z 線部分およびミオシン−アクチン間結合が脆弱化することが主因と考えられている。そのため，解硬は**自己消化**ともいわれる。

4）熟成とおいしさ

筋肉は，**熟成**を経ることで食肉へと変換される。熟成とは，死後硬直から解硬に至る一連の過程をいう。熟成は肉を軟化させ，うま味，香気の増加や保水性の回復に作用し，おいしさをもたらす。前述したように，熟成は，肉自身がもつ酵素の作用によって進むので，貯蔵時の温度を高く設定すれば進行は速まる。しかし，熟成によってたんぱく質から生じるペプトン，ペプチド，遊離アミノ酸などは，腐敗を促進するさまざまな微生物に好環境をもたらすので，熟成時の貯蔵温度は通常 0〜5 ℃の低温に設定される。

　食肉のうま味のひとつである**イノシン酸（IMP）**は，ATP の分解によって作られるヌクレオチドである（図 2-17）。すなわち，ATP が ATP アーゼによって脱リン酸化されて ADP になり，ADP がミオキナーゼの触媒作用を受けて AMP を生じ，AMP が AMP デアミナーゼによって脱アミノ化されて，IMP が作られる。IMP はさらに，**イノシン，ヒポキサンチン，キサンチン**へと変化する。AMP は弱いうま味，IMP はうま味，ヒポキサンチンは苦味を呈する。IMP 量が最大値を示すのは熟成初期で，熟成が完了するまでには半減する。そのため，熟成によって生じるうま味には，むしろペプチドや遊離アミノ酸が寄与している。

　香気には，**生鮮香気**と**加熱香気**がある。死直後の筋肉には血液臭，体液臭，乳酸様臭などの生鮮香気があるが，熟成によって消失する。調理などによって生じる加熱香気は，アミノカルボニル反応，脂質酸化反応などによる。

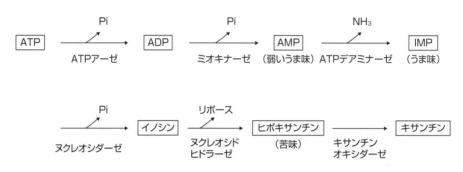

図 2-17　ATP の分解経路

5）熟成と保水性

　前述した pH の低下にともない，筋肉の**保水性**も低下する。これは，pH 5 付近とは，ミオシンとアクチンの等電点に相当するためである。等電点では，たんぱく質と水の親和性が低下する。そのため，水を保持する性質は弱まる。熟成後，筋肉の pH が 5 程度のままであるのに保水性が向上するのは，解硬によって筋原繊維の構造が弱まり，水を保持できる空間が増すためである。低温で貯蔵した場合，最大硬直期から解硬に要する日数は，牛 10 日，豚 5 日，鶏 0.5 日程度である。通常は，死後硬直から解硬を経て熟成が完了した食肉が，市場に流通する。

（4）主な食肉類

a. 牛　　肉 beef

　日本の肉用牛には，**和牛，交雑種**および**乳用種**がある。このほかに，輸入牛が流通している。肉用牛は肥育により作られる。若齢時には骨格や筋肉を発達させるために粗飼料（牧草など）が与えられ，その後は脂肪を蓄積させる目的から濃厚飼料（穀類など）が与えられる。和牛には 4 種ある。和牛飼養頭数の 90 ％を占める**黒毛和種**と，**褐毛和種，日本短角種，無角和種**である。和牛肉は，きめが細かくてやわらかく，肥育によって筋繊維

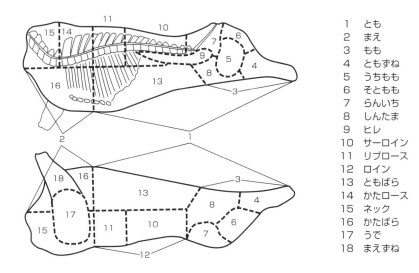

1	とも
2	まえ
3	もも
4	ともずね
5	うちもも
6	そともも
7	らんいち
8	しんたま
9	ヒレ
10	サーロイン
11	リブロース
12	ロイン
13	ともばら
14	かたロース
15	ネック
16	かたばら
17	うで
18	まえずね

図 2-18 うし枝肉の分割部位名称（日本式カット）

表 2-36 牛肉の部位の特徴と用途

部 位	特徴と用途
か た	前肢（うで）の付け根。よく運動する部位で小さな筋肉が多く，すじが多い。赤身。濃厚。煮込みやスープに向く。上質のひき肉にもなる
かたロース	首から肩にかけての背肉で，リブロースへ連なる部位。ややすじっぽいがきめは細かい。比較的脂肪が多く風味がよい。薄くスライスする調理に向く。厚切りするときはていねいな筋切りが必要
リブロース	リブ（rib）は肋骨のこと。かたロースから続く背肉。すじは少ない。きめが細かく霜降りになりやすい。風味がよく非常にやわらかい。ステーキやローストビーフなど肉そのものの味を楽しむ調理に向く
サーロイン	リブロースの後部にある背肉で，ほぼ腰椎上に位置する。ロインとはリブロース，サーロイン，ヒレの総称。すなわちサーロインとは，サー（sir）という英国の称号を冠したロースという意味。ほとんどを背最長筋が占める。ヒレとならび最高部位。きめが細かく，やわらかい。まったりとした細かな霜降りが特徴。整った形状のため大きさのそろった切り身が取れる。ステーキに向く
ば ら	肋骨の外側部分。前肢側をかたばら，後肢側をともばらという。呼吸によって常に運動しているので，きめは粗い。体温維持や内臓保護の目的から脂肪がよく蓄積している。赤身と脂肪が何層にも重なっているので三枚肉ともよばれる。味は濃厚。煮込みに向く。韓国語でカルビ
も も	うちもも（半膜様筋，内転筋，大腿薄筋），しんたま（大腿四頭筋）で構成される。外側の皮下脂肪があるが，赤身が多く脂肪が少ない。しんたまの芯はきめが細かくやわらかい。ステーキや焼き肉に向く
そともも	そとももは大腿二頭筋，半腱様筋からなる。脂肪が少ない。よく運動する部位なので筋繊維は粗い。薄切り，細切りにして炒めものに用いる。コンビーフのように加工されることも多い
ランプ	サーロインから続く尻までの部位。中殿筋，大腿二頭筋からなる。もも肉では最もやわらかい。霜降りは入らない赤身。味に深みがある。ステーキをはじめさまざまな料理に向く
ヒ レ	ヒレの語源はフランス語のフィレ（fillet）。腰椎や仙椎の内側にある直径 15 cm，長さ 50 cm 程度の棒状の筋肉。大腿骨につながる小腰筋と大腰筋からなる。運動量が少ない部位で，もっともやわらかい。脂肪が少ない。ステーキに向く。英語でテンダーロイン。テンダー（tender）とは柔らかいという意味

（日本畜産学会編，『畜産用語辞典』，養賢堂）

のあいだに脂肪が細かく分散した状態（脂肪交雑）になる。これは和牛の遺伝的特質であり，西洋原産の種を肥育しても得られない。黒毛和種の産地としては，但馬（兵庫県），近江（滋賀県），松坂（三重県）などがよく知られている。生後約 30 ヶ月で 700 kg 程度に仕上げられ，出荷される。

　乳用種の多くは**ホルスタイン種**で，ほとんどは雄牛を去勢して肥育したものである。乳廃牛や，肉用に肥育された雌牛が出荷されることもある。ホルスタイン種は発育が早く，

生後20ヶ月前後までに750kg程度に肥育される。味わいは，和牛に比べると淡泊である。交雑種とは，肉質の向上やコスト削減のために，おもにホルスタイン種雌牛に黒毛和種雄牛を交配させたものである。生後27ヶ月前後までにおよそ700kgに仕上げられる。

　牛肉の格付けは，**歩留まり**（ロース芯面積，ばらの厚さ，皮下脂肪の厚さおよび半丸枝肉重量の4項目をもとに算出した値で決定）と**肉質等級**（脂肪交雑，肉の色沢，肉の締まりおよびきめ，脂肪の光沢の4項目）による**枝肉取引規格**により行われる。歩留まりはA，B，Cの3等級，肉質等級は5〜1の5等級とされている。

　輸入肉は，**チルド**（真空包装して0〜-2℃に保持）またはフローズン（-45℃で急速凍結後-25℃に保持）の形態であることが多い。輸入牛のほとんどはオーストラリア産が占める。2位のアメリカ産は，**BSE** bovine spongiform encephalopathy（**牛海綿状脳症**）問題による2003年の輸入禁止，2年後の輸入再開を経て，徐々に増加しつつある。

　日本食品標準成分表2020年版（八訂）には，和牛肉，乳用肥育牛肉および輸入牛肉について，かた，かたロース，リブロース，サーロイン，ばら，もも，そともも，ランプおよびひれが掲載されている（図2-18，表2-38）。また牛肉の部位と用途については表2-36に，副生物を表2-37に示す。

b．豚　　肉　pork

豚は猪が家畜化されたものである。代表的な品種には，**大ヨークシャー**（イギリス），**中ヨークシャー**（イギリス），**バークシャー**（イギリス），**ランドレース**（デンマーク），**ハンプシャー**（アメリカ），**デュロック**（アメリカ）などがある（かっこ内は原産国）。中ヨークシャーとバークシャーは中型種，他は大型種である。和牛のような純血種は少なく，雑種強勢（2種以上の品種を交配してできた一代雑種が親よりすぐれていること）を期待して三元交配（繁殖，産肉および肉質の向上を期待して3品種を交配させること）されたものが主流である。日本では，繁殖に優れたランドレース種雌豚と大ヨークシャー種雄豚を掛け合わせた雌を子取り母豚とし，止雄豚として肉質の優れたデュロック種を交配し，得られた子豚を肉豚にすることが多い。通常，品種にかかわらず，生後6ヶ月で体重110kg程度までにする肥育が行われる。

　SPF specific pathogen free（**特定病原菌不在**）豚とは，生産性に影響を及ぼすオーエ

表2-37　食肉類の可食副生物の名称

	部位（名称）
牛	舌（タン），心臓（ハツ），肝臓（レバー），腎臓（マメ），第一胃（ミノ），第二胃（ハチノス），第三胃（センマイ），第四胃（アカセンマイ），小腸（ヒモ），大腸（シマチョウ），直腸（テッポウ），腱（スジ），子宮（コブクロ）
豚	舌（タン），心臓（ハツ），肝臓（レバー），腎臓（マメ），胃（ガツ），小腸（ヒモ），大腸（ダイチョウ），子宮（コブクロ），足（トンソク），軟骨（フエガラミ）
鶏	心臓（ハツ），肝臓（レバー），筋胃（スナギモ），皮（カワ），軟骨（ナンコツ）

表 2-38　食肉類の成分表（可食部 100g）

食品名	うし（和牛，脂身つき）				ぶた（大型種，脂身つき）				にわとり（若鶏）			マトン	
	かた	サーロイン	ばら	もも	かた	ロース	ばら	もも	むね（皮つき）	もも（皮つき）	ささ身	ロース	もも
エネルギー kcal	258	460	472	235	216	263	395	183	145	204	105	225	224
水分 g	58.8	40	38.4	61.2	65.7	60.4	49.4	68.1	72.6	68.5	75	68.2	65
たんぱく質 g	17.7	11.7	11	9.2	18.5	19.3	14.4	20.5	21.3	16.6	23	19.8	18.8
脂質 g	22.3	47.5	50	18.7	14.6	19.2	35.4	10.2	5.9	14.2	0.8	15	15.3
炭水化物 g	0.3	0.3	0.1	0.5	0.2	0.2	0.1	0.2	0.1	0	0	0.2	0.1
灰分 g	0.9	0.5	0.5	1	1	0.9	0.7	1	1	0.9	1.2	0.8	0.8
ナトリウム mg	47	32	44	45	53	42	50	47	42	62	33	62	37
カリウム mg	280	180	160	320	320	310	240	350	340	290	420	330	230
カルシウム mg	4	3	4	4	4	4	3	4	4	5	3	3	4
マグネシウム mg	19	12	10	22	21	22	15	24	7	21	31	17	21
リン mg	150	100	87	160	180	180	130	200	200	170	220	180	140
鉄 mg	0.9	0.9	1.4	2.5	0.5	0.3	0.6	0.7	0.3	0.6	0.2	2.7	2.5
亜鉛 mg	4.9	2.8	3	4	2.7	1.6	1.8	2	0.6	1.6	0.6	2.5	3.4
銅 mg	0.07	0.05	0.09	0.07	0.09	0.05	0.04	0.08	0.03	0.04	0.03	0.08	0.13
マンガン mg	0	0	0	0.01	0.01	0.01	0.01	0.01	0.01	0.01	0.01	0.01	0.01
ヨウ素 µg	—	—	—	—	—	1	0	—	0	Tr	0	1	—
セレン µg	—	—	—	—	—	21	13	—	17	17	22	8	—
クロム µg	—	—	—	—	—	3	0	—	1	0	0	1	—
モリブデン µg	—	—	—	—	—	Tr	Tr	—	2	2	6	1	—
ビタミンA レチノール当量 µg	Tr	3	3	Tr	5	6	11	4	18	40	5	12	7
ビタミンE（α-トコフェロール）mg	0.4	0.6	0.6	0.3	0.3	0.3	0.5	0.3	0.3	0.7	0.2	0.7	1.3
ビタミンK µg	7	10	16	6	1	3	6	2	23	29	14	19	18
ビタミンB$_1$ mg	0.08	0.05	0.04	0.09	0.66	0.69	0.51	0.9	0.09	0.10	0.09	0.16	0.14
ビタミンB$_2$ mg	0.21	0.12	0.11	0.2	0.23	0.15	0.13	0.21	0.10	0.15	0.11	0.21	0.33
ナイアシン mg	4.3	3.6	3.1	5.6	4.9	7.3	4.7	6.2	11.2	4.8	11.8	5.9	4.6
ビタミンB$_6$ mg	0.32	0.23	0.16	0.34	0.32	0.32	0.22	0.31	0.57	0.25	0.6	0.32	0.3
ビタミンB$_{12}$ µg	1.5	1.1	1.2	1.2	0.4	0.3	0.5	0.3	0.2	0.3	0.1	1.3	1.6
葉酸 µg	6	5	2	8	2	1	2	2	12	13	10	1	1
パントテン酸 mg	1	0.66	0.74	1.09	1.16	0.98	0.64	0.84	1.74	0.81	3.08	0.51	1.12
ビオチン µg	—	—	—	—	—	3.7	3.7	—	29	3.5	3	1.4	—
ビタミンC mg	1	1	1	1	2	1	1	1	3	3	2	1	1
食物繊維（総量）g	0	0	0	0	0	0	0	0	0	0	0	0	0

（日本食品標準成分表 2020 年版（八訂））

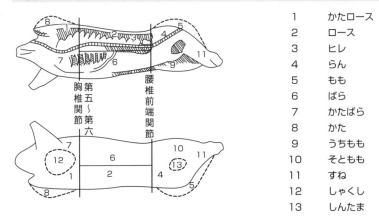

1	かたロース
2	ロース
3	ヒレ
4	らん
5	もも
6	ばら
7	かたばら
8	かた
9	うちもも
10	そともも
11	すね
12	しゃくし
13	しんたま

図 2-19　豚枝肉の分割部位名称

表 2-39　豚肉の部位の特徴と用途

部　位	特徴と用途
か　た	前肢（うで）の付け根。よく運動する部位なので小さな筋肉が多い。すじが多くきめは粗い。肉色が濃い。豚肉の香りがもっとも強い部位。薄切りするか煮込みに向く。価値は中位
かたロース	肩の背肉でロースに連なる部位。背最長筋のほか棘筋などからなる。首側はかたい。きめは粗くかため。味は濃厚。最も豚肉らしい部位ともいわれる。脂肪と赤身の間の筋切りをしてから調理する
ロース	背肉の中央部分。腰部ではほとんどが背最長筋からなる。牛のリブロースとサーロインに相当。きめが細かくやわらかい。表面の皮下脂肪にうまみがある。ヒレと並ぶ高級部位
ば　ら	肋骨の外側部分。筋肉と脂肪が交互に 3 層になっているので三枚肉ともいう。高脂肪。きめはやや粗いがかたくない。骨付きはスペアリブとよぶ
も　も	うちもも（半膜様筋，内転筋，大腿薄筋），しんたま（大腿四頭筋）からなる。きめの細かい赤身。脂肪は少ない。ヒレに次いでビタミン B_1 に富む部位
そともも	牛でいうランプとそとももに相当する。さまざまな料理に向く。肉色が濃いところはきめがやや粗い
ヒ　レ	牛と同じく腰椎の内側にある棒状の筋肉。ほとんど運動しない筋肉なので，最もきめが細かい。低脂肪。ビタミン B_1 を多く含む。価値は最上位

スキー病，マイコプラズマ肺炎，萎縮性鼻炎，トキソプラズマ病および豚赤痢にかかっていない，いわば健康な豚のことである。無菌豚と呼ばれたこともあるが，無菌ではないので誤りである。通常，豚は狭いところで飼育されるため，どれかが疾病に感染すると，拡大を抑えるのも完治させるのも困難である。そのため，SPF 豚は，厳重な防疫体制の豚舎で飼養されている。

　豚肉の格付けは，重量と背脂肪厚で等級分けした後，外観（均称，肉づき，脂肪付着，仕上げ）と肉質（肉の締まりおよびきめ，肉の色沢，脂肪の色沢と質，脂肪の沈着）によって，5 段階評価される。

　日本食品標準成分表 2020 年版（八訂）には，大型種肉と中型種肉について，かた，かたロース，ロース，ばら，もも，そともも，ヒレが掲載されている（図 2-19，表 2-38）。豚肉の部位と用途については表 2-39 に，副生物は表 2-37 に示す。出回っているのは大型種がほとんどで，中型種（鹿児島の黒豚のような純粋種の銘柄豚）はごく一部である。

c. 鶏　　肉　chicken meat

日本の肉用鶏は，**ブロイラー**と**地鶏**に大別される。ブロイラーは，肉用の**白色コーニッ**

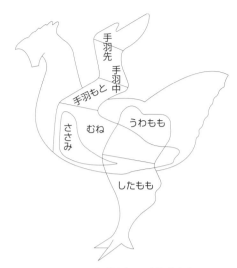

図 2-20 とり枝肉の分割部位名称

表 2-40 鶏肉の部位の特徴と用途

部 位	特徴と用途
手 羽	翼の部分。むね肉に続く手羽元，第 1 関節で切断した先の部分である手羽先に分けられる。手羽元はやわらかく淡白な味わい。手羽先は，脂肪や結合組織からのゼラチンが多く濃厚
む ね	むねの肉。ほとんどは大胸筋からなる。翼を下げるはたらき。肉色は薄い。やわらかく淡白な味。皮下脂肪を除けば低脂肪な部位
も も	足からももの付け根の部分。よく運動するのですじがあり，むねよりもかたく，味が深い。筋肉間にも脂肪がある
さ さ 身	むね肉の内側に胸骨に沿って左右に 1 本ずつある。深胸筋。翼を上げるはたらきをする。鶏肉でもっともやわらかく淡白。低脂肪

シュ種，卵肉兼用の**プリマスロック種**，卵肉兼用種の**ロードアイランドレッド種**などをもとにアメリカで作られた，成長が早く肉付きがよい食肉専用種である。**ブロイル** broil とは丸焼きという意味である。大規模な鶏舎で雌雄の区別なく飼育され，生後 2 ヶ月程度で出荷される。一方，日本在来種は**地鶏**という。**名古屋コーチン**のような純血種よりも，**シャモ**，**比内鶏**，**薩摩鶏**のように外国産鶏との交配によってつくられるものが多い。地鶏と呼称できるのは，在来種由来血液百分率が 50 ％以上，ふか日から 80 日以上飼育している，28 日齢以降平飼いであるなど，複数の条件を満たすものに限られる（地鶏肉の日本農林規格による）。

　日本食品標準成分表 2020 年版（八訂）には，**成鶏肉**と**若鶏肉**について，手羽，むね，ももおよびささ身が掲載されている（図 2-20，表 2-38）。成鶏とは採卵期間を終えた雌鶏のことで，若鶏は主としてブロイラーである。ささ身（笹身）は，形が笹の葉に似ていることからついた名である。鶏肉の部位の特徴と用途については表 2-40 に，また副生物は表 2-37 に記す。

d. 羊　　肉

　世界における家畜としての羊の頭数は，牛に次いで 2 位である。**毛用種**，**肉用種**，**毛肉**

兼用種，**毛皮用種**，**乳用種**など多数である。国内消費量のほとんどは，オーストラリアとニュージーランドからの輸入肉で占められている。両国のカット，規格および等級はやや異なり，形態は，輸入牛肉と同じくチルドまたはフローズンである。国産の割合は消費量の0.5％足らずと少量で，そのうちの6割は北海道が占める。カットは，オーストラリアとおおむね同様である。

　生後1年以上の肉は**マトン**とよばれる。一方，生後1年未満の子羊の肉は**ラム**とよばれ，とりわけ離乳前（生後数ヶ月）の**ミルクラム**（フランス語でアニョードレ）はたいへん貴重で，珍重されている。マトン，ラムともに，牛肉よりは淡い鮮赤色をしている。脂質の融点が高い（44〜55℃）のため，調理法を問わず熱いうちに食べるのが望ましい。

　日本食品標準成分表2015年版（七訂）には，**めんよう**として，マトン（ロース，もも）とラム（かた，ロース，もも）が掲載されている（表2-38）。羊肉の部位の特徴と用途を表2-41に示す。羊は牛科に属し複胃をもつが，副生物は国産のものがわずかに流通して

表2-41　羊肉の部位の特徴と用途

名称	部位	特徴と用途
マトン	ロース	背肉。多くは背最長筋からなる。他の畜肉とは異なり。肋骨や背骨が付いたままカットされることが多い（マトンラックともいう）。肋骨に沿って切り分けるとチャップ。肉，脂質ともにラムよりも味が深い。
	もも	うちもも（半膜様筋，内転筋，大腿薄筋），しんたま（大腿四頭筋）で構成される。上質な赤身。ステーキやローストに向く。
ラム	かた	オーストラリア産ではスクエアカットショルダーという。よく運動する部位。焼き料理にも煮込みにも向く。
	ロース	背肉。多くは背最長筋からなる。肋骨や背骨が付いたままラムラックとしてカットされ，骨に沿って切り分けたチャップとして供されることが多い。一般に，マトンよりさらに高級とされ，とくに欧米では牛肉よりも格上。
	もも	うちもも（半膜様筋，内転筋，大腿薄筋），しんたま（大腿四頭筋）で構成される。ステーキやローストに向く。マトンよりもきめが細かい。

いる程度である。

e．その他の肉

　その他の食肉として，かつては**馬**，**うさぎ**，**いのしし**，**鹿**，**あひる**，**かも**などもかなり消費されていたが，最近ではわずかしか利用されていない。馬肉は，ミオグロビン含量が多く，肉の赤色が濃いので，さくら肉とも呼ばれ，鍋料理（さくら鍋）などに用いられている。うさぎの肉（家兎肉）は，薄桃色を呈し，筋線維は緻密で，柔らかい。味は鶏肉に似て，淡白である。とくにプレスハムのつなぎの肉として使われていた。いのししは，ぶたの原種で，古来より食用されてきた。ししとは肉のことで，ぼたん肉，やまくじらとも呼ばれている。代表的な調理法にぼたん鍋がある。近年，雄いのしし（野生）と雌豚（家畜）を交配した**いのぶた**もつくられている。鹿の肉は，輸入されるあかしかのほか，**にほんじか**（エゾシカ，ホンシュウジカなど）も流通する。わが国ではもみじ肉とも呼ばれ，ヨーロッパでは**ジビエ**（狩猟鳥獣）の代表格として珍重されている。あひるは，飼いならした（家禽化した）まがもで，中国では紀元前，ヨーロッパでは紀元前後に家禽化され

た。丸のまま蒸し焼きにした**北京ダック**は有名である。食用とされてきたかもは，まがも
で，日本には秋以降に渡来する。「カモがネギを背負って来る」という慣用句が示すよう
に，長ねぎとの相性がよい。その他にも野獣，野鳥を含めると多くの動物の肉が世界各地
で利用されている。

(5) 食 肉 製 品

　食品衛生法では，乾燥食肉製品，非加熱食肉製品，特定加熱食肉製品，加熱食肉製品の
うち容器包装に入れた後加熱殺菌したもの，加熱食肉製品のうち加熱殺菌した後容器包装

表 2-42　食肉製品の分類と規格基準

製品分類	製品名	成分規格
乾燥食肉製品	ビーフジャーキー，サラミソーセージなど	*E.coli* 陰性，水分活性0.87未満
非加熱食肉製品	ラックスハム（生ハム）など	*E.coli* 陰性，黄色ブドウ球菌1,000個/g以下，サルモネラ菌属陰性
特定加熱食肉製品	ローストビーフなど	*E.coli* 100/g以下，クロストリジウム菌属 1,000個/g以下，黄色ブドウ球菌 1,000個/g以下，サルモネラ菌属陰性
加熱食肉製品（包装後加熱）	焼豚，プレスハムなど	大腸菌群陰性，クロストリジウム菌属1,000個/g以下
加熱食肉製品（加熱後包装）	ロースハム，ウインナーソーセージなど	*E.coli* 陰性，黄色ブドウ球菌1,000個/g以下，サルモネラ菌属陰性

に入れたものについて，成分規格を定めている（表2-42）。
　ハムとソーセージの製造工程を図2-21，2-22に示す。もっとも重要な工程である塩浸
とは，塩浸剤（食塩のみならず，亜硝酸ナトリウムなど発色剤，香辛料，砂糖なども混和
されている）に一定期間浸け込むことである。保水性，保存性，色調などをよくするため
に欠かせない。**充填**とは，ケーシング（包装資材）に原料肉を詰め，製品の形をつくるこ
とである。ケーシングには，天然腸のほか，コラーゲンやプラスチックフィルムなど人工
物も用いられる。**くん煙**は，サクラやナラなど硬木のチップを不完全燃焼させたときに生
じる煙で燻すことである。煙に含まれるフェノール化合物などによる防腐効果が期待され

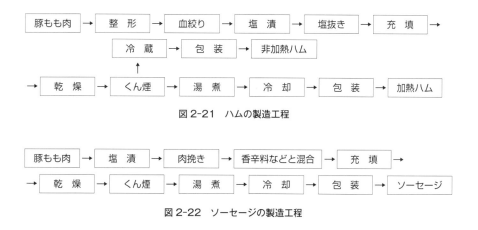

図 2-21　ハムの製造工程

図 2-22　ソーセージの製造工程

るのだが，近年では保存のためというより独特の風味づけのために行われている。

2-3-2　魚介類　fish and shellfish

　魚介類と陸上動物（哺乳類）は生息環境が著しくことなるため，生物学的特性だけでなく生理学的・生化学的特性などに違いが生ずる。また，魚介類は家畜とは異なり，一部の増養殖を除き漁獲しなくてはならないこと，自然環境下で生息しているため漁獲量が不安定であり，成分の季節変動が大きい。種類が豊富で，ふぐ類などの有毒種もみられるが，生理活性物質として**エイコサペンタエン酸（EPA，20：5 n-3），ドコサヘキサエン酸（DHA，22：6 n-3）**，タウリンおよびアスタキサンチンなどが豊富な魚種も存在する。このように魚介類の食品としての特性は陸上動物と大きな違いがみられる。

(1) 魚介類の種類と漁獲にみられる特徴

1) 魚介類の種類

　食用される魚介類の種類は，陸上動物に比べてかなり多いのが特徴である。ここでは生息環境や生物学的特徴から，① 魚類，② 軟体類，③ 甲殻類および ④ その他に分類した。

　①　魚類は，生息域によって表2-43 に示すように，**近海性回遊魚**（主に日本近海の外洋の表層を回遊している魚類，血合筋が多い），**遠洋性回遊魚**（大西洋，中西部太平洋，インド洋，赤道水域などの海域を回遊している大型魚類），**底棲魚**（海底や岩礁に生息する魚類，普通筋が多い），**遡河魚**（そかぎょ）（産卵の時などに海から川へ登る回遊魚類），**汽水魚**（きすいぎょ）（河口など淡水と海水が混じりあう箇所（汽水域）に生息する魚類）および淡水魚（淡水で生

表 2-43　食用魚類の分類と主な魚種

生息域	分類	
近海性回遊魚	いわし類	まいわし，かたくちいわし，うるめいわし，きびなご
	さば類	まさば，ごまさば，さんま，にしん
	あじ類	まあじ，むろあじ，しまあじ，ぶり，ほっけ
遠洋性回遊魚	まぐろ類	くろまぐろ，みなみまぐろ，きはだ，びんなが
	かじき類	まかじき，めかじき，かつお
	さめ類	あぶらつのざめ，よしきりざめ，ほしざめ
底棲魚	たら類	まだら，すけとうだら，みなみだら
	ひらめ類・かれい類	ひらめ，まがれい，そうはち，あかがれい，まこがれい
	たい類	まだい，ちだい，きだい，くろだい
	ぐち類	しろぐち，きぐち，くろぐち
	えそ類	まえそ，わにえそ
	めぬけ類	ばらめぬけ，さんこうめぬけ，おおさが
	その他	きちじ，にぎす，はも，まあなご
遡河魚	さけ・ます類	しろざけ，べにざけ，ぎんざけ，さくらます，からふとます
	その他	うなぎ，ししゃも
汽水魚		まはぜ，ぼら，すずき
淡水魚		こい，ふな，にじます，あゆ，そうぎょ，はくれん，こくれん

（山中英明・田中宗彦，『水産物の利用』，成山堂書店（2007）より抜粋）

活し得る魚類）に分けられる。その他，**深海魚**（一般に，水深 200 m より深い海域に住む魚類で，メルルーサ，ホキ，ぎんだら，バラクータ，シルバーなど）や**毒魚**（とらふぐ，まふぐ，くさふぐ，こもんふぐ，くろさばふぐ，しろさばふぐなど）にも食用されるものがある。

② 軟体類は，**いか類**（するめいか，やりいか，けんさきいか，こういか，あおりいか，ほたるいか），**たこ類**（まだこ，いいだこ，てながだこ，みずだこ）および**貝類**〔（ほたてがい，まがき，あさり，はまぐり，ほっきがい，さざえ，あわび類（くろあわび，まだかあわび，めがいあわび，えぞあわび，とこぶし）〕，いたやがい，あかがい，ばかがい，みるがい，たいらがい，いがい，ばい）に分類される。

③ 甲殻類は，**えび類**（いせえび，アメリカンロブスター，たいしょうえび，うしえび，しばえび，ほっこくあかえび，ぼたんえび，さくらえび），**かに類**（たらばがに，けがに，ずわいがに，べにずわいがに，がざみ，はなさきがに）および**あみ類**（にほんいさざあみ，こませあみ，なんきょくおきあみ）などが食用とされている。

④ その他，棘皮動物である**うに類**（ばふんうに，えぞばふんうに，きたむらさきうに，むらさきうに，あかうに），原索動物である**なまこ類**（まなまこ，きんこ），腔腸動物である**ほや類**（まぼや，あかぼや）および**くらげ類**（びぜんくらげ，えちぜんくらげ）も食用とされている。

2) 漁獲量の変動

家畜は飼養しているので，食用ものは比較的安定している。しかし，食用魚介類は自然環境で漁獲しているため漁獲量と魚種別の構成が毎年変動して一定とはならない。この原因は海洋環境の変化などの自然の要因の他に，魚種によっては漁獲により産卵する親の量が減少するなど人為的な要因も考えられる。そのため，魚種ごとに **TAC** total allowable catch（タック：漁獲可能量）を定めることにより資源の維持，回復を図っている。対象魚種はさんま，すけとうだら，まあじ，ごまさば，ずわいがに，するめいかである。なお，近年の日本の漁業・養殖業生産量の推移をみると，海面および内水面の漁業だけでなく，養殖業においても減少傾向にある。

3) 旬 の 存 在

魚介類では通常1年に1回最も美味となり，漁獲量も多くなる時期がある。食用に最適なこの時期を**旬**と呼ぶ。多くは産卵期の前がそれにあたり，産卵を控えて活発に摂餌し，エネルギー源となる脂肪やグリコーゲンを多く蓄えている。旬は種類により異なり，坂口（2012）は次のように分類している。

春	にしん，まだい，ほっこくあかえび，さざえ，はまぐり，など
夏	あゆ（天然），かわはぎ，すずき，はも，めばる，くるまえび，するめいか，ばふんうに，まぼや，など
秋	あまだい，しろざけ，ししゃも，など
冬	あんこう，かさご，すけとうだら，さより，とらふぐ，わかさぎ，ずわいがに，など

(2) 魚介類の組織学的な特徴

魚の体は頭部，躯幹部（頭部の後端から肛門まで），尾部（肛門から尾鰭基底まで），鰭の4部からなっている。脊椎動物である魚類の筋肉は横紋筋と平滑筋とに分けられる。横紋筋は意志によって自由に運動しえる随意筋である骨格筋と心臓を構成している心筋に分けられる。平滑筋は内臓や血管を構成し，意志によって運動することのない不随意筋である。このうち，主に骨格筋の組織学的な特徴を以下に示す。

1）筋肉組織

魚の躯幹部から皮膚を除くと**体側筋**が見られる。体側筋脊椎骨から上下に伸びる垂直角膜により左右に二分され，さらに脊椎骨から左右に広がる水平隔膜によって背部と腹部に二分される。体側筋は躯幹部から尾部にかけて並列する**筋節**で構成されている。

魚体の横断面をみると，図2-23に示すように，筋節は背部および腹部でほぼ同心円状に配列している。筋節の数は魚種ごとにほぼ一定であり，筋節と筋節とは薄い結合組織性の筋隔によって接合されている。このため魚肉を煮たり焼いたりすると，筋節は硬く凝固するが，筋隔は軟らかいゼラチン質に変化するため，筋節ははがれやすくなる。背部体側筋と腹部体側筋との接合部付近には赤褐色または暗赤紫色の**血合筋**があり，一方，大部分の淡色の筋肉である**普通筋**が存在する。

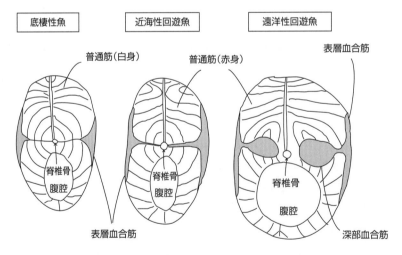

図2-23　各種魚類の魚体の断面図

血合筋の発達の程度や分布は魚種によって異なり，まだら，こちのような底棲性の魚では体側の表層部に少量の血合筋が分布しており，まいわし，まさばのような尾柄を振って遊泳する魚では体側中央部から後部にかけて多量の血合筋が見られる。また，遠洋性回遊魚であるかつおやまぐろでは深部にも血合筋が発達しているが，これらは表層血合筋および深部血合筋と呼ばれている。

2）普通筋（普通肉）と血合筋（血合肉）

哺乳動物の筋肉は一般にⅠ型，Ⅱa型およびⅡb型に分けられ，Ⅰ型が魚類の血合筋，

Ⅱb型が普通筋に相当する。Ⅱa型については一部の魚の普通筋でわずかに認められるが，機能などは不明である。Ⅰ型は収縮が遅いために遅筋，**ミオグロビン**という色素たんぱく質量の多さから**赤筋**，Ⅱb型は収縮が速いために**速筋**，色素たんぱく質量の少なさから**白筋**と呼ばれている。赤筋の運動は好気的であるが，白筋はミオグロビンが少なく，毛細血管の分布も少ないため，嫌気的な筋肉である。そのため，赤筋は平常時において働き，白筋は緊急時（激しい運動時）に働く筋肉である。この点は哺乳類と同様である。

　血合筋はまぐろ，かつお，まいわしなどの回遊魚でよく発達している。一般成分を比較すると，血合筋は普通筋に比べて水分がやや低く，たんぱく質量も低いが，脂質量は高い。また，血合筋は普通筋に比べてタウリン，ビタミンA，D，B_1，B_2も多く，FeやCuなどのミネラルも豊富なため，栄養学的には優れている。しかし，まぐろやかつおのような血合筋の占める割合が多いものは，普通筋のみを食用にし，血合筋はペットフードに回されることが多い。血合筋は普通筋に比べて鮮度低下や腐敗が速い。

　トリメチルアミン（TMA）は新鮮な魚肉にも少量含まれるが，鮮度低下に伴って増加する。TMAは前駆体である**トリメチルアミンオキシド（TMAO）**の含量に依存し，生ぐさ臭や腐敗臭に最も関係の深い成分である。しかし，その揮発性はpHにより異なり，魚肉のpHが5.8〜6.4では0.2〜0.5％が，pH6.8〜7.7では2〜3％が揮発する。一般に魚肉貯蔵中の臭気は血合筋の方が普通筋に比べ強く，その揮発性成分は魚種により異なる。カツオ魚肉の場合，マイワシとは異なり貯蔵中の揮発性成分の上昇は1−ペンテン−3−オールよりもヘキサナールで大きく，特にそれは血合筋で顕著であると報じられている。カツオ魚肉でヘキサナールが生成する要因には脂質の酸化分解に対する魚肉中の鉄の関与や酵素的反応の関与が考えられている。

(3) 魚介類の成分と機能性

1) 一 般 成 分

　魚介類の可食部は表2-44に示すように，水分51〜84％，たんぱく質13〜26％，脂質0.2〜28％，炭水化物0.1〜1.8％，灰分0.9〜2.8％からなっており，種類によって成分の変動がみられる。このことは魚介類が種類，年齢，季節および栄養状態などの相違で各成分が変動するためである。特に産卵期前後では著しい成分の差がみられる。例えば，かつおの脂質では6.2％と0.5％の差がある。たんぱく質や炭水化物および灰分に比べて水分や脂質の変動が比較的大きいのが特徴である。貝類などの水分の多い種類ではたんぱく質は少ないが，周年ほぼ同じ値を維持している。

a. 水　　分

　魚肉と畜肉の水分はそれぞれ約70〜80％と65〜72％である。魚肉は畜肉に比べて変質しやすい。これは魚肉は水分が多く，結合組織量が少なく，肉質も軟弱であることが一因とされている。

b. たんぱく質

　魚介類の筋肉たんぱく質は陸上動物のそれと同様に**筋形質たんぱく質**（筋漿たんぱく

質），**筋原繊維たんぱく質**および**筋基質たんぱく質**に分類され，溶媒に対する溶解性の違いからそれぞれ，水溶性たんぱく質，塩溶性たんぱく質，不溶性たんぱく質と呼ばれることがある。**硬骨魚**（硬い背骨を持つ魚）の普通筋の場合，筋形質たんぱく質が20〜35 %，筋原繊維たんぱく質が60〜70 %，筋基質たんぱく質が2〜5 %の範囲である。さめやえいのような**軟骨魚**の筋基質たんぱく質は約10 %と硬骨魚のそれに比べて高い。一般的にこれら3区分を哺乳動物のそれらと比較すると筋基質たんぱく質の割合が少なく，筋原繊維たんぱく質の割合が多い。このことは魚肉の組織が畜肉の組織に比べてかなり軟弱であり，刺身で食すことができる理由である。血合筋は普通筋に比べて筋形質たんぱく質の占める割合が大きい。また，筋形質たんぱく質量は魚種により大きく異なり，**赤身魚**に多く**白身魚**に少ない。

筋形質たんぱく質は低イオン強度の溶媒で筋漿から抽出され，解糖系酵素，クレアチンキナーゼ，色素たんぱく質の**ミオグロビン**と**ヘモグロビン**が含まれる。

筋原繊維たんぱく質には筋収縮を担う主成分の**ミオシン**と**アクチン**，それを調節する**トロポニン**，**トロポミオシン**，筋原繊維を維持するためのコネクチン，ネブリン，α-アクチニンが含まれている。この中でミオシンは筋原繊維たんぱく質中の含量が高く，魚肉練り製品のゲル形成などの機能性に直接関与している。

筋基質たんぱく質は筋内膜や血管などの結合組織の構成成分で，繊維状の**コラーゲン**や**エラスチン**が主要成分として含まれている。生肉の硬い魚肉は総コラーゲン量が多く，生肉の軟らかい魚肉は総コラーゲン量が少ない。魚種別にみると，前者には**まこがれいやきちじ**などが後者には**かつおやまあじ**などが属する。コラーゲンを加熱すると水溶性の**ゼラチン**に変化する。この性状を利用したものが煮こごりである。エラスチンは酸・アルカリに不溶性で，140〜150 ℃の加熱にも安定でゴムのような伸展性があるが，その量は少ない。

c. 脂　質

脂質量は部位により著しく異なる。たとえば，**くろまぐろの赤身**（背肉）と**脂身**（とろ肉）ではそれぞれ1.5 %と27.5 %であり，26 %も異なる。脂質量は生育条件でも異なり，たとえばあゆでは天然と養殖ではそれぞれ2.4 %と7.9 %であり，後者の方が多い。一般的に回遊魚は低棲魚に比べて季節変動が著しく，脂質量と水分量との間には**負の相関関係**が示されている。表2-45に示すように食用魚介類の脂肪酸組成をみると，n-3系の多価不飽和脂肪酸が比較的多く含まれ，中でも**まいわし**，**まさば**，**さんま**などではエイコサペンタエン酸やドコサヘキサエン酸が多い。これらは**動脈硬化症**や**血栓症の予防効果**があり，後者はこの他に脳や神経の機能にも関わっていることが報告されている。また，魚介類のコレステロールは**たらこ**や**すじこ**などの魚卵に多く含まれ，いか・たこ類，えび類，しじみにも比較的多く含まれるが，鶏卵黄の半分以下である。

d. 炭 水 化 物

魚介類に含まれる主な炭水化物は**グリコーゲン**や**ムコ多糖**である。魚介類は高等動物と同様にエネルギーの供給源としてグリコーゲンを筋肉や肝臓に蓄える。一般にかつお・ま

表 2-44　魚介類の一般成分（可食部 100g 当たり）

	水 分 g	たんぱく質 g	脂 質 g	炭水化物 g	灰 分 g
かつお（春獲り，生）	72.2	25.8	0.5	0.1	1.4
かつお（秋獲り，生）	67.3	25	6.2	0.2	1.3
くろまぐろ（赤身，生）	70.4	26.4	1.4	0.1	1.7
くろまぐろ（脂身，生）	51.4	20.1	27.5	0.1	0.9
ぶり（成魚，生）	59.6	21.4	17.6	0.3	1.1
まさば（生）	62.1	20.6	16.8	0.3	1.1
さんま（生）	55.6	18.1	25.6	0.1	1.0
まいわし（生）	68.9	19.2	9.2	0.2	1.2
まあじ（生）	75.1	19.7	4.5	0.1	1.3
しろざけ（生）	72.3	22.3	4.1	0.1	1.2
まだい（天然，生）	72.2	20.6	5.8	0.1	1.3
まだい（養殖，生）	68.5	20.9	9.4	0.1	1.3
すけとうだら（生）	81.6	17.4	1.0	0.1	1.1
ひらめ（天然，生）	76.8	20	2	Tr	1.2
ひらめ（養殖，生）	73.7	21.6	3.7	Tr	1.3
あぶらつのざめ（生）	72.4	16.8	9.4	Tr	1.4
こい（養殖，生）	71	17.7	10.2	0.2	0.9
うなぎ（養殖，生）	62.1	17.1	19.3	0.3	1.2
あさり（生）	90.3	6	0.3	0.4	3
はまぐり（生）	88.8	6.1	0.6	1.8	2.8
かき（養殖，生）	85	6.9	2.2	4.9	2.1
くろあわび（生）	79.5	14.3	0.8	3.6	1.7
するめいか（生）	80.2	17.9	0.8	0.1	1.3
まだこ（生）	81.1	16.4	0.7	0.1	1.7
くるまえび（養殖，生）	76.1	21.6	0.6	Tr	1.7
ずわいがに（生）	84	13.9	0.4	0.1	1.6

Tr：微量（日本食品標準成分表 2020 年版（八訂））

表 2-45　食用魚介類の脂肪酸成分表（可食部 100g 当たり）

	総量 g	飽和 g	一価不飽和脂肪酸 g	多価不飽和脂肪酸 g	n-3系多価不飽和 g	20:5n-3 mg	22:6n-3 mg
まあじ（生）	3.37	1.1	1.05	1.22	1.05	300	570
まいわし（生）	6.94	2.55	1.86	2.53	2.1	780	870
うなぎ（養殖，生）	15.45	4.12	8.44	2.89	2.42	580	1100
かつお（春獲り，生）	0.38	0.12	0.06	0.19	0.17	39	120
かつお（秋獲り，生）	4.67	1.5	1.33	1.84	1.57	400	970
ぎんだら（生）	15.96	4.5	9.87	1.59	1.13	480	290
からふとます（生）	4.93	1.23	2.12	1.58	1.42	400	690
ぎんざけ（養殖，生）	10.9	2.3	4.87	3.74	2.03	310	890
しろざけ（生）	3.51	0.80	1.69	1.01	0.92	240	460
にじます（淡水養殖，生）	3.56	0.94	1.36	1.26	0.85	140	550
べにざけ（生）	3.59	0.81	1.75	1.03	0.92	270	480
まさば（生）	12.27	4.57	5.03	2.66	2.12	690	970
さんま（生）	21.77	4.84	10.58	6.35	5.59	1500	2200
まだら（生）	0.14	0.03	0.03	0.07	0.07	24	42
ぶり（成魚，生）	12.49	4.42	4.35	3.72	3.35	940	1700
くろまぐろ（赤身，生）	0.78	0.25	0.29	0.19	0.17	27	120
くろまぐろ（脂身，生）	22.52	5.91	10.2	6.41	5.81	1400	3200
あさり（生）	0.08	0.02	0.01	0.04	0.03	6	18
大正えび（生）	0.14	0.04	0.04	0.06	0.04	21	18

（日本食品標準成分表 2020 年版（八訂）脂肪酸成分表編）

ぐろのような**回遊性**の赤身魚は，**ひらめやかれい**などの**底棲性**の白身魚に比べてグリコーゲン含量が高く，血合筋は普通筋に比べてグリコーゲン含量が低い。また，貝類は魚類よりもグリコーゲン含量が高く，**あさり**では 2～6.5％，**ほたてがい**では 7％ に達している。貝類のグリコーゲン含量は季節変動し，かきやほたてがいなどではその含量が高くなる時期と美味しくなる時期（旬）が一致している。例えば，**かき**の旬の時期は英語のスペルで

rのつく9月から翌年4月頃までと言われている。

ムコ多糖は甲殻類の殻などに含まれる**キチン**，くじらの軟骨やさめの皮などに含まれる**ヒアルロン酸**，いか類などの皮や軟骨に含まれる**コンドロイチン硫酸**などがある。

e．エキス成分

エキス成分とは，試料を細切して水あるいは熱水で抽出した水溶性成分からたんぱく質，色素，ビタミン，多糖などを除く有機成分の総称をいう。エキス成分は**窒素成分**（遊離アミノ酸，オリゴペプチド，ヌクレオチドとその関連化合物，ベタイン類，グアノジノ化合物，TMAO，尿素など）と**無窒素成分**（糖や有機酸）がある。

エキスが窒素成分に富むかどうかは一般的にエキス窒素量を測定する。エキス窒素は**軟骨魚**（さめ・えい類）や赤身魚肉に多く，白身魚肉で少ない。無脊椎動物筋肉は赤身魚肉と同等かそれ以上である。これは窒素量が多い特定の成分を含有するかどうかによるためである。

魚介類筋肉たんぱく質のアミノ酸組成は動物種によらず，普通筋と血合筋でも類似している。しかし，遊離アミノ酸組成は動物種によって著しく異なり**かつお，きはだまぐろ，まあじ，まさば**などの赤身魚は**ヒスチジン**量が多く，**まだい，ひらめ，まふぐ**などの白身魚のそれは少ない。無脊椎動物は遊離アミノ酸総量が多いが，グリシン，アラニン，プロリン，アルギニンが多い。**くるまえび，いせえび**などのえび類にはグリシンが，**くろあわびやほたてがい**には**タウリン**が多い。また，魚類の血合筋は普通筋に比べてタウリンの量がかなり多い。動物種により遊離アミノ酸に偏りがある理由については不明な点が多いが，赤身魚筋肉に多いヒスチジンは**イミダゾール化合物**（カルノシン，アンセリン，バレニン）と共にプロトン緩衝作用が高く筋肉のpHの低下を遅延する役割があること，広塩性の無脊椎動物に多いタウリン，グリシン，アラニン，プロリンなどのアミノ酸が浸透圧調節の役割があること，無脊椎動物に多いアルギニンはフォスファーゲンのホスホアルギニンに由来することが知られている。

水産動物筋肉のイミダゾール化合物量をみると，**硬骨魚ではうなぎに特異的に多く，く**じら類にも含まれる。**アンセリンはかつお，まぐろ類**に多い。**バレニンはひげくじらやはくじら**に多く，他の動物では痕跡程度である。これらイミダゾール化合物は血合筋よりも普通筋に多いのが特徴である。とくにアンセリンでは血合筋は普通筋の1/4〜1/10である。

グリシンベタインは海産甲殻類や軟体類筋肉に多く含まれ，内臓にも広く分布している。また魚類では海産軟骨類に多い。

魚介類の重要なエキス成分の1つに**グアノジノ化合物**（アルギニン，クレアチン，クレアチニン，オクトピンなど）がある。**クレアチン**は魚類筋肉に多量に含まれており，普通筋は血合筋に比べて低含量である。**クレアチニン**はクレアチンの脱水反応で生じるもので，筋肉を加熱する場合に多量に生成する。

TMAOは海産魚介類筋肉に含まれる主要なもので板鰓類に多く，尿素と共に浸透圧の

維持に役立っている。いか類は TMAO に富む種類が多く，貝類は一部の種類に少量しか含まれない。TMAO は動物の死後，主に細菌酵素により TMA に還元され，生臭みの原因となる。

板鰓類は**尿素**に対して不透過の鰓をもち，細尿管で尿素を再吸収して TMAO とともに浸透圧調節のために筋肉に多量の尿素を蓄えている。しかし，鮮度が低下すると細菌のウレアーゼにより尿素からアンモニアが生成し，TMAO から生成する TMA と共に筋肉内の pH が上昇し，強いアンモニア臭が感じられる。

無窒素成分では遊離糖としてはグルコースが広く分布している。また，有機酸では魚類の**乳酸**と貝類の**コハク酸**がエキス成分としては重要である。乳酸量は殺し方や死後の放置条件（温度，時間）で異なる。一般的には**かつお**，**まぐろ**のような回遊魚では筋肉中に 1 ％以上検出されるが，底棲魚では 0.2 ％より低い。コハク酸量も捕獲後の放置条件によって異なり，**あさり**などでは捕獲直後よりも 44 時間放置後で 5～10 倍に増加した報告例がある。

f. 無　機　質

日本食品標準成分表 2020 年版によると，魚介類の可食部の Na，K，Ca，Mg，P，Fe，Zn，Cu，Mn，I，Se，Cr および Mo の含量で種間の変動が比較的大きいのは，Na，Ca，Zn，Cu，Mn，I である。Fe が**かつお**，**まさば**，**ぶり**，**くろまぐろ**などの赤身魚に多いのは，Fe を含む**ヘムたんぱく質**が多いためである。血合筋は普通筋に比べて Fe 含量が高いが，これもヘムたんぱく質量の違いである。魚介類の可食部は家畜のそれに比べて比較的 Ca や Na 量が多い傾向がみられる。魚肉中のミオグロビンやヘモグロビンに含まれるヘム鉄は非ヘム鉄に比べて吸収されやすい。魚類に比べて**甲殻類**と**頭足類**で Cu 含量が高いのは，呼吸色素たんぱく質として Cu を含む**ヘモシアニン**をもつためと考えられる。

g. ビタミン

ビタミンは魚介類の種類により含有量が異なるが，畜肉に比べて脂溶性ビタミンが比較的多く含まれている。筋肉中のビタミン A 量は**うなぎ**と**やつめうなぎ**が豊富であり，それぞれ可食部 100 g 当たり 2,400 μg と 8,300 μg である。また，内臓では**うなぎ**や**あんこうのきも**（肝臓）のビタミン A レベルがかなり高い。また，**あゆのうるか**，**いくら**，**すじこ**および**めふん**のような内臓の加工品，体全体を食する**ほたるいか**の桜煮（ゆでたもの），**わかさぎ**のつくだ煮やあめ煮でビタミン A だけでなく他のビタミン類（D，E，B_1，B_2，ナイアシン，B_6，B_{12}，葉酸，パントテン酸）も比較的多く含まれている。ビタミン D は A と同様に肝臓に豊富に含まれ，赤身魚の筋肉も D 含量が高い。ビタミン C 含量は卵巣の一部（たらこなど）を除いてほとんど含まれず，補給源としての期待はできない。ビタミン B_1，B_2，B_{12}，パントテン酸などの含量は普通筋より血合筋の方が多い。

h. 色素成分

赤身魚の筋肉と白身魚の血合筋の赤色は，主に筋細胞中のミオグロビンによるが，毛細血管中のヘモグロビンもその色調の発現に一部関与している。魚介類のミオグロビンとヘ

モグロビンの合計量を比較した例をみると，赤身魚の**くろまぐろ**や**かつお**の普通筋と血合筋では白身魚の**まだい**のそれらよりもそれぞれ 30〜100 倍，4〜10 倍多い。

　赤身魚の赤色は主に β-カロテン誘導体の**アスタキサンチン**によるものであるが，まだいではこの他に黄色カロテノイドの**ツナキサンチン**などが存在する。**さけ・ます類**の筋肉の色は赤色カロテノイドのアスタキサンチンに由来する。この色素はさけ・ます類では種による差が大きく，**べにざけ**では成長に伴って増加することが知られている。**甲殻類**の殻の色や**えび類**の卵の色もアスタキサンチンがたんぱく質と結合し，緑，青，紫などの色調を呈するが，100℃で 20〜30 分間の加熱を行うと赤色に変化するのは相手方のたんぱく質部分が変性し，結合状態が変化することで本来のアスタキサンチンの色調が現れることによるとされている。

　えび，**かに**などの甲殻類や**いか**，**たこ**，**巻貝**などの軟体動物は青色の色素たんぱく質である**ヘモシアニン**をもっている。ヘモシアニンは体液中の総たんぱく質の 90〜95％を占めており，Cu を含み，生理的にはヘモグロビンと同様に酸素の運搬の役割を果たす。

　魚類の青色系統の色調はビリベルジンによることが多く，**さんま**の鱗，**あおぶだい**の鱗や皮膚，**うなぎ**，**かじか**などの血清の青色はビリベルジンがたんぱく質に結合した複合体によるものである。うなぎやさけ・ます類が降海するときに，体色が銀色に変化するが，これはグアニンや尿素が皮膚の細胞中に多量に沈着するためで，紫外線を強く吸収し白く輝いて見える現象である。

2）機能性成分

　最近，いわし，かつお節などに含まれるたんぱく質を特定のプロテアーゼで分解して得られるペプチドに**アンギオテンシン変換酵素（ACE）**を阻害する作用が見出されている。アンギオテンシンⅠをアンギオテンシンⅡに変換することで血圧を上昇させる ACE を阻害することは高血圧の予防が期待できる（p.76 コラム参照）。作用をもつペプチドとして，**いわし**から**ジペプチド**（バリン－チロシン），**かつお節**から**オリゴペプチド**（ロイシン－リジン－プロリン－アスパラギン－メチオニン）が得られ，いずれも特定保健用食品に利用されている。また，比較的古くから知られているのが，**たこ**，**いか**，**ほたてがい**などの軟体動物や貝類に多く含まれる含流アミノ酸の一種である**タウリン**で，血中コレステロール低下作用などが明らかにされている。また，**えび・かに**などの甲殻類，**さけ・たい**などの魚類などに含まれる赤橙色の色素である**アスタキサンチン**には強い抗酸化作用が認められている。さらに，ジペプチドの**カルノシン**や**アンセリン**は，抗老化作用，抗疲労効果など，注目すべき生理作用があることが報告されている。

（4）魚介類の鮮度判定

　魚介類の鮮度は，その利用価値を判断するために正確かつ客観的に判定されなければならない。これまでに種々な鮮度判定法が考案されたが，いずれも一長一短で全ての魚介類に利用できる簡便なものはない。そのため判定法に用いられている指標の意味を理解して目的に最も適した方法を選択する必要がある。

1）官能的方法

人間の五感（視覚，聴覚，臭覚，味覚，触覚）に頼って物の特性や人の感覚そのものを測定する方法を**官能評価**という。魚介類の外観，異味，異臭を判別する場合など総合的に評価しやすい利点がある。しかし，検査結果の数量化が困難で客観性に乏しいためパネルの選定および評価基準の設定など十分な配慮が必要となる。

2）揮発性塩基窒素を指標とする方法

生存時の魚介類筋肉中には全く存在しないが，鮮度低下に伴って生成，蓄積する物質，または魚介類筋肉の構成成分で鮮度低下に伴って変質（変性）する物質として，**揮発性塩基窒素量**（NH_3，TMA，DMA など），**pH**（解糖に伴う乳酸の生成や揮発性塩基窒素の生成に依存する）および **ATP の分解生成物**，**揮発性有機酸**，**非たんぱく態窒素**，**ヒスタミン**，**インドール**などを測定し，指標とする方法があげられる。

TMA は生きている魚の筋肉中に存在しないか存在しても微量であり，細菌の増殖に伴って増加するので腐敗の良い指標になるとされている。**初期腐敗**の限界値は魚種や研究者により多少異なり，2〜7 mg/100 g である。また，この方法は TMAO の多い淡水魚には適応できない。

魚肉では経験的に**揮発性塩基窒素** volatile basic nitrogen（**VBN**）が 5〜10 mg/100 g なら極めて新鮮，15〜25 mg/100 g なら普通の鮮度，30〜40 mg/100 g で初期腐敗，50 mg 以上 /100 g なら腐敗という値が採用されているが，ATP の分解に比べれば，かなり遅い変化である。また，多量の尿素や TMAO を含む板鰓類には適応できない。

3) K 値を指標とする方法

筋肉は運動器官であり，動くためのエネルギー源として ATP を利用する。魚介類筋肉にも多量の ATP が含まれており，死後はその再生回路が働かないため ATP は減少し消失する。そこで，ATP の変化が筋肉の鮮度低下の指標として広く利用されるようになった。鮮度低下に伴う魚介類筋肉中の ATP の分解を追跡した分析結果によると，魚類筋肉では ATP → ADP → AMP → IMP →イノシン（HxR）→ヒポキサンチン（Hx）の順に，頭足類，貝類などの軟体動物筋肉では ATP → ADP → AMP →アデノシン（AdR）→ HxR → Hx の順に，また甲殻類などの節足動物では上記 2 つの経路を介して分解してゆくことが明らかとなったことから，分析される全成分の合計値に対するイノシン＋ヒポキサンチンの合計値の百分率を求め，これを**魚介類筋肉の鮮度低下の指標（K 値）**と定義された（図 2-24）。すなわち，K 値はヌクレオチドの分解生成物を指標とする鮮度判定値で "いきの良さ" を数量的に表示している。なお，一般に活魚や洗いに供しうる魚肉では K 値が 0〜10 %，刺身用には 20 % 以下，鮮魚として一般に市販されるものは K 値が 15〜35 %，この中で煮魚用には 40 % 以下，すり身などの加工原料用には 60 % 以下の魚肉が利用されている。ただし，K 値が 60 % 以上のものは初期腐敗に相当する魚肉である。

$$\text{魚類：K値(\%)} = \frac{\text{HxR} + \text{Hx}}{\text{ATP} + \text{ADP} + \text{AMP} + \text{IMP} + \text{HxR} + \text{Hx}} \times 100$$

$$\text{貝類，頭足類：K値(\%)} = \frac{\text{HxR} + \text{Hx}}{\text{ATP} + \text{ADP} + \text{AMP} + \text{HxR} + \text{Hx}} \times 100$$

$$\text{甲殻類：K値(\%)} = \frac{\text{HxR} + \text{Hx}}{\text{ATP} + \text{ADP} + \text{AMP} + \text{AdR} + \text{HxR} + \text{Hx}} \times 100$$

ATP：アデノシン三リン酸，ADP：アデノシン二リン酸，AMP：アデノシン一リン酸，
IMP：イノシン酸，AdR：アデノシン，HxR：イノシン，Hx：ヒポキサンチン

図 2-24　魚介類筋肉の生鮮度（K値）の表示法（新井（1966））

4）物理的方法

鮮度低下に伴う魚体の硬さや電気抵抗などの変化に基づく方法である。魚体の**硬度（硬度指数）**を指標とする方法は，筋肉が死後硬直によって硬化し，その後経時的に軟化する現象を数値化したものである。日本では魚介類の筋肉を刺身や寿し種として生食する食習慣が定着しているため重用されている。しかし，魚種や生存時の生理状態，栄養状態および魚介の致死条件や方法によって硬度変化の様相が著しく変動するため，正確な判定が難しい。

5）微生物学的方法

魚介類の腐敗は微生物の汚染によるものであり，魚介類が本来含んでいる成分に起こる変化を測定した化学的指標などの他の指標の変化とは関わりなく別々に進行するが，生菌数の増加は腐敗の進行と密接な関係があるので，魚介類の鮮度をある程度反映していると判断することができる。一般に魚が初期腐敗に達したときは，生菌数が皮膚 $1\,\text{cm}^2$ 当り 10^6 付近で $10^7 \sim 10^8$ に増殖すると強い腐敗臭を感ずるようになる。しかし，貯蔵条件が好気的か嫌気的かによって生菌数は影響を受けるので，他の指標の変化と併せて総合的に判定する必要がある。

6）たんぱく質や脂質の変質を指標とする方法

魚介類の筋肉構成成分で鮮度低下に伴って変質（変性）する物質としては筋肉構造たんぱく質や脂質などがある。一般にたんぱく質が変性すると，溶解性や機能性が変化する。また，脂質では高度不飽和脂肪酸が酸化され易いために，これらを含む原料から加工された製品の品質に影響を及ぼす。したがって，たんぱく質や脂質の変質の度合は正確に評価する必要がある。水産ねり製品であるかまぼこの主原料は，筋原繊維たんぱく質であり，干物（乾物）の主原料は筋原繊維たんぱく質と脂質であるが，水産ねり製品の原料である冷凍すり身たんぱく質に関しては**塩溶解性，ミオシンの ATPase 活性，ゲル化能**などが良い指標となる。干物の場合は，**保水性，水分活性**および**脂質酸化度**などを品質の指標としている。

(5) 自然毒による魚介類の食中毒

普通の環境で正常な生理状態で生育している生物が保有する毒を**自然毒**という。毒成分はその生物にとって生理的に必要なものもある。また生物が生合成するもの，飼料を通して移行，蓄積するものがある。自然毒による魚介類の主な食中毒は以下のとおりである。

1）魚類による食中毒

a. ふ ぐ 中 毒

とらふぐ，まふぐ，しょうさいふぐ，なしふぐなど13種類であり，筋肉はほとんど無毒であるが，卵巣や肝臓の毒性は強く，皮膚や腸も有毒である。どくさばふぐのように筋肉毒性の強い種類があるので注意が必要である。毒は**テトロドトキシン**でマウス腹腔内注射のLD_{50}（半数致死量）は$8\,\mu g/kg$である。テトロドトキシンは湿熱による加熱調理では無毒化されない。

b. シ ガ テ ラ

シガテラとは熱帯や亜熱帯の主にサンゴ礁周辺に生息する魚類の摂食によって起こる死亡率の低い食中毒の総称で，**ばらふえだい，おきふえだい，ばらはた，どくかます，ひらまさ**などが**有毒種**とされている。特徴的な症状は**ドライアイスセンセーション**といわれる温度感覚異常で，水に触れると電気ショックに類した症状を感じる。原因物質としては，**シガトキシン，スカリトキシン，マイトトキシン**などである。シガトキシンは脂溶性で精製毒はテトロドトキシンの20倍の毒性を示す。スカリトキシンは**なんようぶだい**の筋肉にシガトキシンと共存する毒で，マイトトキシンは**さざなみはぎ**の内臓から分離された水溶性毒で，テトロドトキシンの50倍以上と強毒である。

c. 大型魚の肝臓とワックスエステル

さば，いしなぎ，まぐろなどの大型魚の肝臓により，頭痛，皮膚の剥離などの食中毒が起こる場合がある。これらの魚類の肝臓にはビタミンAが大量に含まれていることから，過剰症によるものと考えられている。また，**あぶらそこむつやばらむつはワックスエステル**（脂肪酸と高級アルコールのエステル）を多く含むために食べると下痢を起こすため注意が必要である。

2）貝類による食中毒

a. 麻痺性貝中毒

北米や北海沿岸諸国だけでなく，日本各地で**いがい**や**ほたてがい**による食中毒が発生し，中毒症状から麻痺性貝中毒と呼ばれている。毒は*Photogonyaulax*属の渦鞭毛藻が産生し，プランクトン食性の**はまぐり類，いがい類**およびほたてがいなどに移行した毒は主に**中腸線**に蓄積される。毒成分は麻痺性貝毒と呼ばれ，**サキシトキシンやゴニオトキシン**など10種類以上が検出されている。麻痺性貝毒の毒作用はテトロドトキシンと同様にNa^+の膜透過をさまたげることにより神経や筋肉などへの興奮伝達を阻害するためといわれている。

b. 下痢性貝中毒

むらさきいがいによる食中毒の例があり，主な症状は下痢で，嘔吐，吐き気などを伴うが3日ほどで全快している。中毒物質は脂溶性であるが，中毒症状の特徴から下痢性貝毒と呼ばれている。日本各地でむらさきいがいの他，ほたてがい，あかざらがい，とりがいなどの毒化が確認されている。毒化貝の中腸線からオカダ酸，ジノフィシストキシンおよ

びペクテノトキシンなどが分離されている。

c. ばい中毒

肉食性巻貝のばいによる食中毒例（沼津産のばい）があり，症状は視力減退，舌のしびれ，便秘などである。毒は中腸線に集中し，他の内臓や肉は無毒である。原因物質としてネオスルガトキシンとプロスルガトキシンが検出されている。

d. あわび中毒

春先に捕獲したあわびの内臓の摂食で皮膚炎を主徴とする特異的な食中毒例がある。えぞあわびやさざえなどの中腸腺に含まれるクロロフィルaの分解物のピロフェオホルビドaが光増感剤として光により励起され，ヒスチジン，トリプトファン，チロシンなどのアミノ酸に作用しアミンが生成し，皮膚炎を起こしたことが原因といわれている。

3）肉食性巻貝中毒（ばい中毒を除く）

肉食性巻貝には唾液腺にテトラミンを含むものがあり，ひめえぞぼらやえぞぼらもどきでの中毒例がある。主な症状は頭痛，めまい，船酔感，眼のちらつき，吐き気などであり，数時間以内に回復する。テトラミンは熱でも分解されないため食中毒の防止には唾液腺の除去が必要である。

（6）主な魚介類

1）いわし類　sardines

a. かたくちいわし　Japanese auchovy

口が大きく，上あごが下あごに比べて非常に大きい。片方のあごが著しく大きいことから「片口」と呼ばれる。近年，まいわしよりも漁獲量が増加している。稚魚は関東向けに釜揚げシラスやシラス干しに，関西向けにちりめんじゃこに加工されている。成魚は丸干し，みりん干し，缶詰に加工される。生きたままで「かつおの一本釣り」用のまき餌として利用されている。かたくちいわしの仲間は世界中の温帯海岸に多く，南半球ではアンチョビーと呼ばれ，ペルーやチリで漁獲され，主に魚粉として利用されている。

b. まいわし　Japanese sardine

体は細長く，腹部はやや側扁する。体側に沿って7つの黒い斑点があるので**ナナツボシ**とも呼ばれる。体の大きさにより，3 cm 以下をシラス，14 cm 以下を小羽，14〜16 cm を中羽，16 cm 以上を大羽と呼び名が変わる。1987 年には449 万 t の漁獲量があったが，近年，減少の傾向がみられ，2012 年では約 13 万 t となっている。まいわしの脂質には高度不飽和脂肪酸である EPA と DHA が多く含まれている。食用には塩焼，干物（めざし，みりん干し，煮干し），塩漬け，糠漬け，酢漬け，缶詰などに，食用以外にはフィッシュミール（魚粉）などに利用されている。

2）かつお　skipjack tuna

体は紡錘形で背側が青紫色，腹側が銀白色で，4〜10 条の黒い縦縞がみられる。世界中の温，熱帯海域に分布しており，日本には黒潮に乗って春に北上し，夏には北海道東南海岸に達し，秋に再び南下する。春から初夏にかけて出回るかつおは脂がのっていない**初か**

つおと呼ばれる。一方，秋に太平洋を南下するかつおは脂がよくのっている**戻りがつお**とよばれる。かつおの場合，まぐろのように脱血（血抜き）を行わないので，かつおの肉色はミオグロビンとヘモグロビンを混合した暗赤色を呈している。血合肉はまぐろより多く，約25％を占めており，鉄分やビタミン類を多く含む。かつおは刺身やたたき，照焼に用いられるが，大部分は加工品（缶詰，かつお節，なまり節，角煮など）の原料となっている。腸は塩辛（酒盗）に加工され，かつお節の煮汁は濃縮し，かつおエキスとして利用されていたが，最近，疲労回復のためのサプリメントとしての開発も進められている。

3）さけ類　salmons

a. しろざけ　chum salmons

わが国ではさけ類の中では最も漁獲量が多く，通常，さけといえば**しろざけ**をさす。北海道では漁獲量の少なさと味の良さから**トキシラズ**（春に北海道太平洋沿岸から三陸沿岸にかけて漁獲されるもの），**メジカ**（本州の日本海側に回帰するサケで秋にオホーツク沿岸で漁獲されるもの），**ケイジ**（脂肪比率の高いもの）と呼ばれるものがある。背部は青黒色で側面は銀色，腹部は白色で，成熟に伴い体色は黒くなり，体側に赤，黄色，紫色などが混じった雲状斑が現れる。稚魚になると川から海に出て北洋でプランクトンを食べ，3〜4年で体長約1mとなった成魚は晩秋から冬にかけて産卵のために生まれた川に戻ってくる。産卵期の遡河中のさけは婚姻色とよばれる赤紫色の模様が体側に現れる。このような婚姻色の生じたさけを**ブナザケ**と称し，さらに**ブナ化**が進行したものは**ホッチャレ**と呼ばれる。この時期のさけは脂質量が少なく，水分が多いために味が良くない。しろざけの旬は秋である。肉色は淡桃色で，脂質量が多い時は8％と高く，美味である。生ざけは塩焼，ムニエル，フライ，鍋物に調理し，頭の軟骨は酢につけて氷頭（ひず）なますにする。加工品では新巻，缶詰，燻製，いずし，めふん（腎臓の塩辛），筋子（卵巣の塩漬け），イクラ（卵をほぐして食塩水につけたもので，成熟した卵巣が用いられる）などがある。なお，現在，人工孵化放流事業の推進により漁獲量はほぼ安定し，2012年度は約13万tである。

b. べにざけ　red salmon

海洋生活期のべにざけは尾柄が細く，さけ類の中では最も細長い体形である。背部は暗い黒青色，体側は銀白色，腹部は白色である。北太平洋に分布し，ほとんどが輸入である。べにざけは遡河回遊型であるが，陸封型のひめますは一生を湖で過ごす。べにざけは筋肉中にアスタキサンチンを多く含み，色が赤く，肉質も良く，美味である。新巻きなどの塩蔵品や燻製，ジャーキーに加工されている。また，消費者の健康志向の高まりから冷凍品や生鮮流通が増加している。ひめますも塩焼きの他に刺身も美味しいが漁獲量が少ない。

4）さば類　mackerels

a. まさば　chub mackerel

体は紡錘形でやや側扁し，横断面は楕円形である。背びれは2つあり，大きく離れる。

体の背側は青緑色で，黒色または青黒色の斑紋がある。全長が約 50 cm に達する。旬は秋である。刺身，塩焼，しめさば，さばずし，味噌煮，塩乾品，缶詰，節など加工用用途が広い。アミノ酸の一種であるヒスチジンが多いため，鮮度低下が起こるとアレルギー様食中毒の原因物質である**ヒスタミン**に変化する。このため漁獲物の保管には十分留意する必要がある。

b. ごまさば　spotted chub mackerel

ごまさばには腹部に小さい黒斑点があるのが特徴で，旬は夏である。まさばと同様に利用・加工されている。なお，塩さばの加工用などに輸入されている大西洋さばは背側の斑紋が明瞭な「くの字」形で，その色はまさばやごまさばより濃い点が特徴である。

5）さんま　pacific saury

体は細長く，両あごはくちばし状で下あごが上あごより突き出ている。新鮮なものは下あごの先や尾柄部の後方が黄色みを帯びることがある。脂質が多い 10 月頃が旬である。EPA や DHA が豊富で，**タウリン**やビタミン D なども含まれる。刺身，塩焼や煮つけ，缶詰（水煮，蒲焼），糠漬け，塩水づけ，開き干し，丸干し，みりん干し，いずしなどに利用されている。

6）すけとうだら　walleye pollack

体は細長く目と口は大きい。下あごが上あごより前にでている。冷水性で，水深 50 ～200 m に生息し，3 年で成魚となる。最盛期には 300 万 t 以上の漁獲があったが，200 海里漁業専管水域設定以降，漁獲量が激減し，輸入が増加している。鮮度低下が速く，**TMAO** をホルムアルデヒドと **DMA** に分解する酵素を有している。主に練り製品の原料となるすり身に加工されている。すり身以外の加工品としては塩干しすきみや素干し棒だらの他に卵巣を塩漬けにしたたらこ，とうがらしを用いた辛子明太子がある。肝臓は肝油の原料に用いられる。

7）まあじ　Japanese jack mackerel

体は扁平な紡錘形で，成魚は全長 40 cm に達する。背側が黒青緑色，腹側が銀白色である。側線に沿ってのこぎりの歯のような鋭い楯鱗が並んでいる。春から秋にかけて旬を迎える。刺身，たたき，塩焼，煮つけ，から揚げ，開き干し，練り製品，缶詰，節などに利用・加工されている。

8）ほたてがい　Yezo giant scallop

殻は扇形で，右殻は左殻より大きく膨らみ，殻表の色は黄白色，左殻は茶褐色から紫褐色である。近年，養殖が盛んで，採苗器を垂下して稚貝を付着させ，3 cm 以上に成長してから砂底の海にまくことで，生産量，価格も安定している。肉部分を食用とし，閉殻筋（貝柱）は甘味とうま味を有することから，刺身や煮物，てんぷら，ムニエル，バター焼などの用途は広い。また，加工原料にも多く利用され，缶詰，干し貝柱，燻製，調味加工品などに利用されている。殻付の活ほたてがいだけでなく，冷凍貝柱もスーパーなどで市販されている。みみやひもと呼ばれる外套膜を利用した塩辛やみりん干しもある。閉殻筋

表 2-46 主な魚介類の一般成分（可食部 100 g 当たり）

		さんま（生）	しろざけ（生）	ほたてがい（生）	するめいか（生）
エネルギー	kcal	287	124	66	76
水　分	g	55.6	72.3	82.3	80.2
たんぱく質	g	18.1	22.3	13.5	17.9
脂　質	g	25.6	4.1	0.9	0.8
炭水化物	g	0.1	0.1	1.5	0.1
灰　分	g	1.0	1.2	1.8	1.3
ナトリウム	mg	140	66	320	210
カリウム	mg	200	350	310	300
カルシウム	mg	28	14	22	11
マグネシウム	mg	28	28	59	46
リ　ン	mg	180	240	210	250
鉄	mg	1.4	0.5	2.2	0.1
亜　鉛	mg	0.8	0.5	2.7	1.5
銅	mg	0.12	0.07	0.13	0.29
マンガン	mg	0.02	0.01	0.12	Tr
ヨウ素	µg	22	5	—	7
セレン	µg	32	31	—	41
クロム	µg	2	1	—	Tr
モリブデン	µg	1	0	—	1
ビタミンA（レチノール当量）	µg	16	11	23	13
ビタミンD	µg	16.0	32	0	0.3
ビタミンE（α-トコフェロール）	mg	1.7	1.2	0.9	2.1
ビタミンK	µg	1	0	1	—
ビタミンB₁	mg	0.01	0.15	0.05	0.07
ビタミンB₂	mg	0.28	0.21	0.29	0.05
ナイアシン	mg	7.4	6.7	1.7	4
ビタミンB₆	mg	0.54	0.64	0.07	0.21
ビタミンB₁₂	µg	16.0	5.9	11.0	4.9
葉　酸	µg	15	20	87	5
パントテン酸	mg	0.74	1.27	0.66	0.34
ビオチン	µg	7.4	9.0	—	4.9
ビタミンC	mg	0	1	3	1
食物繊維（総量）	g	0	0	0	0

（日本食品標準成分表 2020 年版（八訂））

のグリコーゲン含量の季節変化が大きく、夏季に4〜6%，冬季に1%以下であり、グリコーゲン含量が高い方が美味しいとされている。なお，周年に渡り生産と出荷が行われているが，**渦鞭毛藻**由来の植物プランクトンを餌にするため**麻痺性貝毒**と**下痢性貝毒**が主に中腸腺に蓄積することが時々みられ，出荷停止の措置が取られる場合がある。

9）するめいか　Japanese common squid

外套長（がいとうちょう）が約30cmに達し，生鮮で新鮮なものは，皮膚の斑点（色素胞）が茶褐色で鮮やかである。国内いか類の中で最も漁獲量が多く，日本海沿岸，北海道，三陸などを中心に漁獲される。旬は夏から秋である。漁法の中心は擬餌針によるいか釣り漁業で，これは**するめいか**が夜に海面近くに浮上する習性を利用して，夜間集魚灯をつけて釣る漁法である。刺身，煮物，焼きいか，天ぷら，酢の物の他に，加工品としては素干しするめ，さきいか，塩辛，燻製などがある。

(7) 水産加工品

冒頭で述べたように魚介類は環境的要因（海水温，海流，プランクトン量など）により漁獲量が変動する。漁獲された魚介類は陸上動物に比べて鮮度低下が早く，腐敗しやすいため漁獲後は冷蔵・冷凍だけでなく魚種によっては速やかに加工処理をする必要がある。特に短期間に大量に漁獲された場合，貯蔵性の向上や原料魚の付加価値向上の目的で水産加工の必要性が求められる。また，調味を行うことで風味向上や栄養価を高めることも可能となる。主な水産加工品を表2-47に示す。製造方法から12製品に分類される。

乾製品は乾燥により魚介類に多く含まれる水分を除去することで，微生物の繁殖および酵素活性を抑制し，貯蔵性を高めたものである。乾燥法には天日乾燥法，熱風乾燥法，冷風乾燥法がある。

塩蔵品は魚介類を高濃度の食塩を用いて貯蔵した製品である。塩そのものには殺菌力はないが，高い濃度の塩は原料の脱水を促し酸素を減少させ微生物の生育を妨げる。味覚面では魚臭さを和らげ，塩の働きで新たな食感を付与している。主な塩蔵方法に**立て塩法**と**撒き塩法**がある。前者は設備コストはかかるが，食塩の浸透が均一である。一方，後者は設備コストはかからないが，食塩の浸透が不均一である。

佃煮は濃厚な調味液中で魚介類を100〜120℃で煮熟することにより耐熱性芽胞生成菌以外を死滅させるとともに，調味料による脱水・浸透・濃縮により水分活性を0.65〜0.85に低下させることにより微生物の増殖を抑制し，保存性を高めた製品である。

調味加工品は魚介類を高い調味液に浸漬し，乾燥したみりん干しや魚味噌などの保存性の高い食品である。現在，消費者の嗜好の変化により低塩分・高水分化（ソフト化）が急速に拡大する傾向が見られている。

かまぼこは魚肉に2〜3%の食塩を加え，すり潰してゾル化させ，所定の形に成形し，加熱凝固させて作る日本の伝統的なねり製品である。かまぼこ類は加熱方法，成型方法および原料や種物により分類されるが，製法の原理は基本的にはほぼ同じである。

燻製は材料の下ごしらえ，塩漬，塩抜き，風乾，燻煙により製造されるものである。目

表 2-47　魚介類の水産加工品

大分類	小分類	主な製品
乾製品		
	素干し	するめ, いか一夜干し, 干しだこ, 身欠きにしん, 田作り, 素干しさくらえび, くちこ, たたみいわし, のうさば
	塩乾品	あじ開き干し, 小田原開き, さんま開き干し, いわし丸干し, あじ丸干し, さんま丸干し, めひかり丸干し, 一夜干しはたはた, ししゃも塩干品, 塩あご, にぎす干物, くさや, あまだい塩干品, かれい塩干し, 塩ぶり, ふぐ干物, 鮎一夜干し, げんげ干物, いか丸干し
	煮干し品	煮干しいわし, 干ししらうお, ほたるいか煮干し, しらす干し, ちりめん, 釜揚げしらす, いかなご釜揚げ, 釜揚げさくらえび, かちえび, 干しあわび, 干しなまこ, 干しほたて貝柱, 乾燥かき
	焼き干し	焼きあご, 焼きあゆ, 焼きえび
	調味乾製品	さけ干物, まだい調味乾製品, 薬膳干し, しょっつる干し
	魚介せんべい	えびせんべい, 魚せんべい, ちりんとう
塩蔵品		
	魚類塩蔵品	塩蔵さば, 塩蔵さけ, 塩蔵たら, すくがらす
	その他塩蔵品	塩蔵くらげ
佃煮		
	海産魚介類の佃煮	あさり佃煮, こんぶ佃煮, こうなご佃煮, くぎ佃煮, 儀助煮,
	淡水産魚介類佃煮	湖産魚介類の佃煮, わかさぎ佃煮, 鮎の昆布巻, いかだばえ・もろこばえ, ごり佃煮, こいの佃煮
	甘露煮	にじます甘露煮, やまめ甘露煮
	しぐれ煮	時雨蛤, 赤貝のしぐれ煮
	角煮	かつお角煮, まぐろ角煮
調味加工品		
	みりん干し	さんまみりん干し, いわしみりん干し
	焼き加工品	焼きあなご, 焼きす, 焼きはぜ, 焼鯛, 鯛の浜焼き, 焼きさば, うなぎの白焼・かば焼き, うにの貝焼き
	茹で加工品	煮だこ, 茹でホタルイカ, 茹でがに, むきしゃこ
	魚介味噌	魚肉みそ, 鮒味噌, かにみそ
	その他調味加工品	ソフト裂きいか, さけフレーク, ふかひれ加工品, ソフトとば, かつお調味加工品, いかしゅうまい, かき飯, むくりぶな, いか煮込煮
かまぼこ		
	蒸しかまぼこ	蒸し板かまぼこ, えそ蒲鉾, す巻きかまぼこ, 昆布巻かまぼこ
	焼きかまぼこ	焼き板かまぼこ, 焼き抜きかまぼこ, 笹かまぼこ, なんば焼, 伊達巻・厚焼・梅焼
	ちくわ	豊橋ちくわ, 野焼き, 牡丹竹輪, 竹付きちくわ, 日奈久ちくわ, 豆腐ちくわ
	揚げかまぼこ	揚げかまぼこ, さつま揚げ, じゃこ天ぷら, 飯肥てん, フィッシュかつ
	茹でかまぼこ	浮きはんぺん, 黒はんぺん, しんじょ, なると巻き, つみれ, すじかまぼこ
	風味かまぼこ	カニ風味かまぼこ
	包装かまぼこ	魚肉ソーセージ, リテーナ成型蒲鉾
	細工かまぼこ	細工かまぼこ(富山), 細工かまぼこ(島根)
	燻製かまぼこ	燻製かまぼこ, そうだがつお燻製かまぼこ
	特殊かまぼこ	珍味かまぼこ, 長いもかまぼこ, わかめ入りかまぼこ, 子持ちやなぎかまぼこ, 削り蒲鉾, 酢づけかまぼこ, 皮竹輪, 東京揚げ
燻製		
	海産魚類燻製	さけ燻製, とびうお燻製, たいハム
	淡水魚類燻製	あまご燻製
	その他燻製品	ほや燻製
水産漬け物		
	なれずし	ふなずし, あじのすし
	なまなれずし	いずし, にしんずし, はたはたずし, さば寿司, このしろ寿司
	麹漬け	かぶらずし, 能登きりこえびの糀づけ
	糠漬け	いわし糠漬け, ふぐ肉・卵巣糠漬け, さばへしこ
	酢漬け	しめさば, いわしの卵の花漬け, 小鯛のささ漬け, ますずし, ままかり酢漬け
	粕漬け	うみたけ粕漬け
	味噌漬け	かじき・まぐろ味噌漬け, さわらの味噌漬け, ぶり味噌漬け, くるまえび味噌漬け
	醤油漬け	ほたるいか醤油漬け, 松前漬け
塩辛類		
	いか塩辛	いか塩辛, 黒作り
	うに塩辛	塩うに
	かつお塩辛	酒盗
	その他塩辛	このわた, かきの塩辛, しゃくみそ, たこの塩辛, 魚醤塩辛, うるか, あみ漬け
缶詰		
	魚類缶詰	ツナ缶詰, いわし缶詰, オイルサーディン
	その他缶詰	さけ中骨缶詰, ずわいがに水煮缶詰, ほたてマヨネーズ缶詰, いちご煮缶詰
節類		
	かつお節	かつお節, 削り節
	なまり節	なまり節
	雑節	そうだ節, さば節, あご節, 雑節
魚卵加工品		
	魚卵塩蔵品	からすみ, たらこ, 辛子めんたいこ, いくら・筋子, 塩かずのこ
	魚卵塩辛	鯛の子印魚卵塩辛
魚醤油・エキス製品		
	魚醤油	いかなご醤油, いしり, しょっつる, ぶなざけ魚醤油
	エキス製品	かきエキス, すっぽんスープ, ごまだし, せんじ, えそ・くちエキス, めんつゆ, 冷や汁

（福田・山澤・岡崎監修, 『全国水産加工品総覧』, 光琳 (2006) より抜粋）

的により**冷燻**，**温燻**，**熱燻**があり，前者は保存性が高い特徴があり，後二者は香りと味が良い特徴がある。燻煙成分は燻材をいぶしたときに化学反応でできる**アルデヒド**や**フェノール系化合物**で，付着した雑菌の大部分を死滅させる効果や表面の色が鮮やかになる効果もある。

　水産漬物は魚介類を塩漬けして脱水したのち，米飯，糖，酒粕などと共に長期間漬け込んだ食品である。**馴れずし**や**糠漬け**のように，米飯や糠床に漬けこんで十分発酵させるタイプと，**みそ漬け**，**粕漬け**，**酢漬け**のように調味料を含む材料に漬けこむタイプに分けられる。

　塩辛は生鮮魚介類の筋肉や内臓に食塩を添加し，腐敗を防ぎながら一定期間熟成させたものである。製造過程で原料自身がもつ酵素や微生物の酵素が原料中のたんぱく質をアミノ酸に分解し，塩蔵だけでは生じない特有のうま味を醸し出すようになる。

　缶詰は食品をブリキ製の缶に詰めて密封し，温水や蒸気で加熱殺菌し，常温で長期保存を可能にしたものである。世界では1200種，日本では水産缶詰を含めて800種類あるといわれている。

　節類は下処理した魚体を煮熟した後に，薪を燃やした炉で焙乾をへて十分に乾燥されたもので，焙乾後にカビつけをするものもある。製造過程から**生利節**，**荒節**，**裸節**，**枯れ節**などに分類される。生利節は身をおろした後に煮熟して仕上げたものである。荒節は焙乾工程まで仕上げた節で，裸節は荒節の表面を削り落とし，整形して仕上げた節でかつお節と一部のマグロ節のみである。枯れ節はカビつけした節類の一括名で，風味は焙乾香や魚臭が減少してまろやかとなる。

　魚卵加工品とは塩蔵や乾燥などの手段で加工し，食用にしたものである。加工法の代表が塩蔵で，賞味期限の短い魚卵の保存性を高めている。

　魚しょうゆとは魚介類を高濃度の食塩と共に熟成した発酵調味料である。日本では**いしる**（石川県）や**しょっつる**（秋田県）などがあり，東南アジアでは**ナンプラ**（タイ），**ニョクマム**（ベトナム），**パティス**（フィリピン）などがある。魚介類のエキスはうま味調味料では表現できない幅の広いコクやまろやかさを食品に付与することが可能で，食品の好ましくない臭いをマスクさせる効果もある。

2-3-3　乳　　類　milk

　乳類は，ほ乳動物の乳腺から分泌される液体で，とくに生後間もない幼動物の生命活動を維持するのに必要不可欠な成分を含んでいる。世界各国では，馬，山羊，羊，ラクダなどの乳が利用されるが，わが国では**牛乳**がほとんどであり，主要な乳牛品種として泌乳量の多い**ホルスタイン種**が北海道を中心に飼育されている他，ホルスタイン種より乳脂肪率の高い**ジャージー種**，あるいは**ガンジー種**もわずかに飼育されている。

(1) 牛乳の性状

　牛乳は乳白色，不透明であり，わずかに黄緑色を帯びている。白色に見えるのは，主

として**カゼイン**が牛乳中で**コロイド粒子**となって分散していて，光を乱反射するためである。薄い黄緑色は牛乳に含まれるビタミンB_2の色調である。

　新鮮な牛乳のpHは6.4～6.8（滴定酸度は0.13～0.14%*）で，わずかに酸性を示す程度であるが，搾乳後，時間が経過すると乳酸菌の増加にともない乳酸が生成してpHは低下する。したがって，酸度を測定することで牛乳の鮮度を判定することができる。

（2）牛乳の成分と機能性

1）一般成分

　牛乳の成分は，炭酸ガスや酸素を含んだ**水分**と**全乳固形分**に大別され，さらに全乳固形分は**乳脂肪**と**無脂乳固形分**に分けられる（図2-25）。乳脂肪には，**トリグリセリド**の他に，リン脂質，コレステロール，脂溶性ビタミンなどが含まれ，無脂乳固形分にはたんぱく質，炭水化物，水溶性ビタミン，無機質などがある。**人乳**と**牛乳**の成分を比較すると（表2-48），とくに牛乳のたんぱく質とカルシウムの含量は人乳の約3倍に達する。牛乳のたんぱく質はカゼインが主であるのに対し，人乳では乳清たんぱく質が多い。炭水化物含量は人乳に多く，母乳栄養の優位性の1つと考えられている。

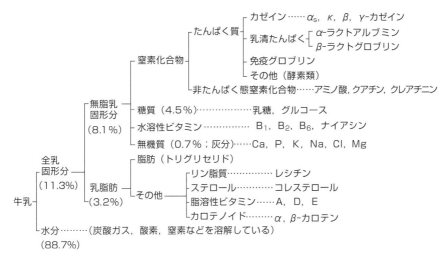

図2-25　牛乳の成分

a．たんぱく質

　牛乳のたんぱく質は約3%で，そのうちカゼインがほぼ80%，残りの20%が乳清たんぱく質である。pHが低下して等電点（pH 4.6）に近づくとカゼインは凝固沈殿するが，このとき生じる透明な上澄みを乳清（ホエー）といい，乳清たんぱく質が含まれている。

① カゼイン casein

　カゼインは牛乳の主要たんぱく質で，**アミノ酸スコア**が100と栄養的に優れている。牛

＊乳酸酸度（%）$= \dfrac{0.1\,\mathrm{N\,NaOH滴定値\,(mL)} \times 0.009}{\text{牛乳の容量}\,(10\,\mathrm{mL}) \times \text{比重}} \times 100$

0.009：0.1 NNaOH/1 mL は 0.009 g の乳酸に相当する。

乳中ではカルシウムと結合して**カゼインカルシウム**となり，さらにリン酸カルシウムと複合体を形成し，コロイド粒子として存在する。カゼインは複数のたんぱく質（α_s-，κ（カッパ）-，β-およびγ-カゼイン）の集合体である（表2-49，図2-26）。α_s-カゼインやβ-カゼインは**カルシウム感受性カゼイン**と呼ばれ，牛乳中のカルシウム濃度では沈殿する。κ-カゼインは**カルシウム非感受性カゼイン**と呼ばれ，カルシウムが共存しても沈殿せず，カゼイン集合体の安定性に関わっている。

ヨーグルト製造時，乳酸菌が増殖して乳酸が生成するとpHが低下し，pH4.6（等電点）付近でカゼインは沈殿するが，チーズ製造時にカゼインが沈殿するのは添加する凝乳酵素剤レンネット（キモシンと少量のペプシンなどを含む）がκ-カゼインのN末端より105番目のフェニルアラニンと106番目のメチオニンとの間を特異的に切断して安定性を失わせるためである。このときカゼインは，水分，乳脂肪，乳糖などを取り込んで沈殿する。これがチーズのカードである。

② **乳清たんぱく質**　whey protein

乳清たんぱく質には，**β-ラクトグロブリン**（乳清たんぱく質の約50％），**α-ラクトアルブミン**，**プロテオース**，**ペプトン**，**免疫グロブリン**などがある（表2-49）。このうちβ-ラクトグロブリンとα-ラクトアルブミンは加熱すると凝固しやすく，免疫グロブリンは子牛が免疫性を獲得するのに不可欠で，分娩直後の初乳に多く含まれている。

b．脂　　質

牛乳の脂質は，消化吸収率が90％以上と極めて高い。それは，脂質が**脂肪球**という形で存在することに起因する。脂肪球は直径$0.1〜22\,\mu m$（$1\,\mu m = 1000$分の$1\,mm$），平均$3\,\mu m$で，牛乳$1\,mL$中に約20〜60億個，**O/W型乳濁液**（エマルション　emulsion）として分散している。脂肪球の外側はリン脂質，リポたんぱく質，コレステロールの皮膜で包まれ，内部にトリグリセリドが存在する。脂肪球膜が乳化を助ける性質をもつので消化率が高く，牛乳中で乳脂肪の分離を防いでいる（図2-27）。

c．炭 水 化 物

牛乳の炭水化物のほとんど（99.8％）は**乳糖（ラクトース）**である。乳糖の甘味はスクロースの1/5程度で，牛乳にわずかな甘味を与えている。乳糖は**ラクターゼ**によって加水分解され，グルコース，ガラクトースとなって吸収される。グルコースは血糖，エネルギー源として，ガラクトースはとくに脳神経細胞の構成に不可欠な糖として重要である。ラクターゼ活性が低かったり，欠損していると乳糖が消化されないために腸管を刺激して腹部膨満感，下痢，腹痛などの症状がみられる。これを**乳糖不耐症（乳糖分解酵素欠損症）**という。欧米人に比べ日本人の方が，また年齢が高くなるにつれてその割合は高い。乳糖は腸内有害菌の増殖を抑え，カルシウムの吸収促進にも関与している。

d．無 機 質

牛乳の無機質としては，カリウムが最も多く，カルシウム，リン，ナトリウムなどがこれに次いでいる（表2-48）。

表 2-48 牛乳および人乳の成分（可食部 100 g 当たり）

		牛乳	人乳				牛乳	人乳
エネルギー	kcal	61	61	ビタミン				
水 分	g	87.4	88.0	A(レチノール当量)	µg	38	46	
たんぱく質	g	3.3	1.1	D	µg	0.3	0.3	
脂 質	g	3.8	3.5	E(α-トコフェロール)	mg	0.1	0.4	
炭水化物	g	4.8	7.2	K	µg	2	1	
灰 分	g	0.7	0.2	B₁	mg	0.04	0.01	
無機質				B₂	mg	0.15	0.03	
ナトリウム	mg	41	15	ナイアシン	mg	0.1	0.2	
カリウム	mg	150	48	B₆	mg	0.03	Tr	
カルシウム	mg	110	27	B₁₂	µg	0.03	Tr	
マグネシウム	mg	10	3	葉酸	µg	5	Tr	
リン	mg	93	14	パントテン酸	mg	0.55	0.50	
鉄	mg	0.02	0.04	ビオチン	µg	1.8	0.5	
亜鉛	mg	0.4	0.3	C	mg	1	5	
銅	mg	0.01	0.03					
マンガン	mg	Tr	Tr					
ヨウ素	µg	16	＊					
セレン	µg	3	2					
クロム	µg	0	0					
モリブデン	µg	4	0					

（日本食品標準成分表 2020 年版（八訂））

＊ 母乳の食事条件（特に海藻の摂取状況）に強く影響されるため，標準値を定めていない。

表 2-49 牛乳たんぱく質の種類とその割合

種 類	たんぱく質中の割合（%）
カゼイン	約80
αₛ-カゼイン	45〜55
κ-カゼイン	8〜15
β-カゼイン	25〜35
γ-カゼイン	3〜7
乳清たんぱく質	約20
β-ラクトグロブリン	7〜12
α-ラクトアルブミン	2〜5
免疫グロブリン	1.3〜2.8
プロテオース・ペプトン	2〜6

（穴釜雄三，『乳学』，光琳（1975））

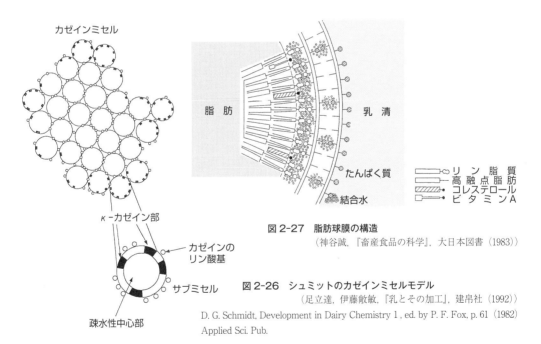

図 2-27 脂肪球膜の構造
（神谷誠，『畜産食品の科学』，大日本図書（1983））

図 2-26 シュミットのカゼインミセルモデル
（足立達，伊藤敞敏，『乳とその加工』，建帛社（1992））
D. G. Schmidt, Development in Dairy Chemistry 1, ed. by P. F. Fox, p. 61（1982）
Applied Sci. Pub.

とくにカルシウムは，量的に多い（100 g 当り 100 mg。人乳の約 3 倍）ばかりでなく，2/3 が**カゼインミセル**と結合してコロイド状に分散し，残り 1/3 が可溶性カルシウムとして存在し，いずれも吸収されやすい状態にあるのが特徴である。また，共存するリンとの比率がほぼ 1：1 でバランスが良いこと，乳糖やカゼインの消化産物である**カゼインホスホペプチド** casein phosphopeptide（CPP）による吸収促進も知られており，カルシウム給源としての評価が高い。

e．ビタミン

牛乳はほとんどのビタミンを含んでいるが，とくに給源として優れているのはA（レチノールおよびカロテン類）とB$_2$である（表2-48）。カロテン類の含量は飼料に由来するので，青草を食べる夏季には多く，冬には少ない。冬に製造されるバターにはカロテン類を添加することがある。

2）機能性成分

古くから，牛乳や乳製品には医薬的な効用が伝承されているが，最近になって科学的な解明が進み，数多くの生理機能が知られるようになった。

牛乳・乳製品の機能性成分には，そのまま体内に取り込まれて生理機能を発現する成分（**顕在的因子**）と消化されて顕在化し，取り込まれて生理機能を発現する成分（**潜在的因子**）がある。顕在的因子には，甲状腺刺激ホルモン，成長ホルモン，副腎皮質ホルモン，造血ホルモンや，鉄結合能をもつ**ラクトフェリン**などのたんぱく質がある。ラクトフェリンは，リンパ球，マクロファージなどの免疫系と炎症系に作用して生体防御に寄与すること，ヒトの細胞の増殖促進作用をもつことが明らかにされている。また，鉄を結合して鉄要求性の高い細菌の鉄利用性を妨げることから，**静菌活性**を示す。一方，潜在的因子は，カゼイン分解物のペプチドがほとんどである。カゼインホスホペプチドは，カルシウムがリン酸カルシウムとなって沈殿するのを防ぎ，とくに小腸下部での可溶化，吸収促進に関与しており，乳糖とともにカルシウム吸収率を高めている。その他，カゼイン分解物の各種ペプチドには，血圧降下作用，血小板凝集阻害作用なども知られ，**カゼイノグリコペプチド** caseinoglycopeptide は有害菌抑制作用を持つこともわかっている。

近年，腸内の有用微生物の働きが注目され，消化吸収の促進，ビタミンなどの有効成分の合成，有害微生物の抑制などによってヒトの健康に大きく貢献すると考えられるようになった。**プロバイオティクス**と呼ばれ，生菌や生菌を含む食品の積極的な利用が推奨されている。また，有用微生物の増殖には，食物繊維や各種オリゴ糖が有効であることが明らかになり，これらの成分を含む食品摂取（**プレバイオティクス**と呼ばれる）が重要と指摘されている。例えば，乳類に含まれる各種乳酸菌は有用微生物の代表的な存在であり，また乳類の乳糖，カゼイン分解物であるカゼイノグリコペプチドも有用微生物の増殖に関与することが知られている。乳類は腸内環境を改善し，整腸作用をもたらす有効な食品といえる。

(3) 牛乳成分の加熱変化

牛乳を加熱すると表面に**皮膜**が形成される。これは乳清たんぱく質が加熱変性することに起因する。カゼインは熱に対して比較的安定（100℃12時間加熱で凝固）であるのに対して，β-ラクトグロブリンやα-ラクトアルブミンは約75℃で凝固するのである。

牛乳を100℃以上で長時間加熱すると褐色化するのは，**アミノカルボニル反応**が起こり**メラノイジン**を生成するためである。この反応が起こると有効性リジンが損失し，牛乳の栄養価が低下する。

(4) 牛乳の加熱殺菌

牛乳にはさまざまな微生物が存在し，時間の経過とともに増殖する。とくに有害な微生物が増殖すると危険である。そこで衛生面での安全性を確保するために，通常，**加熱殺菌**が行われる。牛乳の主な殺菌法を表 2-50 に示す。

表 2-50　牛乳の主な殺菌法

種　類	温　度	時　間
低温長時間（LTLT）*1 殺菌	62〜65 ℃	30 分
高温短時間（HTST）*2 殺菌	72〜85 ℃	15 秒以上
超高温短時間（UHT）*3 殺菌	120〜130 ℃	2〜3 秒
超高温短時間（UHT）滅菌	140〜145 ℃	3〜5 秒

＊1　LTLT：Low Temperature Long Time の略
＊2　HTST：High Temperature Short Time の略
＊3　UHT：Ultra High Temperature の略

(5) 牛乳の利用

牛乳や乳製品には，成分規格，製造方法，保存方法などの基準があり，「乳および乳製品の成分規格等に関する省令」（**乳等省令**）によって定義されている。図 2-28 に乳および乳製品の分類を示す。

1) 飲　用　乳　city milk

① 牛　乳　**牛乳**とは，直接，飲用する目的で販売されるものである。生乳を均質化，殺菌して容器に充填されたもので生乳以外のものを添加することは禁止されている。

② 加工乳　**加工乳**とは，生乳を主原料とし，クリーム，バター，粉乳などの乳製品を

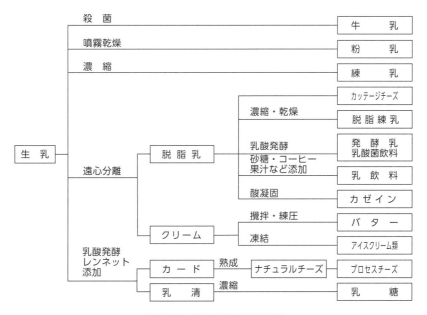

図 2-28　乳および乳製品の分類

加えたものである。**濃厚牛乳**は，一般の牛乳より無脂乳固形分および乳固形分を高くしており，**低脂肪牛乳** low fat milk は乳脂肪分を少なくし，無脂乳固形分を強化して乳固形分を牛乳とほぼ同量にしたものである。

③　乳飲料　**乳飲料**とは，牛乳または乳製品を主原料とし，コーヒー抽出液や果汁，糖分，香料などを添加した飲料で，いわゆる**コーヒー牛乳**，**フルーツ牛乳**などがある。

乳糖分解乳は，乳糖を酵素（ラクターゼ）分解したもので，グルコース，ガラクトースが生成することで通常の牛乳より甘味を強く感じる。

2) 粉　　乳　milk powder

粉乳は，牛乳を濃縮して噴霧乾燥したものである。**全粉乳**（牛乳を粉末化する），**加糖粉乳**（全粉乳に，一般には精製グラニュー糖を加える），**脱脂粉乳**（脱脂乳を粉末化する），**調製粉乳**（幼児の発育に必要な栄養素を加える），**特殊調整粉乳**（人乳の成分に近づけるように調整する）などがある。

3) 練　　乳　condensed milk

練乳は，牛乳を1/2程度に濃縮したものである。**無糖練乳**（単に濃縮する），**加糖練乳**（約16％の精製グラニュー糖を加えて濃縮する）があり，さらに後者には加糖全脂練乳（脂質8％以上）と**加糖脱脂練乳**がある。加糖練乳のスクロース濃度は40％以上となり，防腐性がある。

4) クリーム　cream

クリームは，牛乳をクリームセパレーターにかけて分離した乳脂肪の高い部分のことである。**コーヒークリーム**（乳脂肪率10～25％），**ホイップクリーム**（乳脂肪率30％以上で空気を吹き込んで泡立てる）などがある。バターやアイスクリームなどの原料となる。

5) バ　タ　ー　butter

バターは，クリームを撹拌して乳脂肪を塊状に集合させ（**チャーニング**），圧力で練り上げた（**ワーキング**）ものである（p.127参照）。原料クリームの発酵の有無で**発酵バター**と**非発酵バター**に，食塩添加の有無で**加塩バター**と**無塩バター**に分けられる。加塩バターは1～2％の食塩が添加されており，風味と保存性が良く，一般家庭で利用される。無塩バターはほとんどが業務用，製菓用である。

6) チ　ー　ズ　cheese

チーズは，原料乳に**乳酸菌**あるいは**凝乳酵素**（レンネット）を加えてカゼインを凝固させ，乳清（ホエー）を除いたカード（固形部分）を脱水し，カビ類，細菌類などによって発酵，熟成させたものである（ナチュラルチーズ）。熟成中にたんぱく質や脂質の分解によって，プロテオース，ペプトン，ペプチド，アミノ酸や，**揮発性脂肪酸**（酪酸，**カプロン酸**など）やアルデヒド類が生成し，独特の風味をもつようになる。チーズの製造法などは，2-5-3（p.159）でも述べられている。

2種類以上のナチュラルチーズを粉砕，混合して，乳化剤を加えて加熱溶解した後，成

表2-51　乳製品の一般成分（可食部100g当たり）

		バター（有塩）	プロセスチーズ	アイスクリーム（普通脂肪）
エネルギー	kcal	700	313	178
水　分	g	16.2	45.0	63.9
たんぱく質	g	0.6	22.7	3.9
脂　質	g	81.0	26.0	8.0
炭水化物	g	0.2	1.3	23.2
灰　分	g	2.0	5.0	1.0
ナトリウム	mg	750	1,100	110
カリウム	mg	28	60	190
カルシウム	mg	15	630	140
マグネシウム	mg	2	19	13
リ　ン	mg	15	730	120
鉄	mg	0.1	0.3	0.1
亜　鉛	mg	0.1	3.2	0.4
銅	mg	Tr	0.08	0.01
マンガン	mg	0	—	0.01
ヨウ素	μg	2	19	17
セレン	μg	Tr	13	4
クロム	μg	1	2	Tr
モリブデン	μg	3	10	6
ビタミンA（レチノール当量）	μg	520	260	58
ビタミンD	μg	0.6	Tr	0.1
ビタミンE（α−トコフェロール）	mg	1.5	1.1	0.2
ビタミンK	μg	17	2	3
ビタミンB$_1$	mg	0.01	0.03	0.06
ビタミンB$_2$	mg	0.03	0.38	0.20
ナイアシン	mg	0	0.1	0.1
ビタミンB$_6$	mg	Tr	0.01	0.02
ビタミンB$_{12}$	μg	0.1	3.2	0.2
葉　酸	μg	Tr	27	Tr
パントテン酸	mg	0.06	0.14	0.50
ビオチン	μg	0.4	2.1	2.7
ビタミンC	mg	0	0	Tr
食物繊維（総量）	g	0	0	0.1

（日本食品標準成分表2020年版（八訂））

形したのがプロセスチーズである。

7) 発 酵 乳　fermented milk，乳酸菌飲料　lactic acid bacteria beverage

　発酵乳は，乳酸菌（あるいは酵母も併用）を用いて発酵させた液状あるいは半ゲル状の乳製品である。乳酸発酵したものは**酸乳**とよばれ，ヨーグルトに代表される。ハードタイプとソフトタイプがある。乳酸発酵と酵母によるアルコール発酵を並行したものはアルコール発酵乳と呼ばれ，ケフィア（ロシア），クミス（中央アジア）などがある。ヨーグルトの特徴などは 2-5-3（p.159）で述べられている。

　乳酸菌飲料は，牛乳または脱脂乳を発酵し，飲用に調整したものである。生菌のまま飲むタイプ（乳製品乳酸菌飲料，ヤクルト系）と殺菌処理したタイプ（殺菌乳酸飲料，カルピス系）がある（表 2-52）。

表 2-52　発酵乳・乳製品乳酸菌飲料・乳酸菌飲料の成分規格

	発酵乳	乳製品乳酸菌飲料		乳酸菌飲料
		生菌乳酸菌飲料	殺菌乳酸菌飲料	
無脂乳固形分	8％以上	3％以上	3％以上	3％未満
乳酸菌または酵母数（1mL 当たり）	1000万以上	1000万以上	―	100万以上
大腸菌群	陰性	陰性	陰性	陰性

8) アイスクリーム　ice cream

　アイスクリームは，クリーム，砂糖，**安定剤**，**乳化剤**，**香料**などを混同して（アイスクリームミックス）起泡させ，約 −40℃で凍結させたものである。起泡によりアイスクリームミックスの用量は増加するが，この増加量をオーバーランといい，風味，舌ざわりの面から約 100％が適当とされている。

　アイスクリームは**乳等省令**によって，アイスクリーム（乳固形分 15％以上，乳脂肪分 3％以上），アイスミルク（乳固形分 10％以上，乳脂肪分 3％以上），ラクトアイス（乳固形分 3％以上）に分類されている。

2-3-4 卵 類　eggs

　卵は，栄養的に優れており，特にたんぱく質のアミノ酸組成は牛乳と同様にバランスがよく，**アミノ酸スコア**は 100 である。国民一人当たりの消費量は年間 337 個と，368 個のメキシコについで世界第 2 位となっている。生産量も年間約 260 万トンと，いずれも高い水準を維持している。食用として流通しているのは主として**鶏卵**であるが，**うずら，あひるの卵**なども利用されている。重さによって 70 g 以上 76 g 未満の LL サイズから 40 g 以上 46 g 未満の SS サイズまで 6 段階の規格に分けられ，76 g 以上および 40 g 未満は規格外とされている。一般的には 55〜60 g のものが流通している。

(1) 鶏卵の構造

　図 2-29 に示すように，卵は，**卵殻部，卵白部，卵黄部**からなり，それぞれの占める割

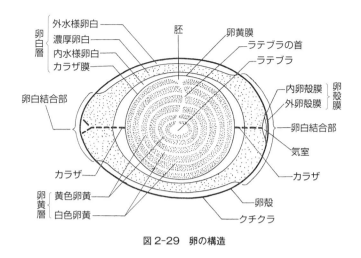

図 2-29　卵の構造

合は，重量比で 1：6：3 である。

　卵殻部は，**クチクラ**，**卵殻**，**卵殻膜**によって構成されており，主として**炭酸カルシウム**からできている。卵殻の厚さは鶏の品種，季節，飼料などによって変化し，色は鶏の品種によって決定され，卵黄や卵白の性質との関連はない。卵殻には**気孔**と呼ばれる小さな穴があいている。気孔を通して水分の蒸散やガス交換が行われる。産卵直後の卵の表面にはクチクラという薄膜が存在しており，水や微生物の侵入防止に役立っているが，もろいため，水洗いなどによって容易に消失する。卵殻の内側には外膜と内膜の 2 層からなる卵殻膜が存在し，卵の鈍端部で外膜と内膜が分かれて**気室**を形成している。

　卵白層は，**卵白**（濃厚卵白，内水様卵白，外水様卵白），**カラザ**，**カラザ膜**からなる。大部分が**水分**で，固形分のほとんどは，**たんぱく質**である。その他の微量成分としては，ビタミン C 以外の水溶性ビタミンが含まれている。カラザは，卵黄の表面から尖端および鈍端に向かって伸びている白いひも状の部分で，卵黄を卵の中心に固定している。

　卵黄部は，卵黄膜，胚盤，卵黄からなっている。約半分が水分であり，固形分には，**脂質**，**たんぱく質**を多く含んでいる。また，ビタミンは脂溶性，水溶性（ビタミン C 以外）ともに含まれる。鶏卵の貯蔵中に起きる構造上の最も重要な変化として，濃厚卵白の水様化，カラザ，および卵黄膜の脆弱化があげれられる。特に卵白は体内利用率が高く，大部分が消化・吸収される。また，鶏卵には含硫アミノ酸（メチオニン，シスチン）も多く含まれる。

（2）鶏卵の成分と機能性

　鶏卵にはたんぱく質をはじめ，脂質，ビタミン，無機質などの栄養素が豊富に含まれていて栄養的に優れた食品である（表 2-54）。特に卵白は体内利用率が高く，大部分が消化・吸収される。また，鶏卵には含硫アミノ酸（メチオニン，シスチン）も多く含まれている。コレステロールも 185 mg（1 個 50 g の場合）と高いが，一般に食事由来コレステロールの影響は少なく，摂取量と血中濃度との間に相関がないことが明らかになってい

る。厚生労働省は2015年に，コレステロール摂取上限基準値を廃止している。

1) 卵白の一般成分

a．たんぱく質

オボアルブミン（卵白中に含まれるたんぱく質の約54％を占める。熱凝固性，起泡性に関与する），**オボトランスフェリン**（コンアルブミンとも呼ばれ，鉄結合性を有する。卵白に含まれるたんぱく質の中で，最も熱変性を受けやすい），**オボムコイド**（トリプシンインヒビター，すなわち，セリンプロテアーゼの一種であるトリプシンの活性を阻害する物質として知られている。きわめて熱安定性が高い），**リゾチーム**（溶菌活性を有する。塩基性アミノ酸の含有量が高いため等電点が高い），**オボムチン**（濃厚卵白の粘度形成に関与している。卵白の泡の安定性に重要な働きをしている。ウイルスの感染防御機能を有する），**アビジン**（ビオチンと結合することにより，ビオチンのビタミン活性を失活させる），**シスタチン**（パパインなどのシステインプロテアーゼ活性を阻害する）などのたんぱく質が卵白中に含まれる。オボアルブミン，オボムコイド，オボトランスフェリン，リゾチームは，卵の主要な**アレルゲン**と考えられている。

b．ビタミン

ビタミンB_2，ナイアシン，パントテン酸，ビオチン，およびビタミンKが含まれている。ビタミンCは含有していない。

c．無　機　質

ナトリウム，カリウム，カルシウム，マグネシウム，リン，銅，ヨウ素，セレン，モリブデンなどが含まれている。特にナトリウム，カリウムが多く含まれている。

2) 卵黄の一般成分

a．たんぱく質

リポビテリン，**ホスビチン**，**低密度リポたんぱく質**（LDL），**リベチン**などが含まれている。卵黄に含まれるたんぱく質の約80％は脂質が結合した**リポたんぱく質**である。（表2-53）

表2-53　卵黄たんぱく質の種類と働き

LDL	30〜35％を占め，乳化力が強い
HDL（リポビテリン）	約10％を占めている，乳化活性がある
リベチン	5〜10％で免疫グロブリンとして働いている
ホスビチン	2〜4％でリン含量が高く，乳化力が強い

b．脂　　質

卵黄脂質は中性脂肪65％，リン脂質30％，コレステロール4％からなり，リン脂質は卵黄中でリポたんぱく質の構成成分となっている。

c．ビタミン

ビタミンA，D，E，K，B_1，B_2，B_6，B_{12}，葉酸，パントテン酸，ビオチンが含まれている。卵黄には水溶性，脂溶性ビタミンともに含まれているが，卵白には脂溶性ビタミン

表 2-54 鶏卵の成分表（可食部 100 g）

		全卵・生	卵黄・生	卵白・生
エネルギー	kcal	142	336	44
水 分	g	75.0	49.6	88.3
たんぱく質	g	12.2	16.5	10.1
脂 質	g	10.2	34.3	Tr
炭水化物	g	0.4	0.2	0.5
灰 分	g	1.0	1.7	0.7
ナトリウム	mg	140	53	180
カリウム	mg	130	100	140
カルシウム	mg	46	140	5
マグネシウム	mg	10	11	10
リ ン	mg	170	540	11
鉄	mg	1.5	4.8	Tr
亜 鉛	mg	1.1	3.6	0
銅	mg	0.05	0.13	0.02
マンガン	mg	0.02	0.08	Tr
ヨウ素	μg	33	110	2
セレン	μg	24	47	21
クロム	μg	0	0	0
モリブデン	μg	4	12	2
ビタミンA（β-カロテン当量）	μg	7	24	0
ビタミンA（レチノール当量）	μg	210	690	0
ビタミンD	μg	3.8	12.0	0
ビタミンE（α-トコフェロール）	mg	1.3	4.5	0
ビタミンK	μg	12	39	1
ビタミンB$_1$	mg	0.06	0.21	0
ビタミンB$_2$	mg	0.37	0.45	0.35
ナイアシン	mg	0.1	0	0.1
ビタミンB$_6$	mg	0.09	0.31	0
ビタミンB$_{12}$	μg	1.1	3.5	Tr
葉 酸	μg	4.9	150	0
パントテン酸	mg	1.16	3.60	0.13
ビオチン	μg	24.0	65	6.7
ビタミンC	mg	0	0	0
コレステロール	mg	370	1,200	1
食塩相当量	g	0.4	0.1	0.5

（日本食品標準成分表 2020 年版（八訂））

はほとんど含まれていない。

d. 無 機 質

ナトリウム，カリウム，カルシウム，マグネシウム，リン，鉄，亜鉛，銅，マンガン，ヨウ素，セレン，モリブデンなどが含まれている。特にリン，カルシウムが多く含まれている。

3）鶏卵の機能性成分

鶏卵には多くの機能性成分が含まれており，食品のほかにも医薬品や化粧品などへ利用されている。卵白に含まれるリゾチームは**溶菌活性**のほか様々な薬理効果を有し，**塩化リゾチーム**として医薬品へ利用されている。卵黄に含まれる**γ－リベチン**（IgY）は**免疫グロブリン**であり，糖に結合して存在している**シアル酸**（シアリルオリゴ糖）とともに**ロタウィルス感染阻害作用**などの生理作用が確認されている。卵殻カルシウムは，牛乳と同じくらい吸収性に優れているので，微粉末にしてカルシウム強化食品として利用されている。卵白を摂取する事により，コレステロールの吸収を抑制する効果も動物実験によって確認されている。

（3）鶏卵の特性

凝固性，**乳化性**，**起泡性**を卵の三大機能特性という。卵料理の基本的な原理は，この特性を利用したものである。

1）凝 固 性

卵白の凝固は58℃から，卵黄の凝固は68℃から始まる。卵白と卵黄を混合して加熱すると凝固温度は66℃になる。また，加熱温度，加熱時間，添加する牛乳，砂糖，調味料などによっても凝固温度は変化する。卵白と卵黄の凝固温度の違いを利用して加熱することにより，いわゆる**温泉卵**を作ることができる。鶏卵を加熱することにより卵白の消化性は高くなる。一方，卵黄の消化性は低下する。

2）乳 化 性

卵黄，卵白ともに乳化性を持つが，卵白に比べ卵黄の乳化安定性のほうが大きい。乳化性に主として関与しているのは，卵黄の主要成分である低密度リポたんぱく質（LDL）である。卵黄自体が**O/W（水中油滴）型のエマルション**となっている。**ホスファチジルコリン（レシチン）**などの卵黄リン脂質は，たんぱく質と結合して複合体であるリポたんぱく質になり，強力な乳化作用を持つ。卵黄の乳化性は，冷凍凍結によって低下することが知られている。

3）起 泡 性

一般的にたんぱく質の溶液は，撹拌することにより泡立ちやすい。たんぱく質を多く含む卵白も高い起泡性（泡立ち性）を示す。卵黄も容易に起泡するが，卵白の方がより起泡性が高い。たんぱく質溶液はせっけんや界面活性剤などの溶液と比較して安定な泡を生ずる場合が多い。卵白の泡立ちは卵白に含まれるたんぱく質に起因し，他の成分による影響はほとんどない。特にオボムチンの起泡性は，他のたんぱく質と比べきわめて高く，卵白

の泡沫安定性に対しても大きく貢献している。卵黄の起泡性に関しては，その中に含まれている低密度リポたんぱく質が主として関与している。

（4）鶏卵の鮮度判定

鶏卵の鮮度判定には次のような方法がある。

① 透視検卵法：鶏卵に直接光を当てることによって，気室の状態や血斑，肉斑などの混在を肉眼で調べる方法である。

② 卵黄係数：卵を平板に割卵して卵黄の高さを直径で除した値を卵黄係数という。新鮮卵では 0.35〜0.44 で，鮮度の低下にしたがって係数も低下する。

③ ハウユニット値（HU）：卵重量（Wg）と卵白の高さ（Hmm）から求める。新鮮卵は 86〜90 で，鮮度が低下すると値は小さくなる。食用としては 60 以上が望ましい（表 2-55）。

$$HU = 100 \log (H - 1.7\, W^{0.37} + 7.6)$$

表 2-55 卵の鮮度判定法と鮮度の目安

卵黄係数（h/d）	新鮮卵	0.36〜0.44	
	鮮度低下	値は小さくなる	
ハウユニット	72 以上	AA級	食用
	60〜72 未満	A	食用
	31〜60未満	B	加工用
	31未満	C	一般加工用

（5）卵 の 加 工

鶏卵に含まれる栄養成分の中で，卵黄脂質を構成している脂肪酸，脂溶性ビタミン，ミネラルなどが，鶏の飼料から卵へ移行することを利用して，飼料中にヨウ素，ビタミンA，D，E，リノール酸，リノレン酸，エイコサペンタエン酸（EPA），ドコサヘキサエン酸（DHA），鉄などを添加して**栄養強化卵**が生産されている。卵白を乳酸菌で発酵させた乳酸発酵卵白が機能性素材として製造されている。

ピータンは，あひるなどの卵を泥漬することにより，卵白たんぱく質がアルカリ変性して褐色半透明のゲル化したものである。

118

解説

(1) 肉質の硬さには，運動量も影響する。
(3) アクトミオシンは筋収縮をもたらす。
(4) 熟成は，肉の軟化やうまみの増加にも寄与する。
(5) 熟成時の低温とは $0 \sim 5$ ℃をさす。

解説

(2) 生肉の色は主にミオグロビン。ヘモグロビンは主に赤血球に存在する。
(3) カットによる鮮紅色は，オキシミオグロビンによる。
(4) 放置によって生じる3価の鉄は，褐色を呈するメトミオグロビン。
(5) ハムの発色剤は主として亜硝酸塩である。発色の補助を目的に加えられるのはアスコルビン酸である。

解説

(1) 呈味を示すのは，肉中のグアニル酸やイノシン酸である。
(2) ニトロソミオクロモーゲンによるものである。
(4) ミオシン-アクチン間結合の脆弱化には，プロテアーゼが寄与していると考えられている。
(5) 主にバラ肉が用いられる。

┌─ **解 答** ─────┐
問1 (2)　問2 (1)
問3 (3)
└───────────────┘

演習問題

問1 食肉の組織についての記述である。誤っているのはどれか。1つ選べ。(2000年　第14回　管理栄養士国家試験問題)

(1) 家畜の加齢にともない，肉質が硬くなるのは，結合組織をつくっているコラーゲンの分子内，分子間架橋が増加して不溶化していくためである。
(2) 結合組織のコラーゲンは加熱するとポリペプチド鎖がほどけて水溶性のゼラチンに変わり，冷却すると元のコラーゲンに戻る。
(3) 死後硬直時には筋原繊維たんぱく質のアクチンとミオシンが強く結合して，硬直複合体を形成している。
(4) 食肉の保水性はとちく直後が最も良く，死後硬直完了時点で最低になり，その後，熟成によって一部回復する。
(5) 死後硬直した食肉を低温で熟成させる時，80％程度解硬するのに牛で10日，豚で5日，鶏で半日かかる。

問2 食肉に関する記述である。正しいのはどれか。1つ選べ。(2003年　第17回　管理栄養士国家試験問題)

(1) 食肉を食塩や亜硝酸ナトリウムで漬けこみ冷蔵するとミオグロビンがニトロソミオグロビンに変化し，鮮紅色を呈するようになる。
(2) 生肉の色は主にヘモグロビンによる。
(3) 食肉を切ることによって，ミオグロビンは，酸素と接触・結合し，鮮紅色のメトミオグロビンに変化する。
(4) 食肉を放置することによって，ヘム中の2価の鉄が3価の鉄になり，褐色のオキシミオグロビンになる。
(5) ハムの加工では塩漬けを行うが，この際に β-カロテンを加え肉の発色を助ける。

問3 食肉に関する記述である。正しいのはどれか。1つ選べ。(2007年　第21回　管理栄養士国家試験問題)

(1) 肉中のグアニンは，呈味性ヌクレオチドの一種である。
(2) ハム・ソーセージの桃赤色は，N-ニトロソアミンによるものである。
(3) 牛枝肉は，と殺後，4℃ 24〜48時間で最大硬直を示す。
(4) 肉の熟成中にアクトミオシンがトロポミオシンに分解されて軟化が始まる。
(5) 豚ヒレ肉はベーコンの製造に使われる。

問4　食肉とその加工に関する記述である。正しいのはどれか。1つ選べ。(2011年　第25回　管理栄養士国家試験問題)

(1)　食肉の熟成により保水性が向上する。

(2)　ハムの製造に使用される亜硫酸塩は，食肉の発色に寄与する。

(3)　ニトロソミオグロビンに含まれる鉄は，3価（Fe3$^+$）である。

(4)　ドメスチックソーセージは，長期保存性に優れている。

(5)　羊腸は，フランクフルトソーセージのケーシングに使われる。

問5　魚介類の成分に関する記述である。正しいのはどれか。1つ選べ。

(1)　しろざけ，べにざけおよびししゃもは低棲魚に属する。

(2)　エキス窒素は赤身魚肉で少なく，白身魚肉で多い。

(3)　血合筋は普通筋に比べて鮮度低下や腐敗が速い。

(4)　魚肉たんぱく質組成を哺乳動物に比べると，筋基質たんぱく質が多く，筋原繊維たんぱく質の割合が多い。

(5)　くるまえび，いせえびなどのえび類にはヒスチジンが，くろあわびやほたてがいにはタウリンが多い。

問6　魚介類の鮮度判定に関する記述である。正しいのはどれか。1つ選べ。

(1)　TMAは細菌の増殖に伴って増加するので腐敗の良い指標であり，すべての魚介類に適応できる。

(2)　魚肉の揮発性塩基窒素が15～25 mg/100 gなら極めて新鮮，50 mg以上/100 gなら腐敗という値が採用されている。

(3)　K値はヌクレチオドの分解生成物を指標とする鮮度判定地で"たんぱく質の変性の速さ"を数量的に表示している。

(4)　一般にK値は刺身用には20％以下，すり身などの加工用原料には60％以下の魚肉が利用されている。

(5)　魚介類筋肉の生鮮度（K値）表示法は魚類，貝類，頭足類，甲殻類ですべて同じである。

解説

(2)　ハムへの使用が認められた発色剤は，亜硝酸塩や硝酸カリウムである。

(3)　2価である。肉色の変化において3価なのは，メトミオグロビンやメトミオクロモーゲンである。

(4)　ソーセージはドメスチックとドライに大別される。わが国でよく消費されているのはドメスチックで，水分が50～60％を占めており長期保存には向かない。

(5)　ソーセージの日本農林規格（農林水産省）により，次のように定められている。ボロニアソーセージ：牛腸を使用したもの。または製品の太さが36 mm以上のもの　フランクソーセージ：豚腸を使用したもの。または製品の太さが20 mm以上36 mm未満のもの　ウインナーソーセージ：羊腸を使用したもの。または製品の太さが20 mm未満のもの

解説

(1)　しろざけ，べにざけおよびししゃもは遡河魚に属する。

(2)　エキス窒素は赤身魚肉で多く，白身魚肉で少ない。

(4)　魚肉たんぱく質組成を哺乳動物に比べると，筋基質たんぱく質が少なく，筋原繊維たんぱく質の割合が多い。

(5)　くるまえび，いせえびなどのえび類にはグリシンが，くろあわびやほたてがいにはタウリンが多い。

解説

(1)　TMAは生きている魚の筋肉中に存在しないか存在しても微量であり，細菌の増殖に伴って増加するので腐敗の良い指標である。

(2)　魚肉の揮発性塩基窒素が5～10 mg/100 gなら極めて新鮮，50 mg以上/100 gなら腐敗という値が採用されている。

(3)　K値がヌクレオチドの分解生成物を指標とする鮮度判定値で"いきの良さ"を数量的に表示している。

(5)　魚介類筋肉の生鮮度（K値）表示法は魚類，貝類，頭足類，甲殻類で異なる。

解　答

問4　(1)　　問5　(3)

問6　(4)

(1) テトロドトキシンは湿熱による加熱調理で無毒化されない。
(2) シガテラとは熱帯や亜熱帯の主にサンゴ礁周辺に生息する魚類の摂食によって引き起こされる死亡率の低い食中毒の総称である。
(3) あぶらそこむつやばらむつはワックスエステルを多く含むため食べると下痢を引き起こす。
(4) シガトキシンは脂溶性で精製毒はテトロドトキシンの20倍の毒性を示す。

問7 魚介類の食中毒に関する記述である。正しいのはどれか。1つ選べ。
(1) テトロドトキシンは湿熱による加熱調理で無毒化される。
(2) シガテラとは熱帯や亜熱帯の主にサンゴ礁周辺に生息する魚類の摂取によって引き起こされる死亡率の高い食中毒の総称である。
(3) いしなぎやばらふえだいはワックスエステルを多く含むため食べると下痢を引き起こす。
(4) シガトキシンは脂溶性で精製毒はテトロドキシンの20分の1の毒性である。
(5) 肉食性巻貝であるばいの毒は中腸腺に集中し，他の内臓や肉は無毒である。

解説
(1) 荒節は焙乾工程まで仕上げた節である。
(3) 佃煮は調味料による脱水・浸透・濃縮により水分活性を0.65〜0.85に低下させて微生物の増殖を抑制し，保存性を高めた製品である。
(4) 燻製は目的により冷燻，温燻，熱燻があり，この中で熱燻が最も保存性が高い。
(5) 塩辛は製造工程で原料自身がもつ酵素と微生物の酵素により原料中のたんぱく質をアミノ酸に分解し，特有のうま味を醸し出した製品である。

問8 水産加工品に関する記述である。正しいのはどれか。1つ選べ。
(1) 荒節はカビつけした節類の一括名で，風味は焙乾香や魚臭が減少しまろやかとなる。
(2) 塩蔵品を製造する際の撒き塩法は，設備にコストがかからないが，食塩の浸透が不均一である。
(3) 佃煮は調味料による脱水・浸透・濃縮により水分活性を0.3〜0.5に低下させて微生物の増殖を抑制し，保存性を高めた製品である。
(4) 燻製は目的により冷燻，温燻，熱燻があり，この中で熱燻が最も保存性が高い。
(5) 塩辛は製造工程で原料自身がもつ酵素のみにより原料中のたんぱく質をアミノ酸に分解し，特有のうま味を醸し出した製品である。

解説
(1) レンネットで分解されるのは，κ-カゼインである。
(2) 牛乳の加熱で起きる反応は，主にアミノ・カルボニル反応である。
(4) ホモ型の乳酸菌は，糖類から乳酸だけを生成する。
(5) ミネラルなどを加えると，乳飲料に分類される。

問9 牛乳・乳製品に関する記述である。正しいのはどれか，1つ選べ。
(1) チーズ製造時に凝乳酵素剤レンネットを添加すると，カゼインの安定性に関わるβ-カゼインが限定的に分解され，安定性を失い沈殿する。
(2) 牛乳を100℃以上で長時間加熱するとカラメル化反応が起こり，リシンの損失につながる。
(3) ヨーグルトは，乳酸菌発酵で生成した乳酸によるpH低下で，カゼインが等電点沈殿したものである。
(4) ヨーグルト製造に用いられるホモ型の乳酸菌は，乳酸以外に酢酸やエタノールなどを嫌気的に生成する。
(5) 加工乳では，一般にビタミンやミネラルが添加されている。

解 答
問7 (5)　問8 (2)
問9 (3)

問10 牛乳・乳製品に関する記述である。正しいのはどれか。1つ選べ。

(1) 牛乳を加熱すると表面に皮膜が形成されるのは、カゼインの一部が過熱変性することに起因する。

(2) LL牛乳（long life milk）は、超高温短時間殺菌法を用いて製造される。

(3) 牛乳の脂質は、脂肪球として乳化分散しており、脂肪球の外側にトリグリセリド、内部にリン脂質などが包まれて存在している。

(4) 牛乳のカルシウムは、すべてがカゼインミセルと結合し、コロイドとして分散している。

(5) 乳糖（ラクトース）は、D-ガラクトースとD-グルコースがβ-1,4ガラクシド結合した二類糖である。

【解説】
(1) カゼインは熱に比較的安定であり、乳清たんぱくの変性が主因である。
(2) 超高温短時間滅菌法を用いる。
(3) 脂肪球の外側にリン脂質など、内部にトリグリセリドが存在する。
(4) カゼインミセルと結合しているのは3分の2、残りが3分の1は可溶性カルシウムとして存在する。

問11 卵およびその加工品に関する記述である。正しいのはどれか。1つ選べ。

(1) 卵黄の色素の主成分は、ルチンである。

(2) リゾチームは卵黄成分で、優れた抗菌力を有している。

(3) 卵が古くなると、卵黄膜の強度が低下して、卵黄係数が上昇する。

(4) 鶏卵の第1制限アミノ酸は、リシンである。

(5) 卵白のオボムチンは、泡沫安定性に寄与する。

【解説】
(1) 卵黄の色素の主成分は、ルテインである。摂取する飼料に由来する。
(2) リゾチームは、卵白に含まれる。
(3) 卵が古くなると、濃厚卵白の水様化や卵黄膜の強度低下が起こり、殻を割ったときに卵白の広がりや卵黄の崩れがあったりする。卵黄係数は低下する。
(4) 鶏卵はアミノ酸スコアが100で、制限アミノ酸はない。

問12 卵についての記述である。誤っているのはどれか。1つ選べ。

(1) 卵を65℃に保っておくと、卵黄は凝固し、卵白の部分は半流動性の卵となる。

(2) 卵の品質を表わす数値にハウ単位が用いられる。その数値は、卵重と平板上に流した濃厚卵白の高さとの関係で算出される。

(3) 卵白はpH 12.0以上でゲル化する。ピータンはアルカリによる卵白のゲル化を利用した卵製品である。

(4) 卵白に比べ卵黄の乳化力の大きいのは、卵黄中の中性脂肪に起因する。

(5) 卵黄の色は、カロテノイド系の色素である。したがって、その色の濃淡は飼料中のカロテノイド色素含量による影響が大きい。

【解説】
(4) 卵黄中のリポプロテインやリン資質に起因する。

解 答

問10 (5)	問11 (5)
問12 (4)	

解説

(1) オボムコイドはきわめて熱安定性が高い。一方，オボアルブミンは，比較的，熱変性を受けやすい。

(3) 卵白中には，鉄はほとんど含まれていない。

(4) 卵のオボムコイド，オボアルブミン，リゾチームなどの主要なアレルゲンは，卵白に含まれている。

(5) 全卵のコレステロール含量は，食肉類より多い。

問13 卵の成分に関する記述である。正しいのはどれか。1つ選べ。

(1) オボムコイドは，加熱により凝固する。

(2) 卵黄の脂質は，トリアシルグリセロールが主成分である。

(3) 卵白の鉄含量は，卵黄より多い。

(4) 卵黄は，卵白よりアレルギーを起こしやすい。

(5) 全卵のコレステロール含量は，牛肉（脂身つき）と同程度である。

解 答

問 13 (2)

2-4 油脂，甘味料，調味料，香辛料，嗜好飲料

2-4-1 食用油脂

　油脂は食品原料に含まれる脂質を精製して製造する食品で，通常，常温（25℃）で液体のものを**油**，固体のものを**脂**と呼ぶ。油脂は原料素材によって**植物性**と**動物性**に分類され，それぞれ，液体のものと固体のものがある。あと，食用油脂にさらに加工処理を行って製造する**加工油脂**がある。

(1) 食用油脂の成分

　食用油脂はほぼ100％**脂質**で構成されており，他の一般成分はほとんど含まれていない。油脂に含まれる脂質のほとんどは，グリセロールに脂肪酸3分子がエステル結合した**中性脂肪**（トリアシルグリセロール，トリグリセリド）である。中性脂肪ごとに構成脂肪酸の組成が異なる。主な食用油脂の脂肪酸組成を表2-56に示す。

表2-56　主な食用油脂の脂肪酸量および脂肪酸組成（100g当たり）

食品名	脂肪酸量（g）				脂肪酸量（mg）						
	総量	飽和	一価不飽和	多価不飽和	ラウリン酸 12:0	ミリスチン酸 14:0	パルミチン酸 16:0	ステアリン酸 18:0	オレイン酸 18:1	リノール酸 18:2 n-6	α-リノレン酸 18:3 n-3
オリーブ油	94.58	13.29	74.04	7.24	0	0	9800	2900	—	6600	600
ごま油	93.83	15.04	37.59	41.19	0	0	8800	5400	—	41000	310
サフラワー油（ハイオレイック）	94.21	7.36	73.24	13.62	0	68	4500	1900	—	13000	210
サフラワー油（ハイリノール）	92.40	9.26	12.94	70.19	0	110	6300	2200	—	70000	220
大豆油	92.76	14.87	22.12	55.78	0	71	9900	4000	—	50000	6100
とうもろこし油	92.58	13.04	27.96	51.58	0	0	10000	1900	—	51000	760
なたね油	93.26	7.06	60.09	26.10	64	78	4000	1900	—	19000	7500
落花生油	92.26	19.92	43.34	29.00	0	44	11000	3000	—	29000	210
牛脂	89.67	41.05	45.01	3.61	75	2200	23000	14000	—	3300	170
ラード	92.66	39.29	43.56	9.81	140	1600	23000	13000	—	8900	460
有塩バター	70.56	50.45	17.57	2.14	2500	8300	22000	7600	—	1700	280
ソフトタイプマーガリン（家庭用）	75.33	23.04	39.32	12.98	3600	1700	11000	4800	38000	12000	1200
ショートニング（家庭用）	93.33	46.23	35.54	11.56	3500	1900	31000	8200	34000	11000	990

（日本食品標準成分表2020年版（八訂）脂肪酸成分表編）

　バターやマーガリンは，**油中水滴型**（W/O型）のエマルションで，油脂でありながら水分が15〜30％含まれる。一般成分以外の成分では，ビタミンD以外の脂溶性ビタミンが含まれており，特に**ビタミンE**の含量が高い。ビタミンDは脂溶性ビタミンであるが，食用油脂の原料となる動植物に含まれていないため，食用油脂にも含まれない。主な食用油脂のビタミンE含量を表2-57に示す。また，牛脂やラード，バターなどの動物性油脂にはコレステロールが含まれる。なたね油の**エルシン酸**や綿実油の**ゴシポール**など，一部の油脂には有害成分が含まれる。

表2-57　主な食用油脂のビタミンE含量（mg/100g）

食品名	トコフェロール				食品名	トコフェロール			
	α	β	γ	δ		α	β	γ	δ
オリーブ油	7.4	0.2	1.2	0.1	牛脂	0.6	Tr	0.1	0.6
ごま油	0.4	Tr	44.0	0.7	ラード	0.3	Tr	0.1	Tr
サフラワー油	27.1	0.6	2.3	0.3	有塩バター	1.5	0	0.1	0
大豆油	10.0	2.0	81.0	21.0	ソフトタイプマーガリン	15.0	0.7	37.0	6.2
なたね油	15.0	0.3	32.0	1.0	ショートニング	9.5	0.1	12.0	5.0

（日本食品標準成分表2020年版（八訂））

（2）食用油脂の物理化学的性質

　脂肪酸には，炭化水素鎖の部分がすべて単結合の**飽和脂肪酸**と，1つ以上のシス型二重結合を持つ**不飽和脂肪酸**がある。飽和脂肪酸は炭化水素鎖の部分がジグザグ構造をとりつつ，全体的には横一線に真っすぐなのに対し，不飽和脂肪酸は二重結合を形成している炭素と隣り合う炭素との結合角度が単結合同士の結合角度と異なるため，二重結合の箇所で順次同一方向に折れ曲がっている。

　飽和脂肪酸含量の高い油脂では，飽和脂肪酸が真っすぐな構造をしている関係で分子同士の距離が縮まって非常に詰まった構造をとり，分子同士に強い**分子間力**が働く。それに対して不飽和脂肪酸の高い油脂では，不飽和脂肪酸が折れ曲がった形をしている関係で分子同士がうまく重なりあうことができないため，分子間にすき間ができ，分子同士の距離も長いために分子間力も弱くなる。

　固体は物質を形成する粒子同士が分子間力によって強く結びつき，粒子の運動が制限されている状態で，液体は粒子同士に分子間力は働いているもののその力は弱く，各粒子が運動している。固体の状態にある物質に熱を加えると，**熱エネルギー**によって粒子の運動性が高まり，液体に変化する。この，物質が固体から液体に変化する時の温度，言い換えれば，物が溶ける時の温度を**融点**という。

　飽和脂肪酸が多い油脂では分子同士の結合力が強いために常温では固体のものが多く，熱エネルギーによって分子を運動させるのにかなりの熱量が必要となるため，融点が高い。不飽和脂肪酸が多い油脂では分子間の結合が弱いため，少ない熱量でも容易に分子の運動が生じる。そのために融点は低く，常温ですでに液体となっているものが多い。一般的に，牛や豚などの陸生動物から採取した油脂は**パルミチン酸**や**ステアリン酸**などの飽和脂肪酸の含量が高いために融点が高く，常温で固体となっている。一方，**オレイン酸**や**リノール酸**含量の高い植物，**エイコサペンタンエン酸**，**ドコサヘキサエン酸**含量の高い魚から採取した油脂は融点が低く，常温で液体となっている。

　油脂を構成する脂肪酸の不飽和度の指標として，**ヨウ素価**がある。油脂にヨウ素を反応させると，油脂中の脂肪酸の二重結合部にヨウ素が付加する。ヨウ素価は，油脂100gに結合するヨウ素の重量（g）として表される。飽和脂肪酸を多く含む油脂では結合するヨウ素量が少なく，ヨウ素価は低値を示す。不飽和脂肪酸の含量や不飽和度の高い脂肪酸の割合が多い油脂では，結合するヨウ素量が多くなる。したがって，オレイン酸のような**モ**

ノエン酸（一価不飽和脂肪酸）を多く含む油脂では不飽和度が高くないためにヨウ素価は
それほど大きな値を示さないが，リノール酸のような**ジエン酸**やα-リノレン酸のような
トリエン酸などの，1分子中に複数の二重結合を有する**ポリエン酸**（多価不飽和脂肪酸）
を多く含む油では，ヨウ素価は高値を示す。不飽和度は油脂の酸化や融点に影響し，ヨウ
素価の値が高い油脂ほど酸化を受けやすく，融点は低くなる。主な食用油脂のヨウ素価と
融点を表2-58に示す。

表2-58　主な食用油脂のヨウ素価と融点

食品名	ヨウ素価	融点（℃）	食品名	ヨウ素価	融点（℃）
乾性油			植物脂		
大豆油	122〜150	-5	カカオ脂	29〜38	32〜39
サフラワー油	114〜141	-8〜-7	パーム油	43〜60	43〜60
半乾性油			動物脂		
ごま油	103〜118	-6〜-3	牛脂	25〜60	35〜50
なたね油	94〜107	-12〜6	ラード	46〜70	28〜48
不乾性油					
オリーブ油	75〜90	0〜6			
落花生油	82〜109	0〜3			

　植物油では，塗布した油が乾くか乾かないかという違いによる分類法がある。油脂の種
類によっては，油が酸化されると**酸化被膜**という薄膜を形成する。酸化被膜ができる油を
乾性油，できない油を**不乾性油**という。ヨウ素価が高い油ほど不飽和度が高く，酸化を受
けやすいので，乾きやすくなる。そこで，ヨウ素価が130以上の油を乾性油，100〜130
のものを半乾性油，100以下のものを不乾性油と分類している。

(3) 食用油脂の製造

　食用油脂は植物性油脂と動物性油脂で，製造方法が異なる。

　植物油脂の精製法を図2-30に示す。植物油脂では，まず，植物原料から油を採取する。

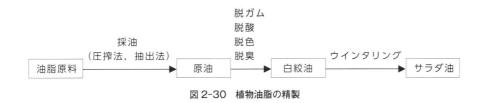

図2-30　植物油脂の精製

採取法として，原料を機械で圧搾して油を染み出させる**圧搾法**と，**ヘキサン**などの有機溶
媒を用いて原料から油を溶解抽出する**抽出法**がある。通常，油を多く含む原料から油を採
取する時や風味の強い油を採取する時は圧搾法，油の含量が少ない原料から油を採取する
時は抽出法が用いられる。

　原油を採取後，原油に水を加えて撹拌，遠心分離し，水和したガム質を除去する**脱ガ
ム**，水酸化ナトリウムによって遊離脂肪酸を中和除去する**脱酸**，活性白土に色素成分を吸
着させ，油と活性白土をろ過して色素を除去する**脱色**，高温，真空下で油脂に水蒸気を吹
き込み，臭いの成分を除去する**脱臭**の処理工程を行い，原油を精製する。ここまでの精製

処理を行った油を**白絞油**もしくは**天ぷら油**という。白絞油を冷却すると，ロウなどの融点の高い成分が凝固，析出してくる。こうして析出した成分を取り除く処理を**ウインタリング**（脱ロウ）といい，ウインタリング処理を行った油が**サラダ油**になる。

動物油脂は，原料を直火で炙って油を溶出させる**炒採法**か，原料を熱湯でゆで，湯の上に浮いてきた油を採取する**煮採法**によって採油する。

（4）主な食用油脂

1）植物性油脂

a. 大 豆 油　soybean oil

大豆油は世界で最も生産量，消費量の多い油脂で，食用油脂としてそのまま使うだけでなく，加工油脂の原料としても多く使われている。構成脂肪酸の約 50 ％がリノール酸で不飽和度がかなり高いため，酸化されやすいという欠点がある。

b. な た ね 油　rapeseed oil

なたね油は**菜種**（別名**油菜**）の種子に含まれる油を精製したもので，日本では昔から食用としてだけでなく，灯り用の油としても使われていた。元々日本で栽培されていた菜種には**エルシン酸**（エルカ酸）という，心疾患を引き起こす危険性のある脂肪酸が多く含まれていたが，現在は品種改良によって作られた，エルシン酸をほとんど含まない**キャノーラ**という品種の菜種から油を採っている。

c. ご ま 油　sesame oil

ごま油には，炒ったごまを圧搾して油を集めた**焙煎ごま油**と，生のままのごまを圧搾して油を集めた**ごまサラダ油**がある。焙煎ごま油の方が，色が濃くて香りが強い。抗酸化作用を持つビタミン E のほか，セサミノールやセサモールといった**ごまリグナン**と呼ばれる抗酸化成分が含まれているため，不飽和度が高い割には酸化を受けにくい。

d. オリーブ油　olive oil

オリーブ油はオリーブの実を圧搾して油を得る。未精製のものと精製したものがあり，未精製の油を特に**バージンオイル**という。不飽和度が高くない上，抗酸化作用を持つビタミン E やカノテノイド類，ポリフェノール類を含むため，酸化を受けにくい。

e. カ カ オ 脂（カカオバター）　cacao butter

カカオ脂はチョコレートの原料となる油脂で，**カカオ豆**から採取される。パルミチン酸やステアリン酸といった飽和脂肪酸を多く含むので，常温では固体である。融点は約 35 ℃と人間の体温に近い温度で，カカオ脂に含まれる中性脂肪のエステル構成が限定的であるため，融点幅が非常に狭い。そのため，融点より低温の条件では固体を維持して非常に硬いが，融点に達すると一斉に溶解する。この性質が，チョコレートの口当たりに関係している。

2) 動物性油脂

a. ラ ー ド（豚脂）lard

ラードは豚の脂身から採取した油脂で，リノール酸の含量が高く，動物油脂の中では融点が比較的低めになっている。そのため，口の中で溶けやすくて口当たりがいい。ただし，リノール酸が多い分，酸化を受けやすいという欠点がある。

b. 牛 脂（ヘット，タロー）beef tarrow

牛脂はラードに比べて飽和脂肪酸を多く含み，リノール酸含量が低くなっている。そのため，融点がラードよりも高くなっており，そのまま食べても口の中で溶けにくく，口当たりが悪いので，牛脂は通常，温めて食べる料理に用いる。

c. バ タ ー butters

バターは牛乳を原料とし，原料乳を遠心分離して集めたクリームを一度冷却した後，撹拌する。この工程を**チャーニング**といい，チャーニングをすると **O/W 型**から **W/O 型**に変化する**転相**が起き，バターの原型ができる。これに食塩や添加物を加えて練り合わせて製造する（**ワーキング**）。酪酸やカプロン酸，カプリル酸といった**低級脂肪酸**の含有率が高く，加熱すると独特の臭気を発する。

3) 魚 油 fish oils

魚油の原料としては，いわしやまぐろ，さば，たらなどの油ののった魚が多く使われる。魚油には**エイコサペンタエン酸**（EPA）や**ドコサヘキサエン酸**（DHA）といった多価不飽和脂肪酸が多く含まれており，動物性油脂ながら融点が低くて常温で液体となっている。

EPA や DHA は血中コレステロール濃度の低下や血栓の形成抑制などの生理作用を有しているが，その反面，不飽和度が非常に高く酸化されやすいという欠点を有する。

4) 加 工 油 脂

a. 硬 化 油

硬化油は図 2-31 に示すように，液体状の原料油脂に**水素**を添加し，原料油脂に含まれる不飽和脂肪酸の二重結合を単結合に変え，油脂の不飽和度を低下させている。その結果，油脂の融点が上昇し，常温で液体だった油が固体に変化する。添加する水素の量により，融点を調節することができる。硬化油では二重結合数の減少によってヨウ素価が低下

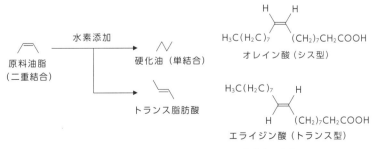

図 2-31　油脂の水素添加とトランス脂肪酸の生成

すると共に酸化を受けにくくなるが，水素添加した際に二重結合の一部がシス型から**トランス型**に変わる場合がある。トランス型脂肪酸の過剰摂取は心血管疾患，特に冠動脈性心疾患のリスクを高める危険性がある。そのため，トランス脂肪酸の摂取量については総エネルギー摂取量の1％未満とする目標値が設定されている。

b. マーガリン　margarines

マーガリンは原料油脂や硬化油に水や副原料を加え，冷却しながら全体を練り合わせて製造する。リノール酸の多い油を用いると，ソフトタイプのマーガリンができる。水分含量を高くしても柔らかいマーガリンができ，特に水分含量を増やして油の含有率が80％未満となった非常に柔らかいタイプのマーガリンを**ファットスプレッド**という。家庭用マーガリンの大半がファットスプレッドである。

c. ショートニング　shortening

ショートニングは原料油脂や硬化油に**窒素ガス**を吹き込みつつ，冷却しながら全体を練って製造したもので，水をほとんど含まない。そのため，加工製品にショートニングを使うと，ふっくらとしてかつ割れやすい状態に仕上がる。

2-4-2　甘味料　sweeteners

甘味を持った物質は天然に数多く存在するが，甘味料はそれらの特徴をうまく利用した食品素材である。甘味料はスクロースなどの**天然糖質系**，異性化糖などの**糖誘導体**，ステビアなどの**非糖質系天然甘味料**やアスパルテームといった**非糖質系合成甘味料**とに分類できる。とくに砂糖の代替甘味料とされる非糖質系合成甘味料は低エネルギー，高甘味度，低う蝕性といった特徴を有するものが多く，近年使用量が増加している。

(1) 糖類およびその誘導体　sugars and sugar-derivatives

a. 砂　糖（スクロース　sucrose），ショ（蔗）糖（サッカロース　saccharose ともいう）

グルコースとフルクトースとがα-1,2結合した二糖で，代表的な甘味料である。スクロースは，多くの高等植物に存在するが，工業的には**イネ科サトウキビ**（*Saccharum officinarum*，かんしょ）の茎部から精製して**かんしょ糖**を製造する。また，**アカザ科てんさい**（*Beta vulgaris* ssp. *vulgaris*，ビート）の根部から精製して**てんさい糖**（ビート糖）を製造する。製法は異なるが最終製品は両者同等である。

甘味料の甘さの評価指標として甘味度が用いられるが，スクロースの甘味度は，グルコースの約2倍で，フルクトースより小さい。甘味度は，温度による甘味の変化がないこと，アノマー性異性体がないことなどからスクロースの甘味度を1（または100）として官能評価により比較する（表2-59）。

砂糖は，その品質特性により分類される。上白糖，中白糖，三温糖は，結晶粒子の小さい**車糖**（ソフトシュガー）に分類され，グラニュー糖，白ざら，中ざらは結晶粒子が大きく，純度の高い（99.70〜99.95％）**ざらめ糖**（ハードシュガー）に分類される。車糖とざらめ糖を合わせて**精製糖**と呼び，ざらめ糖を加工した角砂糖，氷砂糖，粉糖の**加工糖**と

表 2-59　各種甘味料の甘味度

糖　類	甘味度	糖アルコール	甘味度	オリゴ糖	甘味度	非糖質系	甘味度
スクロース（基準）	1.0	ソルビトール	0.6〜0.7	グリコシルスクロース	0.6	ステビア	100〜150
グルコース	0.6〜0.7	マルチトール	0.8〜0.9	フルクトオリゴ糖	0.5	グリチルリチン	50〜100
フルクトース	1.2〜1.5	マンニトール	0.6	パラチノース	0.5	ソーマチン	2,000〜3,000
マルトース	0.5	キシリトール	0.6	ラクチュロース	0.6	アスパルテーム	100〜200
異性化糖	1.1	還元パラチノース	0.45			スクラロース	600
水　飴	0.35〜0.4					アセスルファムK	200

区別される。これら精製糖と加工糖は**分蜜糖**といい，着色し，灰分含量の多い黒砂糖，和三盆などの**含蜜糖**と区別する。

　化合物としてのスクロースは非還元糖であるので，褐変反応（**アミノカルボニル反応**）は起きないが，上白糖など車糖では，製品をしっとりさせるため**転化糖溶液**（ビスコと呼ばれ，グルコースとフルクトースを含む）を 1.30〜2.10 ％程度添加していることから褐変反応が起きやすい。

b. その他の糖質甘味料

① **異性化糖**　isomerized glucose syrup, isomerized sugar

　でんぷんを α-アミラーゼ，グルコアミラーゼにより加水分解して得たグルコース溶液に**グルコースイソメラーゼ**を作用させ，その異性体であるフルクトースに変換した液糖である。グルコースとフルクトースがほぼ 1 : 1 の比で平衡に達する。

　JAS 規格では，フルクトース 35 ％以上 50 ％未満のもの（製品としては「42 ％もの」とする）を**ブドウ糖果糖液糖**と表示し，これを濃縮した 50 ％以上 90 ％未満のもの（製品としては「55 ％もの」という）を**果糖ブドウ糖液糖**，90 ％以上のものを**高果糖液糖**と表示する。果糖 55 ％で砂糖とほぼ同じ甘さが得られるので現在「55 ％もの」が主な製品である。

　異性化糖は，砂糖と比較して極めて安価なので代替甘味料として広く用いられている。とくに低温で甘味度が上昇するフルクトースを含むので，清涼飲料に多く使用されている。また，固定化グルコースイソメラーゼ反応塔（**バイオリアクター**）を用いて精製，濃縮を行ない，「42 ％もの」を製造することも実用化されている。甘味度は 1.1，エネルギー換算係数は 4 kcal/g である。

② **転化糖**　invert sugar

　スクロースを**希酸**，または**β-D-フルクトシダーゼ**（スクラーゼ，インベルターゼともいう）で加水分解したグルコースとフルクトースとの等量混合物である。天然には，ハチミツに含まれる。甘味料は 1〜1.3 とされ，エネルギー換算係数は 4 kcal/g である。

c. 糖アルコール

エリスリトール以外は，糖類を高圧下で**接触還元**（ニッケル触媒による水素添加）して得られる。分子内に還元基（アルデヒド基）が存在しないので空気中の酸素で酸化されず，安定で褐変しにくい。低エネルギー，低う蝕性であることから用途が広がっている。

① **ソルビトール** sorbitol（ソルビット sorbit ともいう）

バラ科ナナカマド（*Sorbus aucuparia*）の果実にちなんだ命名であるが，りんごなど果物類，海藻に存在する。工業的にはグルコースの還元によって製造される。そのため**グルシトール**とされることもある。血糖値を上昇させず，褐変しにくい。爽快感のある甘味と低う蝕性，保湿性，保存性があり，菓子類，水産練製品に用いられる。甘味度は 0.60～0.70，エネルギー換算係数は 3 kcal/g である。

② **キシリトール** xylitol（キシリット xylit ともいう）

果実，野菜類に含まれるが，工業的にはもみ殻やとうもろこしの芯などから抽出した**キシラン**由来の**キシロース**から得られる。溶解による吸熱量が大きいので冷涼感があり，爽やかな甘味を呈する。血糖値を上昇させず，褐変しにくい。低う蝕性であることから虫歯予防効果を持つガムに使われる。甘味度は，糖アルコールの中では唯一砂糖と同等（1.0）で，エネルギー換算係数は 3 kcal/g である。

③ **エリスリトール** erythritol

接触水素添加法ではなく，グルコースの発酵によって生成する炭素数 4 の糖アルコールで，酒類，みそ・しょうゆなど発酵食品に含まれるので**ブドウ糖発酵甘味料**ともいう。低う蝕性で，血糖値を上昇させず，褐変しにくい。糖アルコールの中ではもっとも緩下作用を起こしにくい。甘味度は 0.75 程度であるが，糖アルコールの中ではもっとも低エネルギーであり，エネルギー換算係数は 0 kcal/g である。

④ **マルチトール** maltitol（マルチット maltit，還元麦芽糖水飴ともいう）

二糖であるマルトースの遊離アノマー水酸基を持つ方のグルコースを還元して**ソルビトール**としたものである。甘味の質は砂糖に近いが血糖値を上昇させず，褐変しにくい。消化吸収されにくいので砂糖の代替の低エネルギー甘味料として使用される。甘味度は，0.80～0.90 程度，エネルギー換算係数は 2 kcal/g である。

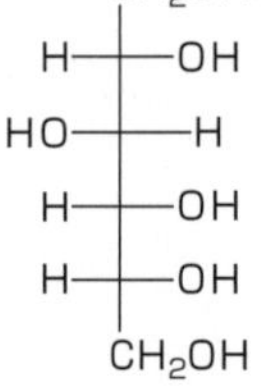

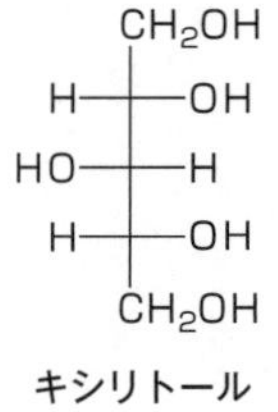

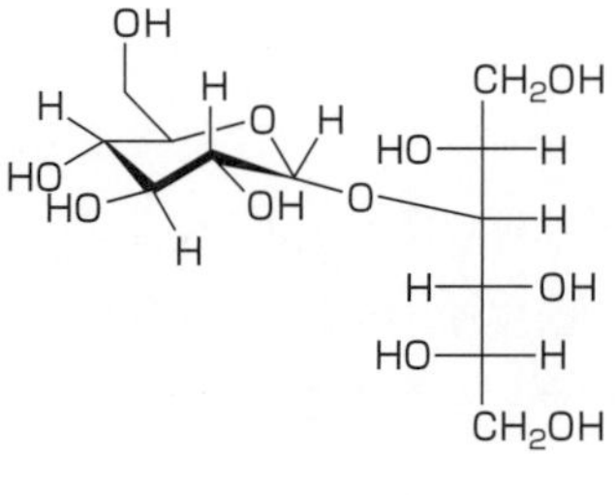

図 2-32 主な糖アルコール

⑤ **ラクチトール** lactitol

二糖である**ラクトース**（gal-glc）から製造される。構成するグルコースを還元しソルビトールにしたものである。やや緩下作用が大きい。甘味度は低いが砂糖に近い味質で菓子類，食肉加工品に使われる。甘味度は 0.35 程度，エネルギー換算係数は 2 kcal/g である。

⑥ **還元パラチノース** reduced palatinose

パラチニット palatinit とも呼ばれ，**パラチノース**（glc-α-1,6-fru）から製造される。そのフルクトースをソルビトールに還元したものである。吸湿性が低いので主としてキャンディなど菓子類の加工に適している。甘味度は 0.4 程度，エネルギー換算係数は 2 kcal/g である。

d. オリゴ糖

① **トレハロース** trehalose

2 つのグルコースがアノマー水酸基同士で α-1,1-グリコシド結合した二糖である。天然に広く存在するが**きのこ類**などに含まれ，**昆虫類**ではエネルギー源である。低吸湿性で褐変しにくいので菓子類，パン類，冷凍食品での利用が多い。甘味度は 0.45 程度，エネルギー換算係数は 4 kcal/g である。

② **パラチノース** palatinose

イソマルツロース isomaltulose とも呼ばれ，スクロースのグルコシル基が分子内転移によってフルクトースの 6 位炭素に結合した二糖（glc-α-1,6-fru）である。*Protaminobacter rubrum* や *Serratia phymuthica* などの細菌が産生するある**α-グルコシルトランスフェラーゼ**（グルコシル転移酵素）をスクロースに作用させて生成する。低う蝕性（虫歯の原因になりにくい）と，抗う蝕性（共存するスクロースのう蝕誘発能を阻害）とを合わせ持つ。小腸に存在するパラチナーゼによってグルコースとフルクトースに加水分解され，吸収される。甘味度は 0.4 程度，エネルギー換算係数は 4 kcal/g である。

③ **ラフィノース** raffinose

スクロースのグルコース側にガラクトースが α-1,6 グリコシド結合した三糖である。てんさい糖の副産物である糖蜜から分離精製される。**大豆オリゴ糖**としても知られる。低吸湿性であるので粉末顆粒で利用しやすい。低エネルギーでビフィズス菌増殖作用が知られる。甘味度は 0.2 程度，エネルギー換算係数は 2 kcal/g である。

④ **フルクトオリゴ糖** fructooligosaccharide

スクロースのフルクトース部分にさらにフルクトースが 1〜数個結合したオリゴ糖である。**たまねぎ，アスパラガス，ごぼう，むぎ類**に含まれる。工業的には糖度 55〜60°Bx（ブリックス糖度）のスクロース溶液を *Aureobasidium pullulans* などの固定菌体を詰めたカラムに通して，菌体内の**フルクトーストランスフェラーゼ**（果糖転移酵素）の作用によって生成する（バイオリアクター）。難消化性であり，ビフィズス菌などの腸内細菌を増殖させ，血清脂質濃度を改善させる水溶性食物繊維と同様の働きがある。ほとんど吸収されず低エネルギーであり，血糖値を上昇させない。甘味の質はスクロースに近いが，甘

味度は，製品によって 0.25〜0.35 程度，エネルギー換算係数は 2 kcal/g 程度である。

⑤　**グルコシルスクロース**　glucosylsucrose

マルトオリゴスクロースmaltooligosucrose ともいわれるが，商品名の**カップリングシュガー**がよく用いられる。スクロースのグルコース部分にさらにグルコースが1〜4個結合したオリゴ糖である。でんぷんとスクロースの混合液に*Bacillus macerans*（枯草菌の一種）などが産生する**グルカノトランスフェラーゼ**glucanotransferase（シクロデキストリン合成酵素ともいう）を作用させて生成したものである。抗う蝕性を示し，口腔内細菌（*Streptococcus mutans*）のデキストランスクラーゼ（スクロースから不溶性デキストランを合成）を阻害する。抗う蝕性甘味料としてキャンディ，クッキーなどに使用される。甘味度は 0.55〜0.60，エネルギー換算係数は 4 kcal/g である。

(2) 非糖質系天然甘味料

①　**ステビア**　stevia

キク科ステビア（*Stevia rebaudiana*）から抽出した配糖体を主成分とする甘味料である。**ステビオサイド**stevioside を主成分とするもの，およびそのグルコース誘導体（糖転移製品），**レバウディオサイド**rebaudioside 高含有製品がある。アグリコンは，**ステビオール**　steviol というジテルペンである。低吸湿性で，褐変しにくい。飲料，菓子類，水産練り製品，漬物などに用いられる。非う蝕性で，甘味度が高いので使用量が少なくてすむため低エネルギー甘味料として用いられる。甘味度は 100〜300，エネルギー換算係数は 4 kcal/g である。

②　**ソーマチン**（thaumatin タウマチンとも読む）

西アフリカ原産の果実に含まれるたんぱく質系甘味料である。甘味度は 2,000〜3,000，エネルギー換算係数は 4 kcal/g である。

(3) 非糖質系合成甘味料

①　**アスパルテーム**　aspartame

L-アスパラギン酸と**L-フェニルアラニン**からなる**ジペプチドのメチルエステル**である。低吸湿性であるが，食品への浸透性が高い。スクロースと同様の甘味を示すが，加熱により分解しやすい。甘味度は 100〜200，エネルギー換算係数は 4 kcal/g である。

②　**スクラロース**　suclarose

砂糖に近い甘味で，後味が少なく，酸・熱に安定，低う蝕性，かつ消化されない合成甘味料で，飲料，菓子類に広く使用される。甘味度は 600，エネルギー換算係数は 0 kcal/g

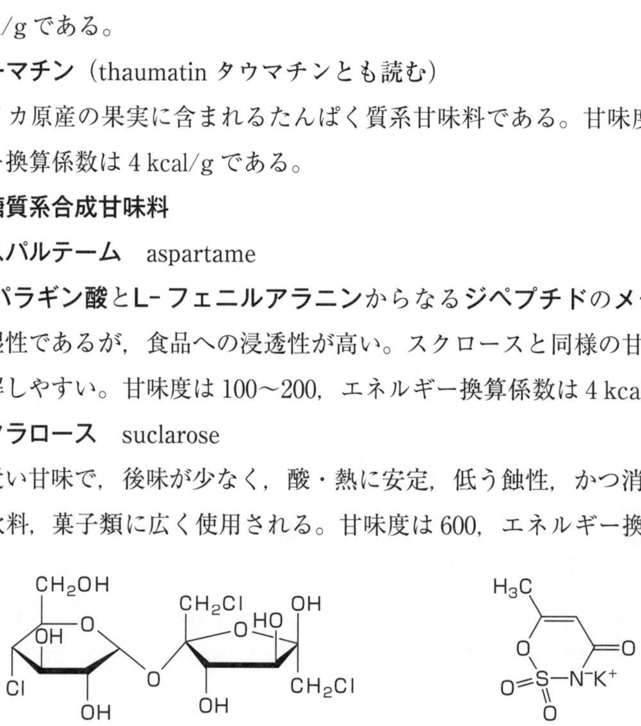

スクラロース　アセスルファムカリウム

図 2-33　主な合成甘味料

である。

③　アセスルファムカリウム　acesulfame K

完全合成甘味料である。柔らかい味質，わずかに苦味があるが，アスパルテームと併用で砂糖に近い甘味が得られる。低う蝕性で血糖値を上昇させない。アスパルテームより安価で，酸・熱に安定，かつ消化されないため，菓子類によく使用される。食品ごとに使用基準があるが，飲料への利用が増加している。甘味度は200，エネルギー換算係数は0 kcal/g である。

2-4-3　調味料　seasoning

調味料は**非発酵調味料**と**発酵調味料**に大別される。ここでは砂糖を除く非発酵調味料について説明する。なお，砂糖は2-4-2甘味料を，発酵調味料は2-5-2を参照されたい。

1）風味調味料　flavor seasoning

風味調味料は，JAS規格では調味料（アミノ酸など）および風味原料に砂糖類，食塩など（香辛料を除く）を加え，乾燥し，粉末状，顆粒状などにしたものであり，調理の際風味原料の香りと味を付与するものと定義されている。風味原料とは節類（かつおぶしなど），煮干魚類，こんぶ，貝柱，乾しいたけなどの粉末または抽出濃縮物のことである。なお，JAS規格では風味調味料は香味や色沢が良好であり，かつ異味異臭がないこと，糖分が40 %以下，食塩分が35 %以下であり，かつ糖分および食塩分の合計量65 %以下であることなども定められている。風味とこくのバランスが良いことから主に和風料理に用いられている。

2）ウスターソース類　worcester sauce

ウスターソース類は，JAS規格では茶色または茶黒色をした液体調味料のことで，野菜や果実の搾汁，煮出汁，ピューレーまたはこれらを濃縮したものに砂糖類（砂糖，糖みつ，糖類），食酢，食塩，香辛料を加えて調製したもの，またはこれらにでん粉，調味料などを加えて調製したものと定義されている。粘度の低い順から**ウスターソース，中濃ソース，濃厚ソース**に分類される。ウスターソースはイギリス産と国内産では用途が異なり，前者は風味づけや隠し味に使用され，後者は揚げ物などにかけて食べる際に用いる。イギリス産にはアンチョヴイソース，タバスコソース，オイスターソース，デミグラスソース，ホワイトソースなどがある。

ウスターソースは野菜および果実の含有率が低く，粘度が0.2 Pa・s*未満，中濃ソースは，粘度が0.2 Pa・s以上2.0 Pa・s未満，濃厚ソースは野菜および果実の含有率が高く，粘度が2.0 Pa・s以上のものである。

ウスターソース類は炭水化物を多く含み，カリウム，カルシウム，鉄などの無機質やビタミンB_1，B_2などのビタミンを含み，食物繊維も0.5～1.0 g/100 g程度含まれている。

---

* Pa・sはSI（国際単位）における粘度（物質の粘りの度合）の単位で，流体内に1 mにつき1 m/sの速度勾配があるとき，その速度勾配の方向に垂直な面において速度の方向に1 Paの応力が生ずる粘度と定義されている。

3) 乾燥スープ　dehydrated soup

乾燥スープは，JAS 規格では食肉，家畜などの食肉以外の可食部分，たんぱく加水分解物またはこれらに**つなぎやうきみ**などを加えたものに調味料，砂糖類，食用油脂，香辛料などを加えて調製し，粉末状，か粒状，固形状に乾燥したもので，水や牛乳を加えて加熱したり，水，熱湯もしくは牛乳を加えることによりスープとなるものと定義されている。つなぎとは穀粉，でん粉，牛乳，粉乳などのようにスープを濃厚にするために使用するもので，うきみとは食肉，卵，野菜，海藻，ヌードル，クルトンなどまたはこれらを調理したものを乾燥させたもの，スープに浮かせるものである。大別すると乾燥コンソメ，乾燥ポタージュ，その他の乾燥スープに分けられる。

乾燥コンソメは，食肉，家畜などの食肉以外の可食部分，骨とけん，魚介の煮出汁を使用し，かつ，つなぎを加えないものである。水を加えて加熱したり，水や熱湯を加えることにより食肉や魚介の風味を有する清澄なスープである。

乾燥ポタージュは，つなぎを加えたもので，水や牛乳を加えて加熱したり，水，熱湯や牛乳を加えることにより濃厚で不透明なスープとなるもののことである。

4) ドレッシング　dressing

ドレッシングは，JAS 規格では，食用植物油脂（香味食用油を除く）および食酢若しくはかんきつ類の果汁に食塩，砂糖類，香辛料等を加えて調製し，水中油滴型に乳化した半固体状若しくは乳化液状の調味料，又は分離液状の調味料であり，主としてサラダに使用するものとされ，これにピクルスの細片などを加えたものもドレッシングに分類される。ドレッシングは**半固形状，乳化液状，分離液状**のものがある（図 2-34）。

半固形状ドレッシングは，ドレッシングのうち粘度が 30 Pa·s 以上のもので，**マヨネー**

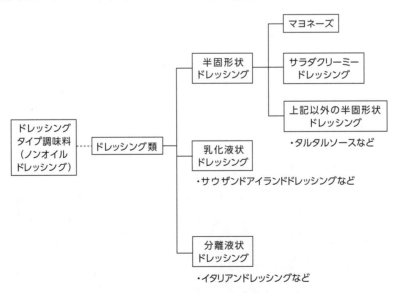

図 2-34　ドレッシングの分類

全国マヨネーズ・ドレッシング類協会ホームページ（一部改変）
（JAS 規格：実線，JAS 規格外：破線）

ズ，サラダクリーミードレッシング，これら以外の**半固形状ドレッシング**に分類される。

マヨネーズは，卵黄または全卵を使用し，食酢やかんきつ類の果汁，卵黄，卵白，たんぱく加水分解物，食塩，砂糖類，はちみつ，香辛料，調味料（アミノ酸など），香辛料抽出物以外の原材料を使用していないもので，原材料に占める食用植物油脂の重量の割合が65 %以上のものである。

サラダクリーミードレッシングは，卵黄，でんぷんまたは糊料を使用し，食酢やかんきつ類の果汁，卵黄，卵白，でん粉（加工でん粉を含む），たんぱく加水分解物，食塩，砂糖類，はちみつ，香辛料，乳化剤，糊料，調味料（アミノ酸など），酸味料，着色料および香辛料抽出物以外の原材料を使用していないもので，原材料に占める食用植物油脂の重量の割合が10 %以上50 %未満のものである。

乳化液状ドレッシングは，ドレッシングのうち乳化液状のもので，粘度が30 Pa・s未満のものでサウザンアイランドドレッシングなどがある。また，分離液状ドレッシングはドレッシングのうち，分離液状のものでフレンチドレッシング（分離型）などがある。一方，JAS規格外のドレッシングにドレッシングタイプ調味料があり，別名**ノンオイルドレッシング**と呼ばれている。食酢は含まれるが油は含まれないためである。シソ，ウメ，ゴマ風味などと種類が豊富である。

ドレッシングは脂質が多く含まれるため，エネルギー値が高いが，ビタミンA，E，B_1，B_2などのビタミン類を含んでいる。また，マヨネーズにはリノール酸やα-リノレン酸のような必須脂肪酸が多い。食酢と食塩を含んでいるためサルモネラ菌などの食中毒菌の生育を抑制する作用がある反面，脂質の酸化や分離を防ぐために冷暗所での保管が必要である。

5）めん類等用つゆ　noodle soup

めん類等用つゆとは，JAS規格ではしょうゆに砂糖類や風味原料（かつおぶし，こんぶ，乾しいたけなど）から抽出しただしを加えたもの，これにみりん，食塩その他の調味料を加えたもので，直接または希釈して，そば，うどんなどのめん類のつけ汁，かけ汁，煮込汁，天ぷらのつけ汁として用いる。一般に使用するしょうゆは関東ではこいくちで関西ではうすくちが用いられている。

6）うま味調味料　umami seasoning

うま味調味料とは，グルタミン酸，イノシン酸，グアニル酸などのうま味成分を水に溶けやすく使いやすくしたもののことで，料理に添加するとうま味を与えるほかに全体の味を引き立てる効果がある。**アミノ酸系うま味調味料**と**核酸系うま味調味料**がある。代表的なアミノ酸系調味料は，**グルタミン酸ナトリウム**であり，1908年に池田菊苗がこんぶのうま味として発見し，現在は糖蜜やでん粉などにグルタミン酸生産菌を加えて発酵培養し大量生産されている。核酸系調味料には**イノシン酸ナトリウム**，**グアニル酸ナトリウム**，**リボヌクレオチドナトリウム**（イノシン酸ナトリウムとグアニル酸ナトリウムの混合物）がある。イノシン酸ナトリウムは，1913年に小玉新太郎がかつお節のうま味成分として，

また，グアニル酸ナトリウムは，1960年に国中明がシイタケのうま味成分として発見した。イノシン酸ナトリウムやグアニル酸ナトリウムをグルタミン酸ナトリウムに数％添加すると，味の相乗効果によって強いうま味が発現される。家庭用としては**低核酸系うま味調味料**と**高核酸系うま味調味料**がある。前者はリボヌクレオチドナトリウムを1〜2.5％配合したもので，後者はリボヌクレオチドナトリウムを6〜12％配合したものである。加工食品には，「調味料（アミノ酸）」または「調味料（アミノ酸等）」，「調味料（核酸）」と表示されている。

7）トマト加工品類　processed tomatoes

トマト加工品は，**トマトケチャップ，トマトソース，トマトピューレ，トマトペースト**などがある。トマトケチャップはトマトを裏ごしして濃縮したものに，食塩，香辛料，食酢，砂糖類，たまねぎ，にんにくなどを加えて調味したもので，可溶性固形分が25％以上となっている。トマトソースはトマトケチャップと同様に作られ，可溶性固形分は8〜25％であるため濃度が薄い。スパゲッティーやパスタソースの主原料となる。トマトピューレはトマトを裏ごしして濃縮し，少量の食塩，香辛料，野菜などを加えて調味したもので，可溶性固形分は8％以上24％未満である。スープや煮込み料理に用いられる。トマトペーストはトマトピューレをさらに真空管で脱水し，ペースト状に濃縮したもので，可溶性固形分が24％以上であり，ピザソースなどに用いられる。加工用トマトは，生食用トマトと品種や栽培方法が異なるだけでなく，栄養成分も異なる。前者は完熟時に収穫するためリコペン，β-カロテン，ビタミンCなどが多いので，トマト加工品はこれらの成分が豊富に含まれる。

8）食塩類　salts

食塩類を製造方法から分類すると，原塩を溶解し再製加工したもの（食卓塩，精製塩，特殊精製塩など），**イオン交換膜電気透析法**による海水濃縮かん水を煮詰めたもの（食塩，並塩など），原塩を洗浄粉砕したもの（漬物塩），外国から輸入した天日塩（原塩），原塩を粉砕したもの（粉砕塩）に分けられる。NaClの純度が99％以上のものは食卓塩，精製塩，特殊精製塩，食塩で，95％以上のものは並塩，漬物塩，原塩，粉砕塩である。精製塩は食品加工用に適しており，特殊精製塩はバター，チーズなどの加工，原塩はしょうゆ醸造用に用いられる。また，漬物塩にはリンゴ酸やクエン酸などが添加されている。最近では需要を満たすために，天日塩（海水塩）の他に岩塩も輸入されている。

2-4-4　香辛料　herbs and spices

香辛料は，植物の種子，花，葉，根茎などを原形のまま，あるいは乾燥品を粉砕して利用している食品であり，**ハーブ（香草）類**　herbsと**スパイス類**　spicesとに分けられる。ハーブ類は，主に地中海沿岸周辺地域を原産とする植物で，特にその生体への作用成分が注目される。一方，スパイス類は熱帯から亜熱帯を原産とする植物で，その香気成分，色素成分，および辛味成分を利用している。香辛料の食品としての機能は，鮮やかな色素成

分による**着色作用**，香気成分による**香り付け**（賦香作用），魚や肉類など動物性食品の不快臭を消去する**マスキング**（矯臭作用），および香気成分や辛味成分の刺激による**食欲増進作用**などである。また，抗菌作用をはじめ，抗酸化作用やさまざまな薬理作用も数多く報告されている。

　香辛料は通常の使用では比較的少量であるため，日本食品標準成分表2010では一部成分について分析されていない項目もあるが，エネルギー値は収載されている。

　香辛料として用いられる食品は多数あるが以下に代表的な食品の成分的特徴について述べる（図2-35）。

1）とうがらし　red pepper

　熱帯アメリカ原産の**ナス科**一年生草本（*Capsicum annuun* L.）の果実で，**鷹の爪**などの辛味品種が辛味性香辛料として用いられる。とうがらしの甘味品種は，**パプリカ，ピーマン，ししとうがらし**などである。近縁種の**タバスコ**（Tabasco, *C. frutescens* L.）も辛味とうがらしとして知られる。辛味成分は，不揮発性の**カプサイシン** capsaicin（$C_{18}H_{27}NO_3$）やジヒドロカプサイシン dihydrocapsaicin（$C_{18}H_{29}NO_3$）である。これらは0.1〜0.5％程度含まれるが，品種ごとの含有量の差が大きい。赤色色素は，主としてカロテノイド**カプサンチン** capsanthin（$C_{40}H_{56}O_3$）である。とうがらしの辛味は，カプサイシン含有量に基づいて**スコビル値** Scoville scale（スコビル辛味単位 Scoville Heat Units ともいう）で表される。カプサイシンには体熱産生亢進作用や体脂肪蓄積抑制作用などの報告がある。

2）こしょう　pepper

　南西インド原産の**コショウ科**多年生草本でツル植物（*Piper nigrum* L.）の果実である。**黒こしょう**は，こしょうの実が熟する前に採取して乾燥したものである。**白こしょう**は，完熟後外皮を除いて乾燥させたものである。辛味成分は，アミド構造を有するアルカロイドである**ピペリン** piperine（$C_{17}H_{19}NO_3$）で，これは2カ所の二重結合を持つがそれらはいずれもトランス型である。この2カ所の二重結合がいずれもシス型の異性体である**シャビシン**（チャビシン）chavicine（$C_{17}H_{19}NO_3$）も辛味を有する。こしょうの芳香は，α-フェランドレン α-phellandrene（$C_{10}H_{16}$），αおよびβ-ピネン α, β-pinene（$C_{10}H_{16}$），リモネン limonene（$C_{10}H_{14}$）などモノテルペン類 monoterpenes を含む精油成分（含量0.6〜2.6％）である。食欲増進，利尿などの作用が報告されている。

3）か　ら　し　mustard

　マスタードとも呼ばれ，**和がらし**と**洋がらし**とに分けられる。和がらし（オリエンタルマスタードともいう）は，中央アジア原産とされる**アブラナ科**越年生草本カラシナ（*Brassica juncea* L.）の種子を粉末化し，洋がらし（イエローマスタードともいう）は，黒からし（*B. nigra* L.）および白からし（*Sinapis alba* L.）の種子を粉末化したものである。黒からしと白からしはアブラナ科の別属別種である。和がらしと黒がらしの辛味成分は，**シニグリン** sinigrin（$C_{10}H_{16}KNO_9S_2$）（配糖体）が**ミロシナーゼ** myrosinase（チオグルコシダーゼ，thioglucosidase）の作用によって生成する揮発性の**アリルイソチオシ**

アネート allyl isothiocyanate（C_4H_5NS）である。しろがらしの辛味成分は，**シナルビン** sinalbin（$C_{14}H_{19}KNO_9S_2$）（配糖体）がやはりミロシナーゼの作用によって生成する **_p_-ヒドロキシベンジルイソチオシアネート** _p_-hydroxybenzyl isothiocyanate（$C_8H_7NOS_2$）である。_p_-ヒドロキシベンジルイソチオシアネートは不揮発性であるため，辛味はやや弱い。練りマスタードはフレンチマスタード，粒入りマスタードはあらびきマスタードとも呼ばれ，からしに醸造酢，食塩，植物油脂などを混合した食品である。マスタードは，唾液量増加，胃腸の働きを強めるなど多くの生理作用が報告されている。

4）しょうが ginger

南アジア，インド原産の**ショウガ科**多年生草本である**しょうが**（_Zingiber officinale_ Roscoe）の根茎である。辛味成分である**ジンゲロン** zingerone（$C_{11}H_{14}O_3$）や**ショウガオール** shogaol（$C_{17}H_{24}O_3$）は加熱・乾燥などによりジンゲロール gingerol（$C_{17}H_{26}O_4$）から生成する化合物である。芳香は，精油成分として0.25〜3％含まれるセスキテルペン類 sesquiterpenes であるジンギベレン zingiberene（$C_{15}H_{24}$）やモノテルペン類である β-フェランドレン β-pherandrene（$C_{10}H_{16}$），1,8-シネオール 1,8-cineole（$C_{10}H_{18}O$），シトラール citoral（$C_{10}H_{16}O$）などによる。しょうがには，古来より鎮痛，鎮咳，解熱などの作用が報告されている。

5）にんにく garlic

中央アジア原産とされる**ユリ科**多年生草本である**にんにく**（_Allium sativum_ L.）のりん茎である。辛味成分は，チオエーテル類の**ジアリルジスルフィド** diallyl disulfide（$C_6H_{10}S_2$），アリルプロピルジスルフィド allylpropyl disulfide（$C_6H_{12}S_2$）などである。これらチオエーテル類は，植物組織中では前駆体で無臭の**アリイン** alliin（$C_6H_{11}NO_3S$）として存在しており，すり下ろすなどにより細胞が破壊されるとアリインに**アリイナーゼ** aliinase（alliin lyase）が作用して**アリシン** allicin（$C_6H_{10}OS_2$）が生成し，さらにアリシンからチオエーテル類が生成するのである。ニンニクは，これらチオエーテル類による独特の芳香により，人類がもっとも古くから用いてきた香辛料のひとつであり，胃腸の働きを強め，抗菌作用やコレステロール低下作用などが報告されている。

6）わ さ び wasabi

わが国特産の**アブラナ科**多年生草本である**わさび**（_Wasabia japonica_ Matsum.）の根茎である。辛味成分は，黒がらしと同じくミロシナーゼの作用により**シニグリン**から生成する**アリルイソチオシアネート**である。強い抗菌作用，消化促進作用を有することが報告されている。

7）タ イ ム thyme

地中海沿岸，小アジア原産の**シソ科**多年生草本である**タチジャコウソウ**（_Thymus vulgaris_ L.）の茎葉が用いられる。芳香は，乾燥葉に0.7〜2.5％含まれる精油成分によるものであり，精油中の成分は，**チモール** thymol（$C_{10}H_{14}O$）（15.1〜61.5％），チモールの異性体である**カルバクロール** carvacrol（$C_{10}H_{14}O$）（2.2〜44.3％），_p_-シメン

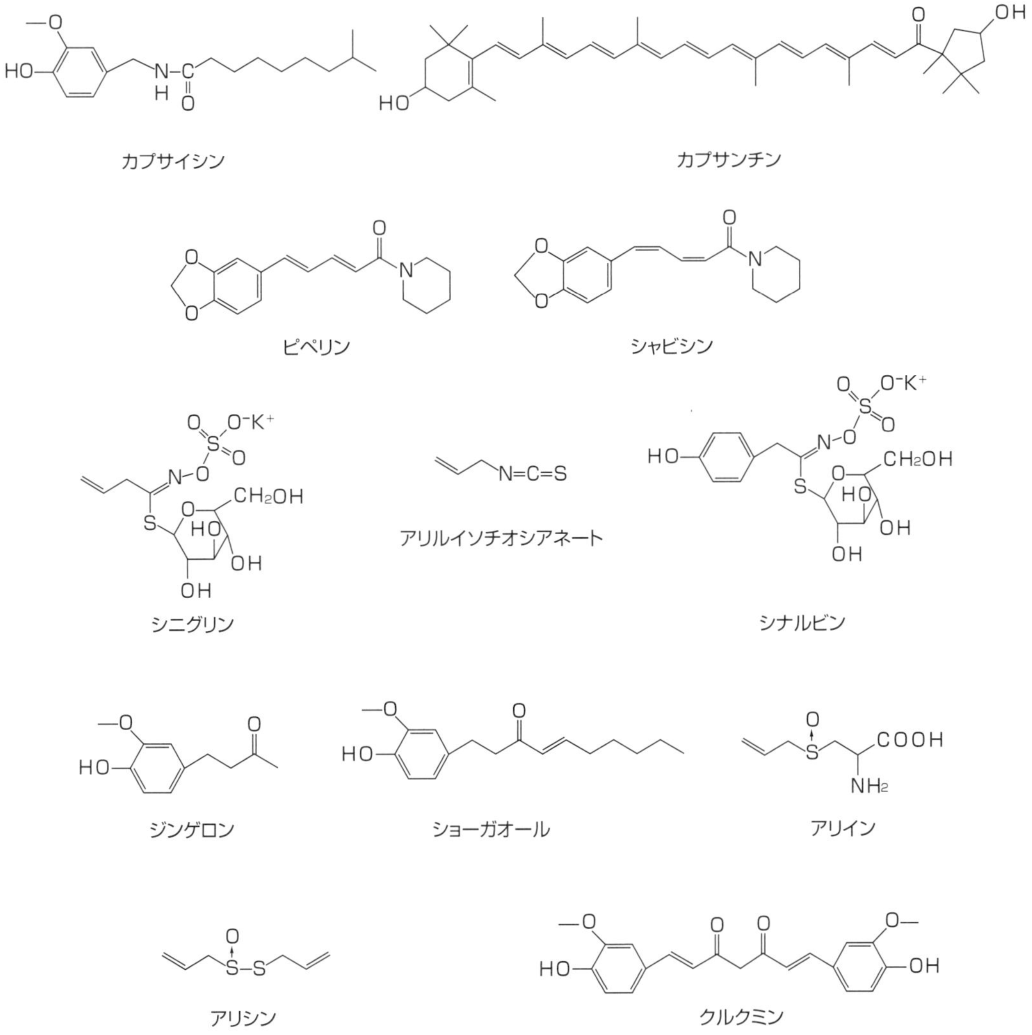

カプサイシン　　　　　　　　　　　　　　　カプサンチン

ピペリン　　　　　　　　　　　　　シャビシン

シニグリン　　　　　アリルイソチオシアネート　　　　シナルビン

ジンゲロン　　　　　　　ショーガオール　　　　　　　アリイン

アリシン　　　　　　　　　　　　クルクミン

図 2-35　主な香辛料

p-cymene（$C_{10}H_{14}$）（4.1〜22.8 %）などのモノテルペン類で，含有量は生産地によって大きく異なる。

8) バ ジ ル　basil

インド，熱帯アジア原産の**シソ科**一年生草本である**メボウキ**（*Ocimum basilicum* L.）の開花直前の全植物を乾燥し粉末化したもので，イタリア名の**バジリコ**とも呼ばれる。芳香は，乾燥葉に 0.4〜1.0 % 程度含まれる精油成分によるものであり，精油中の成分は，**オイゲノール** eugenol（$C_{10}H_{12}O_2$）や**リナロール** linalool（$C_{10}H_{18}O$）と **1,8-シネオール** 1,8-cineol などである。

9) ロ ー レ ル　lorel

地中海沿岸地方原産の**クスノキ科**木本である**ゲッケイジュ**（*Laurus nobilis* L.）の乾燥

葉である。**ベイリーブス**とも呼ばれる。芳香は，**1,8-シネオール** 1,8-cineole，ターピニルアセテート terpinyl acetate（$C_{12}H_{20}O_2$），オイゲノール eugenol などのモノテルペン類である。

10) **ターメリック** turmeric

東南アジア原産の**ショウガ科**多年生草本である**ターメリック**（*Curcuma longa* L.）の根茎を乾燥し粉末化したものである。**ウコン**とも呼ばれる。ターメリックの特徴は，黄色色素の**クルクミン** curcumine（$C_{21}H_{20}O_6$）を含むことである。カレー粉には欠かせない香辛料で 20〜40 ％程度配合される。芳香は，根茎に 1.3〜5.5 ％含まれる精油成分であり，精油中の成分は，デヒドロツルメロン dehydroturmerone（$C_{15}H_{22}O$）・ツルメロン turmerone（$C_{15}H_{24}O$）（約 60 ％），ジンギベレン zingiberene（25 ％）などのセスキテルペン類である。

2-4-5 **嗜好飲料** beverages

嗜好飲料は，水分の補給だけでなく，生活に豊かさを与える食品である。茶，コーヒー，ココアが世界三大飲料とされ，世界中で親しまれているが，共通する特徴は，それぞれには生理活性を示すアルカロイドである**カフェイン** caffein あるいはその類縁物質が含まれることである。さらに，特有の呈味成分や香気成分が含まれ，その化学組成は驚くほど多様である。

1) **茶** tea

茶は，中国雲南省周辺を原産とする**ツバキ科チャノキ**（*Camellia sinensis*）の若芽，若葉を原料とする飲料であり，緑茶も紅茶も元となる植物は同種である。茶は，その製法によって**不発酵茶**（緑茶），**半発酵茶**（ウーロン茶，包種茶），**発酵茶**（紅茶），**蒸製堆積発酵茶**（黒茶，プーアール茶）に大別され，またそれぞれに適したチャノキの品種が用いられている。茶の製造においては基本的に微生物が関与するわけではないが，慣習的に**発酵**という用語が用いられる。

特徴的な成分は，カフェインの他に，**テアニン**（L-theanine, γ-glutamyl ethylamide）が乾燥茶葉 100 g 当たり 1.5〜3 g 含まれ，これはグルタミン酸誘導体で茶のうま味成分である。また，茶葉は飲料だけでなく，漬物にする文化もある。

a. **緑　茶** green tea

製茶の最初の工程で茶葉に存在する酸化酵素を加熱失活させるが，わが国では蒸気加熱する**蒸し製**が主流であり，中国では釜で炒って加熱する**釜炒り製**が主である。こうして生葉に含まれる成分の酵素的酸化の抑制により，緑色を保ち，生葉成分を製品中に残存させることが特徴である。そのため緑茶には，発酵茶に比べて，テアニンや水溶性ビタミンなどの含量が多い。**玉露，抹茶，せん茶，番茶，ほうじ茶**などがある。緑茶では，茶ポリフェノールと呼ばれるフラボノイドである**カテキン類** catechins が豊富である（せん茶に 14 ％程度）。カテキン類には抗酸化作用（*in vitro*）が認められており，また，近年では

細胞のシグナル伝達に関与した抗アレルギー作用や抗潰瘍作用が見いだされている。

　茶葉を嫌気処理した緑茶では，血圧降下作用などが知られる**γ-アミノ酪酸**（GABA）が増加しており，茶の生体調節成分として注目されている。

b．ウーロン茶　oolong tea

　緑茶と紅茶の中間的な茶である。生葉を日光にあて（日干萎凋），その後，室内萎凋によって細胞を破壊し，酸化酵素によってカテキン類の酸化をある程度進めた後，釜炒りした茶である。そのためウーロン茶は，半発酵茶と呼ばれ，緑茶に比べてジャスミンラクトンなど重厚な香気といわれる成分が増加している。また，ウーロン茶では，緑茶や紅茶には見られない**デヒドロジカテキンA**や**ウーロン茶ポリフェノール**（oolong tea polyphenol（OTPP，分子量約2,000）が生成する。この高分子ポリフェノールには強い抗う蝕作用やリパーゼ阻害作用が見いだされ，特定保健用食品の関与成分として認められている。

c．紅　　茶　black tea

　生葉の酸化酵素を十分に働かせた完全発酵茶である。紅茶では，製茶過程でカテキン類の酵素酸化により，橙紅色の**テアフラビン**theflavins（乾燥茶葉100g当たり1〜2％）や赤紅色の**テアルビジン**thearubigins（乾燥茶葉100g当たり10〜15％）が生成し，紅茶の特徴的な色調を生み出している。紅茶では，発酵の過程で**リナロール**，**ゲラニオール**などのテルペノイドによる特有の香味が著しく増加し，そのため紅茶では味よりも香りが重視される。

　紅茶は，産地によって香気成分，色調，渋味などの品質格差が大きいため，生産地名が特徴を表わすブランドとなって流通している。

2）コーヒー　coffee

　コーヒーは，アフリカエチオピア周辺を原産とする**アカネ科アラビカコーヒーノキ**（*Coffea arabica*），**ロブスタコーヒーノキ**（*Coffea canephora*）の果実から果肉を除去した生豆を原料とする飲料である。コーヒー生豆を適切な温度で焙煎することによって，特有の香味を生成する。それら香味成分は，焙煎による加熱で糖質，たんぱく質，遊離アミノ酸による**アミノカルボニル反応**（メイラード反応），**ストレッカー分解**などによって生成するもので，**フラン類**，**ピラジン類**など数百種類が知られている。また，この過程で生成する褐色色素である**メラノイジン**melanoidins によって特有の黒褐色の色調が形成される。アミノカルボニル反応は，焙煎中の主要な反応で，加熱温度，遊離糖やアミノ酸の種類，pHなどの影響を受けやすく，その結果，多様な香気成分，呈味成分が生成し，コーヒーの特徴が形成される。コーヒーの苦味は，カフェインやカラメル化反応物，**クロロゲン酸類**によるものである。

3）コ　コ　ア　cocoa

　ココアは，中南米熱帯多雨林地帯を原産とする**アオギリ科カカオノキ**（*Theobroma cacao*）の種子（カカオ豆）を原料とする飲料である。カカオ豆を微生物により発酵させ，

乾燥し，さらに焙煎して胚乳部を磨砕したものを**ココアマス**といい，その脂肪分を低減したものがココアパウダーである。ココアパウダーは，脂肪分 22 ％以上を**ブレックファストココア**，10〜22 ％未満を**中脂肪ココア**，10 ％未満を**低脂肪ココア**に大別され，市販品はブレックファストココア，あるいは中脂肪ココアである。また，粉乳，砂糖などを添加していない製品は**ピュアココア**という。

コーヒーが浸出液を飲用とするのに対し，ココアはココアパウダー自体を溶かして飲むことから，**食物繊維**が多いことが成分的な特徴である。また，ココアポリフェノールとして知られる**プロシアニジン**（カテキンの二〜五量体）が多い。しかしながら，一方でアルカロイド含量が多く，とくに気管支平滑筋拡張作用が知られ，医薬品としても用いられる**テオフィリン**が含まれることや，ドーパミン類縁体である**フェニルエチルアミン**が含まれ，それが過食行動との関係が示唆されており，過度の摂取は注意すべきである。

4）その他の嗜好飲料

a. 甘　　酒　ama-sake

米麹，米飯を水と混ぜて，55〜60 ℃で 12〜24 時間維持し，でんぷんを**コウジカビ**のアミラーゼで糖化したわが国古来の飲料である。発酵は行わないのでエタノールはほとんど含まない。

b. 清涼飲料水　soft drinks

食品衛生法において「乳酸菌飲料，乳および乳製品を除くアルコール分 1 ％（v/v）未満を含有する飲料」と定義され，**炭酸飲料**，**果実飲料**，**コーヒー飲料**などがある。

①　炭　酸　飲　料　carbonated beverages, carbonated soft drinks

JAS 規格で，飲用に適した水に二酸化炭素を圧入したもの（炭酸水），これに甘味料，酸味料，**フレーバリング**（炭酸飲料に香りまたは味をつけるため使用するもので，香料，果汁または果実ピューレ，植物の種実，根茎，木皮，葉，花などまたはこれらからの抽出物，乳または乳製品）などを加えたもので，果実飲料を除く，とされている。コーラは，世界中で飲用されている代表的な炭酸飲料で，砂糖，カラメル，カフェイン，リン酸，ライムジュース，バニラなどに数種の香油を加えた炭酸水である。現在ではコーラナッツやコカ抽出物は一般に使用されない。

②　果　実　飲　料　fruit juice

JAS 規格で，(1) 濃縮果汁，(2) 果実ジュース（果実搾汁または還元果汁），(3) 果実ミックスジュース（果実搾汁または還元果汁），(4) 果粒入り果実ジュース，(5) 果実・野菜ミックスジュースおよび (6) 果汁入り飲料に大別されている。柑橘類を使用した濃縮果汁などの規格において品質低下要因として**精油分**が設定されていたが，近年，機能性精油成分が注目されていることから，平成 24（2012）年に品質区分から精油分の基準が削除された。

演習問題

問1　食用油脂に関する記述である。正しいのはどれか。1つ
選べ。

(1)　食用油脂には，脂溶性ビタミンであるビタミンDが多
く含まれる。

(2)　未精製油を冷却し，混入する固体脂を除去する生成法を
チャーニングという。

(3)　ごま油には，抗酸化成分が含まれる。

(4)　牛脂は，ラードよりも融点が低い。

(5)　油脂の水素添加により，ヨウ素価は上昇する。

問2　食用油脂に関する記述である。正しいのはどれか。1つ
選べ。

(1)　ヨウ素価の値が高い油脂ほど，酸化を受けにくい。

(2)　風味の強い油を採取する場合，主に抽出法が用いられる。

(3)　オリーブ油は，大豆油よりも不飽和度が高い。

(4)　一般的に，植物油脂は魚油よりもイコサペンタエン酸や
ドコサヘキサエン酸の含量が高い。

(5)　油脂に水素添加を行うと，一部の不飽和脂肪酸はシス型
からトランス型に変化する。

問3　食用油脂に関する記述である。正しいのはどれか。1つ
選べ。

(1)　ヨウ素価の値が高い油脂ほど，不飽和脂肪酸を多く含む。

(2)　白絞油は，サラダ油よりも精製度が高い。

(3)　大豆油は，不乾性油である。

(4)　ラードには，オレイン酸がほとんど含まれていない。

(5)　ショートニングは，約15％の水分を含む。

解説
(1)　食用油脂は脂溶性ビタミン含量が高いが、ビタミンDは含まない。
(2)　未精製油を冷却して固体脂を除去する精製法を、ウインタリングという。
(4)　牛脂はラードよりもリノール酸含量が低い影響で、融点が高い。
(5)　水素添加により二重結合部位が単結合に変わるため、ヨウ素価は低下する。

解説
(1)　ヨウ素価の値が高い油脂ほど二重結合部位が多いため、酸化を受けやすい。
(2)　風味の強い油を採取する場合は、主に圧搾法が用いられる。
(3)　オリーブ油は大豆油よりもオレイン酸含量が高くてリノール酸含量が低いため、不飽和度が低い。
(4)　植物油脂に比べ、魚油にはイコサペンタエン酸やドコサヘキサエン酸が多く含まれる。

解説
(2)　白絞油をさらに精製したものが、サラダ油。
(3)　大豆油はヨウ素価が高く、酸化被膜を形成しやすいので乾性油である。
(4)　ラードのオレイン酸含量は43.2g/100gであり、含量は高い。
(5)　ショートニングには、水分がほとんど含まれない。

解　答
問1　(3)　　問2　(5)
問3　(1)

(1) グラニュー糖は，結晶粒子が大きくざらめ糖に分類される。車糖は，上白糖，三温糖などである。
(3) キシリトールは，砂糖と同等の甘味度である
(4) トレハロースは，2つのグルコースがアノマー水酸基同士でα1,1グリコシド結合した二糖類なので非還元性である。
(5) カップリングシュガーは，グリコシルスクロースである。

問4 糖質系甘味料に関する記述である。正しいのはどれか。1つ選べ。

(1) グラニュー糖は，結晶粒子が小さく車糖に分類される。

(2) 果糖濃度55％の異性化糖は，果糖ブドウ糖液糖である。

(3) キシリトールは，砂糖の2倍の甘味度であるが血糖値を上昇させない。

(4) トレハロースは，還元性の二糖類で褐変しにくい。

(5) フルクトオリゴ糖グリコシルスクロースは，カップリングシュガーともいい，抗う蝕性甘味料である。

(1) ステビオシドのアグリコンは，ジテルペンである。
(2) ソーマチンは，タウマチンとも言い，アフリカ原産果実に含まれる甘味度2,000-3,000のたんぱく質系甘味料である。
(3) アスパルテームは，L-アスパラギン酸とL-フェニルアラニンからなるジペプチドのメチルエステルである。
(4) スクラロースのエネルギー換算係数は，0 kcal/g である。

問5 非糖質系甘味料に関する記述である。正しいのはどれか。1つ選べ。

(1) ステビオシドのアグリコンは，フラボノイド系化合物である。

(2) ソーマチンは，アミノ酸系甘味料である。

(3) アスパルテームは，L-アスパラギン酸とL-メチオニンからなるジペプチドのメチルエステルである。

(4) スクラロースは，甘味度600で，エネルギー換算係数は40 kcal/g である。

(5) アセスルファムK はアスパルテームと併用すると砂糖に近い甘味となる。

(1) ウスターソース類は粘度の低い順からウスターソース，中濃ソース，濃厚ソースに分類される。
(2) ウスターソース類は炭水化物が多く，ビタミンB₁やB₂，カリウム，カルシウム，鉄だけでなく，食物繊維も含んでいる。
(4) 食塩類の中でNaClの純度が99％以上のものは並塩，精製塩，特殊精製塩，食塩である。
(5) うま味調味料はうま味成分を水に溶けやすく使いやすくしたもので，料理に添加するとうま味を与えるほかに全体の味を引き立たせる効果がある。

問6 調味料に関する記述である。正しいのはどれか。1つ選べ。

(1) ウスターソース類は粘度の高い順からウスターソース，中濃ソース，濃厚ソースに分類される。

(2) ウスターソース類は炭水化物が多く，ビタミンB₁やB₂，カリウム，カルシウム，鉄を含んでいるが，食物繊維は含まれていない。

(3) JAS規格では風味発酵調味料とは香味，色沢が良好で異味異臭がないことの他に糖分が40％以下，食塩分が35％以下，両者の合計量が65％以下と定められている。

(4) 食塩類の中でNaClの純度が99％以上のものは並塩，漬物塩，原塩，粉砕塩である。

(5) うま味調味料はうま味成分を水に溶けやすく使いやすくしたもので，料理に添加するとうま味のみを付与する効果がある。

解　答
問4　(2)　　問5　(5)
問6　(3)

問7　ドレッシング類に関する記述である。正しいのはどれか。1つ選べ。

(1)　JAS規格ではドレッシング類は半固形状，乳化液状，分離液状のもの，ドレッシングタイプ調味料に分類されている。

(2)　マヨネーズは原材料に占める食物油脂の重量の割合が10％以上50％未満のものである。

(3)　サラダクリーミードレッシングは原材料に占める植物油脂の重量の割合が65％以上のものである。

(4)　マヨネーズにはリノール酸やα-リノレン酸のような必須脂肪酸が多いが，脂質の酸化や分離を防ぐために冷暗所での保管が必要である。

(5)　乳液状ドレッシングは粘度が30 Pa·s以上のものでイタリアンドレッシングなどがある。

問8　調味料に関する記述である。正しいのはどれか。1つ選べ。

(1)　イノシン酸ナトリウムとグアニル酸ナトリウムはそれぞれシイタケとかつお節のうま味成分として発見されたものである。

(2)　イノシン酸ナトリウムとグアニル酸ナトリウムをグルタミン酸ナトリウムに数％加えると味の対比効果によって強いうま味が発現される。

(3)　トマトピューレはトマトを濃縮し，少量の食塩，香辛料，野菜などを加えて調味したもので無塩可溶性固形分は8％以上24％未満である。

(4)　加工用トマトは生食用トマトと品種や栽培方法はほとんど同じで，栄養成分も類似している。

(5)　食塩類の中で精製塩は食品加工用に適しており，特殊精製塩はしょうゆの醸造用に，原塩はバター，チーズなどの加工に用いられている。

解　答
問7 (4)　　問8 (3)

解説

(1) 茶，コーヒー，ココアに含まれるアルカロイドは，カフェインやその類縁体であるテオブロミン，テオフィリンである。

(3) リパーゼ阻害作用のあるウーロン茶重合ポリフェノールを含む。

(4) コーヒーの香気成分は，アミノカルボニル反応の副反応であるストレッカー分解によって生成される。

(5) 果実飲料は，日本農林規格（JAS）で「濃縮果汁」などに分類される。

問9 嗜好飲料に関する記述である。正しいのはどれか。1つ選べ。

(1) 茶，コーヒー，ココアは世界三大飲料とされ，ソラニンカフェインなどアルカロイドを含むことが共通点である。

(2) 緑茶の旨味成分は，グルタミン酸誘導体のL-テアニンである。

(3) ウーロン茶は，半発酵茶と呼ばれアミラーゼ阻害作用のあるポリフェノールを含む。

(4) コーヒーの香気成分は，酵素的褐変反応によって生成される。

(5) 果実飲料は，健康増進法日本農林規格で「濃縮果汁」などに分類される。

解　答

問9　(2)

微生物利用食品　fermented foods

2-5-1　アルコール飲料　alcoholic beverages

　アルコール飲料とは，糖質原料を嫌気的条件下で微生物によって分解し，その結果生成したエタノール（酒精）を含む食品で，すなわち酒類である。**酒類**は，酒税法第2条で「酒類とは，アルコール分1度以上の飲料」と定義されている。アルコール度数は，容量％（mL/100 mL）で示される。穀類や果汁などの糖質原料は，一般に酒にした方が保存性が高まり，したがって酒類製造は糖質の保存技術として位置づけられる。

　でんぷんなどの糖質原料は，まず特定の**カビ類**や**麦芽**由来の酵素によって，デキストリン，オリゴ糖，単糖に分解され（糖化），次いで酵母によってその糖化産物，あるいは果実に含まれる糖分がエタノールに変換される（**アルコール発酵**）。このようにして製造される酒類が**醸造酒**である。糖化，発酵過程では多くの副反応を伴うので有機酸，エステル類などさまざまな化合物が生成する。

　醸造酒を醪（もろみ）として加熱蒸留した酒類が**蒸留酒**である。蒸留酒では，加熱過程におけるアミノカルボニル反応やストレッカー分解により複雑な香味成分が形成される。

　醸造酒と蒸留酒を混合したり，草木や果実を加えた酒類が**混成酒**である。

　これらは酒税法では，**発泡性酒類**，**醸造酒類**，**蒸留酒類**，および**混成酒類**の4酒類に分類され，17品目に区分されている（表2-60）。またいくつかの酒類においてアルコール度数の上限定義が設けられている。酒類の成分は，近年さまざまな生理的機能が見いだされており，このことは酒類が単なる致酔飲料から致福飲料に位置づけられるべき段階に来ていることを示している。

表 2-60　酒類の分類

酒　類	該当する酒類（品目）
発泡性酒類	ビール
	発泡酒
	【その他の発泡性酒類】ビールおよび発泡酒以外の酒類のうち，アルコール分が10度未満で発泡性を有するもの
醸造酒類	清酒
	果実酒
	その他の醸造酒
蒸留酒類	連続式蒸留しょうちゅう
	単式蒸留しょうちゅう
	ウイスキー
	ブランデー
	原料用アルコール
	スピリッツ
混成酒類	合成清酒
	みりん
	甘味果実酒
	リキュール
	粉末酒
	雑酒

(1) 醸　造　酒　fermented alcoholic beverages

1）清　　酒　sake

うるち米のうち酒造好適米品種を原料として，そのでんぷんを**黄麹菌**（コウジカビ，*Aspergillus oryzae*）で加水分解し（糖化），**清酒酵母**（*Saccharomyces cerevisiae*）によってアルコール発酵させた後，沪過した酒類で，アルコール分が22度以上のものは除外される。一般酒が主体であるが，豊かな香味が特徴である大吟醸酒など**特定名称酒**という基準がある。

　清酒は，醸造酒の中では発酵段階でのエタノール濃度が高く，20〜22％に達する。市販製品では，15％程度に加水調整されている。他の酒類と比較すると，とくにその製造工程に特徴があり，まず糖化と発酵が基本的に10℃以下の低温下，および開放系で行われる。また，もう1つは，黄麹菌による糖化と，酵母による発酵とが同時に並行して行われるのである。これは**並行複発酵**と呼ばれる高度な製造技術で，液化工程，糖化工程，酵母増殖工程，発酵工程のバランスが重要である。

　酒類の成分分析は，国税庁所定分析法注解に記載された方法が用いられ，清酒については，アルコール度数，酸度，アミノ酸度，日本酒度などが測定される。アルコール類は，エタノール以外に発酵で生成する**2-メチルブタノール**（活性アミルアルコールともいう），**3-メチルブタノール**（イソアミルアルコールともいう），***n*-プロピルアルコール**など（フーゼルアルコールと総称）が存在し，**グリセロール**も1％程度含まれる。これらは，清酒の香気成分となり，また，甘味や苦味を与える化合物もある。

　一般に酒類の炭水化物の組成は，原料中の糖質，および糖化酵素の特性，酵母の糖資化性などによって決定され，不揮発成分（エキス分）として示される。清酒のエキス分は，4.5〜5.5％であり，発酵に使われなかった**グルコース**や**イソマルトース**，**サケビオース**，**コウジビオース**などの非発酵性糖が含まれる。

　糖質のほかに清酒中には，コハク酸，リンゴ酸，乳酸などの有機酸類，原料たんぱく質由来のアミノ酸やペプチドが含まれ，これらは酸味や旨味の呈味成分となっている。

　また，エタノールやフーゼルアルコールと脂肪酸，酢酸，芳香族カルボン酸とのエステルが多数存在しているが，これらは発酵中に酵母によって生成し，**吟醸香**（酢酸イソアミル，カプロン酸エチル）などの香気成分となっている。

　近年，清酒にもさまざまな生理機能を有する成分が見いだされており，α-エチルグルコシド（エタノール配糖体）の肌荒れ抑制作用，S-アデノシルメチオニン（活性メチオニン）の精神安定作用，グルタチオンの肝臓における抗酸化作用，アスペルギル酸の抗菌作用などが報告されている。

2）ビ　ー　ル　beer

　世界でもっとも親しまれている酒類である。**麦芽**（発芽させた二条おおむぎを加熱乾燥したもの）を原料とし（麦芽使用率67％以上），麦芽自身の糖化酵素によってでんぷんを糖化して得られる麦汁に，**ホップ**（アサ科カラハナソウ族 *Humulus lupulus*）と**ビール**

酵母（*Saccharomyces cerevisiae*）を加え，10℃以下の低温でアルコール発酵した**単行複発酵酒**で，アルコール分が20度以上のものは除外される。

ビールは古代メソポタミアを発祥とし，5,000年以上の歴史を有する。そのためビールの種類は世界中で非常に多いが，使用する酵母によって凝集沈降性酵母を用いる**下面発酵ビール**と，浮上性酵母を用いる**上面発酵ビール**とに大別される。日本では，主に下面発酵法で淡色**ピルスナータイプ**が製造されているが，近年，各地で地ビールとして多様な製品が生まれている。一方，麦芽使用比率を大幅に低減して，酒税法上「その他の発泡性酒類」や「その他の醸造酒」にあたる，いわゆる「新ジャンル」のビール風味飲料が市場を拡大している。これは基本的な製造法はビールに準じているが，麦芽使用比率が少ないため糖化酵素や窒素分など麦芽由来成分が不足することから，糖化，発酵工程においていくつもの製造上の技術的課題を克服して作られているものである。

ビールの特徴は，ホップの毬花，あるいはその抽出物を使用することによって特有の苦味や色調を生成し，また，発酵に伴う多量の二酸化炭素を含有することである。ホップから移行した**α酸**（**フムロン**など）は，加熱により**イソα酸**（**イソフムロン**など数種類）に異性化し，濃度10〜50 mg/L程度を含有する。そのためビールに爽快な苦味が付与され，また豊かな泡の形状に関与し，抗菌活性による保存性にも寄与している。

また，原料麦芽やホップから多種類のポリフェノール類がビール中に移行することがビールの安定性に寄与しており，その抗酸化作用に注目した研究も進んでいる。

3) ワ イ ン wine

ぶどうを原料として**ワイン酵母**（*Saccharomycess cerevisiae*）によってアルコール発酵した酒類で，アルコール分が20度以上のものは除外される。原料糖質がでんぷんなどの多糖類ではないので糖化工程がなく**単発酵酒**という。

ワインは数千年の歴史を持ち，かつ世界中で醸造されているため，多種多様な製品がある。醸造法の違いによって**スティルワイン**（非発泡性ワイン，テーブルワインともいう），**スパークリングワイン**（発泡性ワイン），**フォーティファイドワイン**（酒精強化ワイン），**フレーバードワイン**（混成ワイン）に分類される。わが国では明治期よりワイン造りが始まり，白ワインでは国際的に評価されているものも現れてきているが，気候条件が高品質原料ぶどうの生産に最適というわけではないことなどから，全体的には今後の技術開発が期待される。

ワインの種類が多様であるのは，ワインから見いだされる全成分が1,000種類にも及ぶことからも理解できる。香気成分を構成するエステル類だけでも優に300種類が存在するのである。ワインの品質に影響する成分として，フーゼルアルコール類，アミノ酸，ペプチド，有機酸類が含まれ，とくに原料ブドウから移行した酒石酸は，ワインに特徴的な有機酸である。また，原料ブドウ由来のフェノール化合物の含有量が多く，赤ワインでは総フェノールとして1,000〜1,500 mg/L，白ワインでは190〜290 mg/Lである。赤ワインではそのうちの2/3程度がアントシアニンなどのフラボノイド，残りが非フラボノイド型

フェノールである。赤ワインにはフェノール類が配糖体として含まれ，その色調を構成している。赤ワインに見られるアントシアニンは，**マルビジン配糖体のエニン** oenin のほか，**シアニジン，ペオニジン，ペチュニジン，デルフィニジン**などをアグリコンとする配糖体である。白ワインでは，そのほとんどが非フラボノイド型フェノールで，フラボノイド型はカテキン類 catechins が含まれる。これらのフェノール成分は，ワインに苦味や酸味を与えている。

　近年，これらフェノール成分の抗酸化性について生体内外での機能が明らかになってきている。また，原料ブドウ由来のスチルベン化合物である**レスベラトロール** resveratrol は抗老化や抗酸化作用を示す成分として注目を集めている。

　その他の醸造酒が世界各地で製造されている。**シードル**は，リンゴ果汁を原料としてフランス，ドイツ，スペインで製造されている。**紹興酒**は，もち米を原料として中国で製造され，**黄酒**のなかで代表的な酒類である。**ケフィアやクミス**は，牛乳，馬乳などを原料とした**乳酒**である。

(2) 蒸　留　酒　distilled alcoholic beverages

1）しょうちゅう　shochu

以前はしょうちゅう**甲類**と，しょうちゅう**乙類**とに分類されていたが，平成 18（2006）年の酒税法改正により，連続式蒸留器で蒸留され，ほぼ純粋なエタノール溶液といえる**連続式蒸留しょうちゅう**と，単式蒸留器で蒸留され，特徴的な香味を有する**単式蒸留しょうちゅう**とに分けられた。単式蒸留しょうちゅうのなかでも特定の原料や麹を使用するなどの基準を設け，**本格しょうちゅう**と定義づけられている。

　単式蒸留しょうちゅうは，**こめやおおむぎ**を原料として黒麹菌（*Aspergillus awamori*），あるいは**白麹菌**（*Aspergillus kawachii*）で麹を作り，**しょうちゅう酵母**（*Saccharomyces cerevisiae*）を加えて清酒と同様の並行複発酵を行い，一次醪（もろみ）を造る。そこに**さつまいもやおおむぎ**など主原料を加えて**二次醪**をつくり，単式蒸留器で蒸留しエタノール濃度 36～45 ％の原酒とするものである。沖縄特産の**泡盛**も，米麹でつくるしょうちゅうである。単式蒸留では，エタノールの回収だけでなく，さまざまな揮発成分が濃縮され，さらに加熱によるアミノカルボニル反応・ストレッカー分解などによって新たに香気成分が生成するため，複雑な香味をつくっている。

2）ウイスキー　whisky, whiskey

　ピート（草炭）でいぶすことによって乾燥させ，ピート香を付与した**麦芽** malt を主な原料とし，これをビールと同様に糖化し，**ウイスキー酵母**（*Saccharomyces cerevisiae*）によってアルコール発酵（単行複発酵）を行ってもろみをつくる。これを単式，または連続式蒸留器で蒸留し，木樽で熟成したものである。

　生成する香味成分は 1,000 種におよび，成分組成のバランスは極めて繊細である。ウイスキーは，スコットランド，アイルランド，アメリカ，カナダ，そして日本で高品質な製品が製造されているが，蒸留所ごとに香味が大きく異なり，とくにスコットランドのシン

グルモルトウイスキー（1カ所の蒸留所だけで製造された原酒のみを使った製品）が高く評価されている。

　ウイスキーの香味の中核的成分は，フーゼルアルコール，揮発性脂肪酸とそのエチルエステルとされる。蒸留酒の香気の強さや重厚さの発現にはこれらの量的バランスが重要である。

　おおむぎ麦芽のみを原料とし，発酵後に単式蒸留器で2回または3回蒸留を行った原酒は，**モルトウイスキー**と呼ばれる。モルトウイスキーの蒸留に用いられる蒸留器は，伝統的に無酸素銅製で特徴的な形状のものであるが，アミノ-カルボニル反応，およびストレッカー分解による香味成分の生成には，この蒸留器が果たす役割が決定的に重要である。

3) そ の 他

　ブランデーや**スピリッツ**などの蒸留酒も世界各地で製造されている。ブランデーは，ワインを蒸留したもので，フランス南西部コニャック村で生産されるものが著名である。**カルバドス**は，シードルを蒸留したもので，フランスノルマンディ産のアップルブランデーである。**キルシュワッサー**は，ブラックチェリーを原料として発酵・蒸留したもので，フランス，ドイツ，スイスで製造されるチェリーブランデーで，とくにスイスのチーズフォンデュの風味付けには欠かせない。**ウォッカ**は，とうもろこし，こむぎなどの穀類を原料として発酵し，連続蒸留したものであり，それを白樺炭で沪過することを特徴とするロシア発祥の蒸留酒である。**ラム**は，砂糖製造の副産物である廃糖蜜（モラセス）を原料として発酵・蒸留・樽貯蔵したもので，ジャマイカなどカリブ海周辺で製造される。**テキーラ**は，イヌリンを含むリュウゼツランの塊茎部を原料として発酵・蒸留・樽貯蔵したもので，メキシコで製造される。

(3) 混 成 酒　compound alcoholic beverages

　梅酒や**屠蘇**は，わが国伝統の混成酒である。混成酒は，清酒，ワインやブランデー，スピリッツなどの酒類に，薬草や香草，果実，あるいは香料，色素などを加えた**リキュール類**である。酒税法や日本食品標準成分表2015年版(七訂)では，**みりん**も混成酒とされている。

2-5-2　発酵調味料　fermented seasoning

1) しょうゆ　soy sauce

　しょうゆのルーツは古代中国の**醤**（ジャン）にあるといわれ，原料（こめ・こむぎ・だいずなど）を塩漬けして保存した穀醤が原型である。信州の禅僧・覚心が1254年に中国から持ち帰った径山寺みその製法から，しみだす汁（たまりしょうゆ）が生まれ，江戸時代には嗜好に合った地回りしょうゆ（濃口しょうゆ）が造られた。現代では，世界の万能調味料となっている。

　JAS規格によると，しょうゆの種類は**濃口（こいくち）**，**淡口（うすくち）**，**たまり**，**さいしこみ**，**しろ**の5つに分類される（図2-36右）。濃口しょうゆはしょうゆ消費量の約82％を占める最も一般的なもので，だいずにほぼ等量のむぎを加えたもの，またはこれ

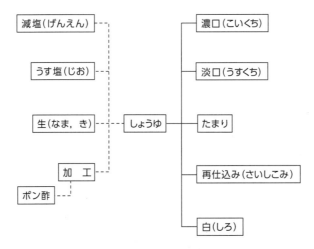

図 2-36　しょうゆの分類
実線（右）：JAS 規格，破線（左）：JAS 規格外。

にこめなどの穀類を加えたものをしょうゆ麹の原料とするものである。塩分は 16～18 ％である。淡口しょうゆは関西で生まれた色の淡いしょうゆで，全生産量の約 15 ％を占めており，発酵と熟成をゆるやかにさせるため，食塩を濃口よりも約 1 割多く使用している点や熟成終了時に甘酒を加える点が特徴である。塩分は 18～19 ％である。たまりしょうゆはだいずもしくはだいずに少量のむぎを加えたもの，またはこれにこめなどの穀類を加えたものをしょうゆ麹とするもので，とろみと濃厚な味と特有の香りが特徴で主に中部地方で造られている。再仕込みしょうゆはだいずにほぼ同量のむぎを加えたもの，またはこれにこめなどの穀類を加えたものをしょうゆ麹の原料とし，もろみは食塩水の代わりに生揚げを加えたものを使用するもので，色，味，香りとも濃厚で山口県を中心に山陰から九州地方にかけての特産品である。白しょうゆは少量のだいずにむぎを加えたもの，またはこれに小麦グルテンを加えたものをしょうゆ麹の原料とし，製造工程において色沢の濃化を強く抑制したもので，愛知県碧南地方で生まれ，淡口よりさらに色が淡く，甘みが強く独特な香りがある。

　しょうゆ製造方法は，JAS 規格では**本醸造方式，混成醸造方式，混合方式**による 3 種類がある（図 2-37）。本醸造方式は蒸しただいず（脱脂加工大豆）と炒ったこむぎをほぼ 1：1 で混合し，種麹を加えて麹菌を繁殖させて麹をつくる。これに食塩水を加えてタンクに仕込んで「もろみ」を造り，撹拌を行い約 6～8 カ月間熟成させる。この間に麹菌や酵母，乳酸菌などが働いて分解・発酵が進み，しょうゆ特有の色・味・香りが生まれる。熟成したもろみを圧搾し，火入れし，容器に充填され製品となる。混成醸造方式は**もろみにアミノ酸液**（だいずなどの植物性たんぱく質を酸により処理したもの）または**酵素分解調味液**（だいずなどの植物性たんぱく質をたんぱく質分解酵素により処理したもの），または**発酵分解調味液**（小麦グルテンを発酵させ，分解したもの）を加えて発酵，熟成させて得られた清澄な液体調味料のことである。混合方式は本醸造，混合醸造方式のしょう

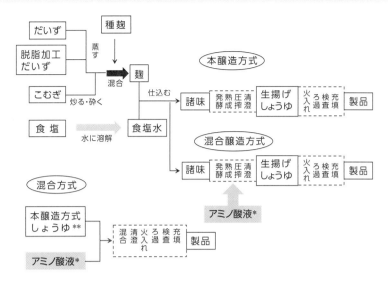

図 2-37　しょうゆの製造方法
しょうゆ情報センターのホームページ（一部改変）。
＊：酵素分解調味液または発酵分解調味液を用いる場合もある。
＊＊：生揚げしょうゆの場合や両者併用の場合もある。

ゆ，もしくは**生揚げ**（発酵および熟成させたもろみを圧搾して得られた液体）やこれら2
つ以上を混合したものにアミノ酸液，または酵素分解調味料や発酵分解調味液を単独また
は2つ以上加えたものである。

　JAS規格以外のしょうゆには，**減塩しょうゆ**（食塩分が通常のしょうゆの約半分以下，
高血圧など食塩摂取制限のある人に利用），**うす塩しょうゆ**（食塩分が通常のしょうゆの
50〜80 %），**生しょうゆ**（火入れをしないしょうゆ），**加工しょうゆ**（ポン酢しょうゆ，
刺身しょうゆ，粉末しょうゆ，無塩しょうゆなど）がある。

　しょうゆには必須アミノ酸が多く含まれるが，トリプトファンが第一制限アミノ酸で，
アミノ酸スコアは濃口，淡口およびたまりしょうゆで16〜19 Trpである。

　しょうゆに含まれる多糖類（soy sauce polysaccharide，SPS）には，抗アレルギー作用，
免疫調節機能，鉄分吸収促進効果および中性脂肪低下作用があることが報告されている。

2）み　　　そ　fermented soybean paste

　みそのルーツも古代中国の**醤**や**鼓**とされているが，大宝律令によると，宮内庁の大膳
職に属する「醤院（ひしおつかさ）」で大豆を原料とする醤（しょうゆとみその中間のよ
うなもの）がつくられていたとされている。みそは蒸しただいずに麹と食塩を加えた発
酵調味料でJAS規格の味噌品質表示基準では**米みそ**，**麦みそ**，**豆みそ**，**調合みそ**の4種
類に分けられている（図2-38）。米みそは，だいず（脱脂加工大豆を除く）を蒸煮したも
のに，こめを蒸して麹菌を培養したもの（米麹）を加え，食塩を混合したもの（図2-38）
で，色の濃淡により**白みそ**，**淡色みそ**，**赤色みそ**に，味により**甘みそ**，**甘口みそ**，**辛口み
そ**に分けられる。甘みそには府中みそ（白）や江戸甘みそ（赤）など，甘口みそには御膳

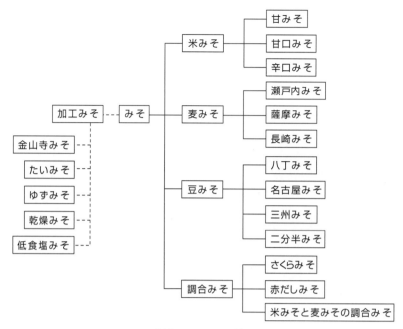

図 2-38　みその種類

実線（右）：JAS規格，破線（左）：JAS規格外。

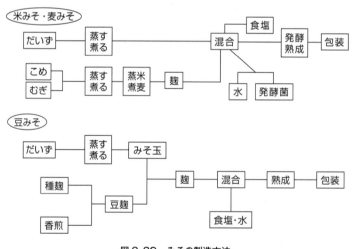

図 2-39　みその製造方法

全国味噌工業協同組合連合会のホームページ（一部改変）。
香煎：炒り大豆の粉末。

みそ（赤）や相白みそ（淡色）など，辛口みそには信州みそ（淡色），仙台みそ（赤），北海道みそ（赤）などがある。麦みそはだいずを蒸煮したものに，おおむぎまたははだかむぎを蒸煮して麹菌を培養したもの（麦麹）を加えたものに食塩を混合したもの（図2-39）であり，関東地方産は赤みそで，九州地方産はむぎの多い白みそである。豆みそはだいずを蒸煮して麹菌を培養したもの（豆麹）に食塩を混合したものである（図2-39）。豆みそ

は中京地方を中心に製造され，特有の香りや濃厚な旨味と渋味があり，主に懐石料理に用いられる。調合みそは，米みそ，麦みそまたは豆みそを混合したもの，米麹に麦麹または豆麹を混合したものを使用したもので，米みそ，麦みそまたは豆みそのいずれにも属さないものである。全生産の9％を占め，さくらみそ，赤だしみそ，米みそと麦みその調合みそが属する。

みそは利用目的により調味料に用いる**普通みそ**と**加工みそ**に大別される。後者はさらになめみそ（惣菜として食べるみそ，金山寺みそやたいみそなど），**乾燥みそ**，**特殊みそ**（ナトリウムの制限が必要な患者用）に分類される。

麹歩合（だいずに対する麹の原料割合）は白みそで最も高く15〜30％で，塩分は白みそが5％と低く，辛口みそは11〜13％と高い。

みそはたんぱく質や炭水化物が主成分であり，カルシウム，カリウム，鉄，ビタミンB_1，B_2，Eが豊富である。米みその場合，リノール酸やオレイン酸が多いのが特徴である。

みそも必須アミノ酸が多く含まれるが，しょうゆと同様にトリプトファンが第一制限アミノ酸で，アミノ酸スコアは米みそ，麦みそおよび豆みそで63〜91Trpである。

みそには疲労回復，整腸作用，消化促進作用，乳がんや胃がんの予防，脳卒中の予防効果などがあることが知られている。

> **コラム　まだまだある発酵調味料**
>
> 　発酵調味料の1つに魚しょうゆがある。魚しょうゆは魚介類が原料の発酵調味料で農林水産統計（水産加工統計調査）では塩辛類に属する。魚を塩蔵すると自己消化酵素や微生物由来の酵素の働きによりたんぱく質が分解されアミノ酸やペプチド，香気成分が生成され複雑な風味を有する製品が得られる。日本では伝統的技法によるしょっつる（秋田県），イシル（石川県），いかなごしょうゆ（香川県）が生産されている。最近，消費者の嗜好に合うだけでなく，資源の有効活用のため麹，乳酸菌および酵母を用いた製品も製造され，北海道では生産量が増えている。なお、魚しょうゆの規格が2011年7月にCODEXで制定された。

3）食　　酢　vinegar

食酢は紀元前5000年頃バビロニアでつくられ，日本には5世紀頃中国より伝来したと言われている。食酢は**酢酸**を主成分とする酸味調味料であるが，JAS規格の**食酢品質表示基準**によって図2-40のように分類されている。

食酢は**醸造酢**と**合成酢**に大別される。醸造酢は穀類，果実，野菜，その他の農産物，はちみつを原料としたもろみまたはこれにアルコールや砂糖類を加えたものを**酢酸発酵**させた液体調味料であり，**氷酢酸**または**酢酸**を使用していない。合成酢は氷酢酸または酢酸を水で薄め，砂糖類，調味料，食塩などを加えて味を調えたものである。醸造酢は合成酢に比べ刺激臭がなく，まろやかな味で，寿司飯に用いても酸味が持続している。

醸造酢は**穀物酢**と**果実酢**に分けられる。**穀物酢**は醸造酢のうち，原材料として1種または2種以上の穀類を使用したもの（穀類および果実以外の農産物並びにはちみつを使用し

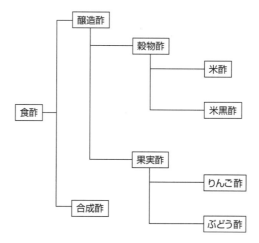

図2-40　食酢の分類

ていないもの）で，その使用総量が醸造酢1Lにつき40g以上であるものである。

　果実酢は醸造酢のうち，原材料として1種または2種以上の果実を使用したもの（穀類および果実以外の農産物並びにはちみつを使用していないもの）で，その使用総量が醸造酢1Lにつき果実の搾汁として300g以上であるものである。

　穀物酢は**米酢**と**米黒酢**が主なものである。**米酢**は穀物酢のうち，こめの使用量が穀物酢1Lにつき40g以上のものであり，**米黒酢**は穀物酢のうち，原材料としてこめ（玄米のぬか層の全部を取り除いて精白したものを除く）またはこれにこむぎかおおむぎを加えたもののみを使用したもので，こめの使用量が穀物酢1Lにつき180g以上であり，発酵，熟成により褐色〜黒褐色に着色する。この他に**大麦黒酢**（穀物酢のうち，おおむぎのみを使用し，その使用量が180g/L以上のもの），**玄米酢**，**粕酢**，**麦芽酢**などがある。

　果実酢は**りんご酢**と**ぶどう酢**が主なものである。りんご酢は果実酢のうち，りんごの搾汁の使用量が果実酢1Lにつき300g以上のもので，ぶどう酢は果実酢のうち，ぶどうの搾汁の使用量が1Lにつき300g以上のものである。その他に**柿酢**（熟したかきの実をつぶし，放置して自然発酵させたもの）などがある。

　食酢の製造は一般的な生産の場合，①アルコール発酵，②酢酸発酵，③熟成，④ろ過・殺菌・瓶詰の順で行われている。**黒酢**（つぼ酢）の場合，蒸し米，麹，水のみを原料とし，1つの壺の中で太陽熱と微生物による自然発酵により，酵母や酢酸菌を添加しなくとも糖化，アルコール発酵，酢酸発酵が進行し，さらに熟成後，上記と同様にろ過・殺菌・瓶詰工程を行って製造されている。

　食酢の主成分は酢酸であるが，その他に乳酸，コハク酸，リンゴ酸，クエン酸などの**有機酸類**や**アミノ酸，エステル類，アルコール類，糖類**などが含まれる。また，米酢の成分の特徴はエネルギー値が低く（46 kcal/100 g），ビタミンB_1とB_2がそれぞれ0.01 mg/100 g，カルシウム2 mg/100 g，鉄0.1 mg/100 gを含んでいる点である。

　食酢には食欲増進，減塩効果の他に防腐・殺菌効果や疲労回復効果もあることが知られ

ている。

4）み り ん　mirin

　日本では古くから甘味調味料として利用されてきたみりんには**本みりん**と**本直し**の二種類がある。本みりんの起源は中国伝来説（戦国時代に中国から蜜酥という甘酒が伝来）と日本誕生説（古来より存在した練酒と白酒の腐敗防止のため焼酎が加えられたもの）がある。本みりんは戦国時代には甘い飲用酒類として飲まれていたが，江戸時代後期にうなぎのたれやそばつゆなどの調味料に利用されるようになり，昭和30年代に減税により一般家庭に普及するようになった。本みりんは蒸したもち米，米麹，焼酎もしくはアルコールを混ぜてもろみをつくり，約60日間室温で熟成させたものを圧搾，ろ過して製造されている。熟成中に米麹中の酵素が作用して，もち米のでんぷんやたんぱく質が分解されて様々な糖類（グルコース，イソマルトース，オリゴ糖など），アミノ酸（グルタミン酸，ロイシン，アスパラギン酸など），有機酸（乳酸，クエン酸，ピログルタミン酸など），香気成分（フェルラ酸エチル，フェニル酢酸エチルなど）が生成され，本みりん特有の風味が形成される。本みりんと類似調味料の性状の違いを表2-61に示す。**みりん風調味料**はアルコール発酵や糖化・熟成工程がなく，糖類，アミノ酸，有機酸などをブレンドして造られる。用途は主に家庭用である。**発酵調味料（料理酒など）**は清酒と類似した発酵工程とみりんの熟成工程を経て製造されたもので，発酵前後に食塩を添加するのが特徴である。したがって，本みりんに比べてみりん風調味料ではアルコールが少ないためアルコールによる調理効果がなく，発酵調味料は塩分が含まれるため料理時の塩分調整が必要となる。本みりんの調理効果はまろやかな甘味の付与，テリとツヤ，粘稠性，煮崩れ防止，深いコクとうま味，料理の味付けが均一で速い，消臭，腐敗防止などである。なお，本直しは本みりんに焼酎またはアルコールを加えて飲みやすくしたもので，エキス分16度未満で，アルコール分が約22％と高く，関西では柳蔭（やなぎかげ）と呼び，夏に氷を入れてオンザロックで飲用されている。

表2-61　本みりんと類似調味料の性状の違い

	本みりん	みりん風味調味料	発酵調味料
原材料	もち米，米麹，醸造用アルコール，糖類など	糖類，米，米麹，酸味料，調味料など	米，米麹，糖類，アルコール，食塩など
製　法	糖化熟成	ブレンドなど	発酵,加塩，ブレンドなど
アルコール分	約14％	1％未満	約14％
塩　分	0％	1％未満	約2％
酒税法の適用	あり	なし	なし
販売免許	必要	不要	不要

（全国味醂協会ホームページ（一部改変））

> **コラム　赤酒（あかざけ）**
>
> 　熊本ではお正月のお屠蘇酒などの慶事の酒として使われる他，みりんに代わる調味料として利用されているものがある。これが赤酒で，**灰持酒**の製法で造られている。**灰持酒**とは，醸造した「もろみ」に木灰を加えて，酒の保存性を高めるという灰持という製法を使って醸造した古来の日本酒の１つである。清酒よりも麹の使用量が多く，**老麹**を用いる。灰で酒の酸を中和することで，元来酸性である酒が，中性か微アルカリ性に変わる。アルカリ性下では，熟成中に糖分の褐変反応やメイラード反応が早く進行するため，酒の色が短期間に茶褐色に変化する。調理効果は仕上がりがふっくらで灰汁のある野菜でも色がきれいに仕上がる点に特徴がある。

2-5-3　その他の微生物利用食品

1）パ　　ン　bread

　パンは，紀元前4,000年頃の古代エジプトにその原型が求められる人類最古の加工食品の１つであり，世界中で多種多様なパンが製造されている。基本的なパンは，穀類を粉にしたもの原料とし，**パン酵母**（*Saccharomyces cerevisiae*），水を加えて生地を作り，これを発酵させて，焼成したものである。製造法は，**直捏法**と**発酵種法**に大別される。直捏法は，すべての材料をまとめて混合し，発酵させて生地とする方法で，発酵種法は，さらに中種法などに分けられるが，原料の一部を用いて発酵種を作り，その後，すべての材料を合わせる方法で，直捏法より生地が伸ばしやすく扱いやすくなる。

　一般にこむぎ粉を原料とするが，材料の混合と発酵の過程でこむぎ粉に含まれるたんぱく質である**グリアジン**と**グルテニン**が，**SH-SS交換反応**により**グルテン**を形成する。グルテンの網目構造に酵母が発酵によって放出される二酸化炭素が気泡を形成することによって膨潤する。こういった発酵に伴って，酵母の代謝産物に由来するさまざまな香気成分が生成している。また焼成時にはアミノカルボニル反応とストレッカー分解による香気成分が生成し，豊かな風味を生み出している。

　ライムギパンの製造に用いるサワー種も乳酸菌と酵母の関与する発酵種で，乳酸の生成によって生地のpHが低下し，それによるグルテン様構造の形成を利用するものである。

2）納　　豆　natto

　納豆は，東アジア，東南アジアに見られるだいず発酵食品である。蒸煮しただいずを容器に詰め，培養した**納豆菌**（*Bacillus natto*）を添加し，発酵させる**糸引き納豆**と，蒸煮しただいずに種麹（*Aspergillus orizae* や *Asp. sojae* の胞子から調製）を散布し，だいず麹を作り，塩水を加えて数ヶ月間乳酸発酵させた後，乾燥する**塩辛納豆**（寺納豆ともいう）とがある。

　糸引き納豆では納豆菌のプロテアーゼによって大豆たんぱく質が分解され，ペプチドや遊離アミノ酸が生成している。粘質物は，D-グルタミン酸の重合体である**ポリグルタミン酸**とフルクトース重合体である**フラクタン**の混合物である。さらに発酵によって納豆菌

由来の水溶性ビタミン類が増加しており，優れた発酵食品である。

　近年，納豆に特有の酵素たんぱく質としてナットウキナーゼが見いだされた。これは質量 20 kDa 程度，アミノ酸残基 275 の一本鎖ポリペプチドである。ナットウキナーゼは，血栓溶解作用を有し，経口投与によっても腸管から吸収され，血流に入ることが動物実験で示されている。

　塩辛納豆は，アミノ酸，ビタミン類が豊富で，保存性が高いことが特徴であるので調味料として用いられることが多い。

3）チ　ー　ズ　cheese

微生物利用食品の中でも発酵乳製品は人類が極めて古くから利用している食品の1つである。さまざまな乳を乳酸菌や凝乳酵素によって凝固した，一種の保存食品である。世界各地の気候風土や生活の中から多様なチーズが製造されるようになったものである。

　さまざまな原料乳を加熱殺菌後，乳酸菌や**凝乳酵素（レンネット）**の働きにより，乳たんぱく質の1つである**κ（カッパ）-カゼイン**を分解し，凝固させて製造する。用いられる乳酸菌は，ヨーグルト製造でも用いられる *Lactobacillus lactis subsp.lactis* などであり，凝乳酵素は，仔牛第4胃から抽出した製剤や *Mucor* 属のカビから調製したものなどが用いられる。チーズは，カッテージチーズなど熟成させないフレッシュチーズとカマンベールチーズやロックフォールチーズなど熟成させたチーズとがある。熟成には，白カビ（*Penicillium camemberti*）や**青カビ**（*P. roquefort*）などが用いられ，複雑な香味を生成する。

　乳中のカルシウムイオンは，カゼインの**ホスホセリン**（セリン残基のリン酸エステル）と結合していて，安定に腸内まで輸送され，効率よく吸収される。

4）ヨーグルト　yoghurt

さまざまな原料乳を加熱殺菌後，*Lactobacillus bulgaricus* などの乳酸菌を**スターター**として加え，発酵させたものである。乳酸発酵によりたんぱく質，脂質，糖質が分解されるため消化吸収率が非常に高い。特に乳糖の分解により，ラクターゼ活性の低い乳糖不耐症であっても下痢しにくい。製品に含まれる乳酸菌は，**プロバイオティクス**として働いて整腸作用を示す。

5）発 酵 豆 腐　fermented tofu

中国，台湾，東南アジアで一般的な発酵豆腐に**腐乳** sufu がある。豆腐に *Mucor* 属，*Rhizopus* 属などのカビの胞子を植えて発酵させた後，塩漬けし，塩，黄酒，香辛料などを混合した調味液（もろみ）中で，数ヶ月，あるいはそれ以上熟成したものである。熟成中にだいず由来のたんぱく質の低分子化（遊離アミノ酸生成），脂質の加水分解（脂肪酸エステル生成）が起きて，独特な香味成分が生成している。わが国では，沖縄に伝わり**豆腐よう**として改良，発達している。

6）漬　　物　tsukemono

漬物は多様な種類が流通しているが，乳酸発酵漬物では乳酸菌の働きによる香味の生成

が特徴である。野菜の漬物は，塩蔵による浸透圧上昇によって植物組織の細胞内容物が混和し，そこに乳酸菌が生育して複雑な風味を生成したものである。多くの場合，発酵中に主として働く嫌気性菌の種類が変化する菌交代が起きていることが特徴的である。**すぐきかぶ**を原料とする**すぐき**（酸茎），**なす**と**赤しそ**を原料とする（生）**しば漬**，キャベツを原料とする**ザワークラウト**，小型きゅうりを原料とする**ピクルス**，らっきょうを原料とする**ラッキョウ漬け**などが代表的な発酵漬物である。

7）水産発酵食品

魚介類の加工・貯蔵法から発達してきた水産発酵食品として，**馴れずし**，**糠漬け**，**塩辛**，**くさや**などがある。馴れずしは，塩蔵した魚を米飯に漬け込み，長期の乳酸発酵により保存性を付与したもので，滋賀県の**ふなずし**が代表である。北日本では，麹を用いて発酵させた**いずし**が製造されるが，これも馴れずしが発展し，寒冷地に適応したものと考えられている。塩辛は，高濃度の塩蔵中にたんぱく質の自己消化を行わせて旨味成分などを生成したもので，必ずしも微生物を加えているわけではない。いかの塩辛の他に，**酒盗**（しゅとう）（かつおの内臓を原料としたもの），**うるか**（あゆの内臓を原料としたもの），このわた（なまこを原料としたもの），**めふん**（さけの内臓を原料としたもの）などがある。

解説

(1) 清酒は，並行複発酵で製造される醸造酒である。単行複発酵は，ビールの製造法である。
(2) ラガービールの苦味は，ホップ由来のイソフムロンによる。麦芽由来であれば麦芽の焙焼によって黒ビールの色調が得られる。
(4) モルトウイスキーの製造に用いられるのは，単式蒸留器である。連続式蒸留器はグレーンウイスキーの製造で用いられる。
(5) みりんは混成酒である。

演習問題

問1 アルコール飲料に関する記述である。正しいのはどれか。1つ選べ。

(1) 清酒は，単行複発酵で製造される醸造酒である。

(2) ラガービールの苦味は，麦芽由来のイソフムロンによる。

(3) 赤ワインに含まれるポリフェノールは，アントシアニン類である。

(4) モルトウイスキーの製造に用いられるのは，連続式蒸留器である。

(5) 酒税法では，みりんは醸造酒とされる。

解 答

問1 (3)

問2　しょうゆに関する記述である。正しいのはどれか。1つ選べ。

(1)　淡口しょうゆは食塩を濃口よりも約1割少なく使用し、熟成終了時に砂糖を加える点に特徴がある。

(2)　白しょうゆは製造工程において色沢の濃化を強く抑制したもので、淡口より色が濃く、甘みが弱いが独特な香りを有する点が特徴である。

(3)　JAS規格のしょうゆは減塩しょうゆ、生しょうゆ、うす塩しょうゆ、加工しょうゆに分類される。

(4)　濃口しょうゆには必須アミノ酸が多く含まれるが、リジンが第一制限アミノ酸である。

(5)　しょうゆに含まれる多糖類（SPS）には抗アレルギー作用、免疫調節作用、鉄分吸収促進効果および中性脂肪低下効果がある。

解説
(1)　淡口しょうゆは食塩を濃口よりも約1割少なく使用し、熟成終了時に甘酒を加える点に特徴がある。
(2)　白しょうゆは製造工程において色沢の濃化を強く抑制したもので、淡口より色が淡く、甘みが強い独特な香りを有する点が特徴である。
(3)　JAS規格の醤油は濃口しょうゆ、淡口しょうゆ、たまりしょうゆ、再仕込みしょうゆ、白しょうゆに分類される。
(4)　濃口しょうゆには必須アミノ酸が多く含まれるが、トリプトファンが第一制限アミノ酸である。

問3　みそに関する記述である。正しいのはどれか。1つ選べ。

(1)　JAS規格のみそ品質表示基準では米みそ、麦みそ、豆みそ、加工みそに分類される。

(2)　豆みそはだいずを蒸煮して麹菌を培養したものに食塩を混合したもので中京地方を中心に製造され、主に懐石料理に用いられる。

(3)　麹歩合は麦みそで最も高く15〜30％で、塩分は豆みそが5％と低く、辛口みそは11〜13％と高い。

(4)　脂肪酸組成では、ステアリン酸やパルミトレイン酸が多いのが特徴である。

(5)　アミノ酸スコアは米みそ、麦みそ、豆みそで16〜19 Trpである。

解説
(1)　JAS規格のみそ品質表示基準では米みそ、麦みそ、豆みそ、調合みそに分類される。
(3)　麹歩合は白みそで最も高く15〜30％で、塩分は白みそが5％と低く、辛口みそは11〜13％と高い。
(4)　脂肪酸組成では、米みその場合、リノール酸やオレイン酸が多いのが特徴である。
(5)　アミノ酸スコアは米みそ、麦みそ、豆みそで63〜91 Trpである。

問4　食酢に関する記述である。正しいのはどれか。1つ選べ。

(1)　醸造酢は氷酢酸または酢酸を水で薄め、砂糖類、調味料、食塩などを加えて味を調えたものである。

(2)　穀物酢は醸造酢のうち、原材料として1種または2種以上の穀類を使用したもので、疎の使用総量が醸造酢1Lにつき300g以上あるものである。

(3)　米酢は穀物酢のうち、米の使用量が穀物酢1Lにつき40g以上あるものである。

(4)　りんご酢は果実酢のうち、ぶどうの搾汁の使用量が果実酢1Lにつき180g以上のものである。

(5)　食酢の主成分は酢酸、乳酸、コハク酸、リンゴ酸、クエン酸などの有機酸類でアミノ酸、アルコール類、糖類などは含まれない。

解説
(1)　合成酢は氷酢酸または酢酸を水で薄め、砂糖類、調味料、食塩などを加えて味を調えたものである。
(2)　穀物酢は醸造酢のうち、原材料として1種または2種以上の穀類を使用したもので、その使用総量が醸造酢1Lにつき40g以上あるものである。
(4)　りんご酢は果実酢のうち、りんごの搾汁の使用量が果実酢1Lにつき300g以上のものである。
(5)　食酢の主成分は酢酸であるが、その他に乳酸、コハク酸、リンゴ酸、クエン酸などの有機酸類やアミノ酸、アルコール類、糖類などが含まれる。

解答
問2　(5)　　問3　(2)
問4　(3)

3 食品成分表の理解

3-1 日本食品標準成分表の概要

3-1-1 沿革と目的

　戦後の国民栄養改善のため，食品に含まれる栄養成分の基礎データ集として日本食品標準成分（以下「成分表」と略）が，昭和25（1950）に公表された。それ以前にも食品成分のまとめは存在したが，体裁が初めて整ったのである。当初は経済安定本部が作業を担い，昭和31（1956）年に科学技術庁発足以降は，資源調査会（現在，文部科学省科学技術・学術審議会資源調査分科会）が業務を行ってきた。最新の成分表は，平成27（2015）年12月に公表された成分表2015年版（七訂）を見直し，令和2（2020）年12月に公表された「**日本食品標準成分表 2020 年版（八訂）**」である。なお，成分表は，2000（平成12）年の五訂成分表以降，5年おきに策定されてきたが，2015（平成27）年の成分表2015年版の公表後においては，いつの時点での最新の情報が収載されているかを明確にし，また，利用者の便宜を考えて食品の成分に関する情報を速やかに公開する観点から，その時点で食品成分表への収載を決定した食品について，「追補2016年」，「同2017年」および「同2018年」並びに「2019年における日本食品標準成分表2015年版（七訂）のデータ更新」として公表，補完されてきた。これまでの成分表の沿革を表3-1に示す。　成分表は，学校給食，病院給食等の給食管理，治療食等の栄養指導面はもとより，一般家庭，教育・研究機関，行政分野において広く利用されており，国民が日常摂取する食品の成分に関する基礎データを多方面に提供することを目的としている。

表 3-1　日本食品標準成分表の沿革

名　称	公表年	食品数	成分項目数
日本食品標準成分表	昭和 25 年（1950 年）	538	14
改訂日本食品標準成分表	昭和 29 年（1954 年）	695	15
三訂日本食品標準成分表	昭和 38 年（1963 年）	878	19
四訂日本食品標準成分表	昭和 57 年（1982 年）	1,621	19
五訂日本食品標準成分表	平成 12 年（2000 年）	1,872	36
五訂増補日本食品標準成分表	平成 17 年（2005 年）	1,878	43
日本食品標準成分表 2010	平成 22 年（2010 年）	1,878	50
日本食品標準成分表 2015 年版（七訂）	平成 27 年（2015 年）	2,191	52
同　追補 2016 年	平成 28 年（2016 年）	2,222	53
同　追補 2017 年	平成 29 年（2017 年）	2,236	53
同　追補 2018 年	平成 30 年（2018 年）	2,294	54
同　データ更新 2019 年	令和 元 年（2019 年）	2,375	54
日本食品標準成分表 2020 年版（八訂）	令和 2 年（2020 年）	2,478	54

（注）食品成分表の策定に当たっては，初版から今回改訂に至るまでのそれぞれの時点において最適な分析方法を用いている。したがって，この間の技術の進歩等により，分析方法等に違いがある。また，分析に用いた試料についても，それぞれの時点において一般に入手できるものを選定しているため，同一のものではなく，品種等の違いもある。このため，食品名が同一であっても，各版の間における成分値の比較は適当ではないことがある。

3-1-2　性　　格

　わが国で利用されている食品の種類は極めて多い。しかも，動・植物性食品の場合，成分値は種類や生産環境等で大きく変動し，加工品においては，原材料の配合割合，加工方法によって，また，調理食品では調理方法によって，それぞれ成分値が異なる。成分表は，このような変動要因に配慮し，幅広い利用目的に対応するため，分析値，文献値等をもとに標準的な成分値を定め，**1 食品 1 標準成分値**を原則として可食部 100 g 当りの数値が収載されている。標準成分値は，年間を通じて普通に摂取する場合の全国的な平均値という概念に基づき求められている。

3-1-3　改訂の必要性

　三訂成分表から四訂成分表に改訂される際，「日本食品標準成分表の改訂に関する勧告」（表 3-2）が出されているが，ここにある 8 項目は，その後の新しい成分表への改訂理由にも該当する。例えば，近年，輸入食品や冷凍食品などの利用が著しく増え，新規に扱うべき食品が急増していること，また，酒税法や健康増進法の法改正などで廃止される食品（酒類の級，強化食品）が出てくることもあり，その時代に適応した成分表として改訂が必要となる。

表 3-2　科学技術庁資源調査会勧告第 30 号（昭和 49 年）

（1）　食生活の変化
（2）　食糧生産および供給状況の変化
（3）　生鮮食品の新品種の増加
（4）　食品加工・貯蔵技術の進歩
（5）　調理ずみ食品の利用増加
（6）　法規則の整備改正
（7）　医学・栄養学の分野における進歩
（8）　食品分析技術の進歩

3-2　日本食品標準成分表 2020 年版（八訂）の構成と使用上の留意点

　令和 2（2020）年 12 月に公表された成分表 2020 年版（八訂）の改訂の要点は次のとおりである。

　①　冷凍，チルド，レトルトなどの形態で流通する調理済み食品の充実

　②　炭水化物の細分化とエネルギー計算方法の変更

　③　2016 年以降公表された追補成分等の改訂内容の統合・整合化

　また，別冊として，成分表 2020 年版（八訂）アミノ酸成分表編，同脂肪酸成分表編，同炭水化物成文表編の 3 冊が同時に作成，公表されている。

3-2-1　収載食品

　収載食品については，一部食品名および分類が変更されているが，基本的に成分表 2015 年版を踏襲している。収載食品数は成分表 2015 年版より 287 食品増加し，**2,478** 食品である。食品群の分類および配列も，成分表 2015 年版を踏襲し，植物性食品，きのこ類，藻類，動物性食品，加工食品の順に並べられているが，成分表 2015 年版における「18　調理加工食品類」は「調理済み流通食品類」に名称変更となった。

表 3-3 食品群別収載食品数

食 品 群	食 品 数
1 穀類	205
2 いも及びでん粉類	70
3 砂糖及び甘味類	30
4 豆類	108
5 種実類	46
6 野菜類	401
7 果実類	183
8 きのこ類	55
9 藻類	57
10 魚介類	453
11 肉類	310
12 卵類	23
13 乳類	59
14 油脂類	34
15 菓子類	185
16 し好飲料類	61
17 調味料及び香辛料類	148
18 調理済み流通食品類	50
	2,478

なお，収載食品の選定および調理に当たっては，次のことが考慮されている。

① 原材料的食品では，生物の品種，生産条件などの要因によって成分値が変動することが知られているため，これらの変動要因を留意する。「生」，「乾」など未調理食品の収載を基本とし，摂取の際に調理が必要な食品について，「ゆで」，「焼き」などの基本的な調理食品が収載されている。てんぷらなどの和食の伝統的な料理に加えから揚げ，とんかつ等の揚げ物も新たに収載されている。

② 加工食品では，原材料の配合割合，加工方法により成分値に幅がみられるので，生産，消費の動向を考慮し，可能な限り標準的な食品が選定されている。また，和え物，煮物等の和食の伝統的な調理をした食品については，原材料の配合割合等の参考情報とともに，料理としての成分値が収載されている。

収載食品の分類および配列も，成分表 2015 年版を踏襲しており，**大分類**（原則として動植物の名称をあて，五十音順に配列），**中分類**，**小分類**および**細分**の四段階としている。ただし，食品によっては大分類の前に，**副分類**（〈　〉で表示），**類区分**（（　）で表示）を設けている。中分類（〔　〕で表示）および小分類は，原則として原材料的形状から加工度が高まる順に配列されている。また，複数の原材料からなる加工食品は，主原材料の位置に原則配置されている。

食品番号は 5 桁で，初めの 2 桁は食品群，次の 3 桁は小分類または細分にあてられている。食品番号，食品群などの収載例を表 3-4 に示す。

表3-4　食品番号の例

食品番号	食品群	区分	大分類	中分類	小分類	細分
	穀類	－	あわ	－	精白粒	－
01002	01	－	－	－	002	－
	穀類	－	こむぎ	[小麦粉]	強力粉	一等
01020	01	－	－	－	－	020
	魚介類	(かに類)	がざみ	－	生	－
10332	10	－	－	－	332	－

原材料的食品の名称は学術名または慣用名が，加工食品の名称は一般に使用されている名称や食品規格基準などにおいて公的に定められている名称が原則的に採用されている。必要に応じて別名，市販通称名などを備考欄に記載している。また，成分表2010では原則的に英名が併記されたが，成分表2015年版以降では英名が削除され，新たに英語版成分表がホームページで公開された（http://www.mext.go.jp）。国際的に利用されることへも配慮されている。

3-2-2　収載成分項目など

(1) 項目および配列

成分表2020年版（八訂）ではエネルギー算出方法が組成成分値に換算係数を乗じて算出する方法に見直されたことに伴い，エネルギー計算の基礎となる成分がより左側になるよう配置が変更されている。また，従来は炭水化物に含まれていた成分のうち，糖アルコール，食物繊維，有機酸についても表頭項目として配置された。

項目の配列は，廃棄率，エネルギー，水分，アミノ酸組成によるたんぱく質，たんぱく質，脂肪酸のトリアシルグリセロール当量，コレステロール，脂質，利用可能炭水化物（単糖当量，質量計，差し引き法によるものの項目順），食物繊維総量，糖アルコール，炭水化物，有機酸，灰分，無機質（ナトリウム，カリウム，カルシウム，マグネシウム，リン，鉄，亜鉛，銅，マンガン，ヨウ素，セレン，クロムおよびモリブデンの項目順），ビタミン（配列は脂溶性のA[*1]，D，E[*2]およびK，水溶性のB$_1$，B$_2$，ナイアシン，ナイアシン当量，B$_6$，B$_{12}$，葉酸，パントテン酸，ビオチンおよびCの項目順），食塩相当量，アルコールおよび備考の順である。

なお，成分表2015年版において本表に記載されていた飽和脂肪酸，一価不飽和脂肪酸および多価不飽和脂肪酸は，成分表2020年版（八訂）脂肪酸成分表編に，水溶性食物繊維と不溶性食物繊維については，成分表2020年版（八訂）炭水化物成分表編に記載されている。

[*1]　ビタミンAの項目は，レチノール，α-およびβ-カロテン，β-クリプトキサンチン，β-カロテン当量，レチノール活性当量である。

[*2]　ビタミンEの項目は，α-，β-，γ-およびδ-トコフェロールである。

（2）成分値の算出と表示法の留意点

1）エネルギー

　成分表 2015 年版までは，「**日本人における利用エネルギー測定調査**」（科学技術庁）に**基づく換算係数**，それ以外の食品は**ＦＡＯ／ＷＨＯ合同特別専門委員会報告の換算係数**を適用し，適用すべき係数が明らかでない食品は**アトウォーターの換算係数**を用いてエネルギーが算出されていたが，成分表 2020 年版（八訂）においては，原則として FAO/INFOODS の推奨する方法に準じ，可食部 100 g 当たりのアミノ酸組成によるたんぱく質，脂肪酸のトリアシルグリセロール当量，利用可能炭水化物（単糖当量），糖アルコール，食物繊維総量，有機酸及びアルコールの量（g）に各成分のエネルギー換算係数（表 3-5）を乗じて，100 g あたりのエネルギーとして算出されている。エネルギーの単位についてはキロカロリー（kcal）とキロジュール（kJ）が併記されている。

表 3-5　適用したエネルギー換算係数

成分名	換算係数 （kJ/g）	換算係数 （kcal/g）	備考
アミノ酸組成によるたんぱく質／たんぱく質[*1]	17	4	
脂肪酸のトリアシルグリセロール当量／脂質[*1]	37	9	
利用可能炭水化物（単糖当量）	16	3.75	
差引き法による利用可能炭水化物[*1]	17	4	
食物繊維総量	8	2	成分値は AOAC.2011.25 法，プロスキー変法またはプロスキー法による食物繊維総量を用いる。
アルコール	29	7	
糖アルコール[*2]			
ソルビトール	10.8	2.6	
マンニトール	6.7	1.6	
マルチトール	8.4	2.1	
還元水あめ	12.6	3.0	
その他の糖アルコール	10	2.4	
有機酸[*2]			
酢酸	14.6	3.5	
乳酸	15.1	3.6	
クエン酸	10.3	2.5	
リンゴ酸	10.0	2.4	
その他の有機酸	13	3	

　[*1]　アミノ酸組成によるたんぱく質，脂肪酸のトリアシルグリセロール当量，利用可能炭水化物（単糖当量）の成分値がない食品では，それぞれたんぱく質，脂質，差引き法による利用可能炭水化物の成分値を用いてエネルギー計算を行う。利用可能炭水化物（単糖当量）の成分値がある食品でも，水分を除く一般成分等の合計値と 100 g から水分を差引いた乾物値との比が一定の範囲に入らない食品の場合（資料「エネルギーの計算方法」参照）には，利用可能炭水化物（単糖当量）に代えて，差引き法による利用可能炭水化物を用いてエネルギー計算をする。
　[*2]　糖アルコール，有機酸のうち，収穫量が 1 g 以上の食品がある化合物で，エネルギー換算係数を定めてある化合物については，当該化合物に適用するエネルギー換算係数を用いてエネルギー計算を行う。

なお，糖アルコールの一部（ソルビトール，マンニトール，マルチトールおよび還元水飴）と有機酸の一部（酢酸，乳酸，クエン酸およびリンゴ酸）については，次式に従ってキロジュール単位のエネルギーが算出されている。

$$1\,\text{kcal}=4.184\,\text{kJ}$$

利用可能炭水化物によるエネルギーの計算には，利用可能炭水化物（単糖当量）あるいは差し引き法による利用可能炭水化物のいずれかを用いている。そのため，算出にあたってどちら用いたのか明示するため，計算に利用した収載値の右に「＊」が付記されている。

2）水　　分

水分測定には，**加熱乾燥法**を基準法として適用し，他に**蒸留法，カールフィッシャー法**が用いられた。加熱乾燥法には，**直接法（常圧，減圧），乾燥補助剤添加法**があり，減量分を水分とみなす。ただし，アルコール飲料，食酢類は，それぞれアルコール重量，酢酸重量を乾燥減量から差し引いている。

3）たんぱく質

改良ケルダール法で求められた全窒素量（g）に，**窒素・たんぱく質換算係数**（表3-6）を乗じてたんぱく質量が算出されている。茶類，コーヒー，ココアなど，カフェインやテオブロミンを多く含む食品については，これを別に定量し，その値を差し引いて算出される。また，五訂成分表の新規食品編以降，硝酸イオンを100 g中に0.1 g以上含む食品（成分表の備考欄に含量表示）については，全窒素量（g）から硝酸態窒素（g）を差し引いた後に換算係数が乗じられている。

「アミノ酸組成によるたんぱく質」は，成分表2020年版（八訂）アミノ酸成分表編の各アミノ酸量から，アミノ酸脱水縮合物（アミノ酸残基の総量）として算出されている。

表3-6　窒素-たんぱく質換算係数

食品群		食品名	換算係数
1	穀類	アマランサス	5.30
		えんばく	
		オートミール	5.83
		おおむぎ	5.83
		こむぎ	
		玄穀，全粒粉	5.83
		小麦粉，フランスパン，うどん・そうめん類，中華めん類，マカロニ・スパゲッティ類，ふ類，小麦たんぱく，ぎょうざの皮，しゅうまいの皮	5.70
		小麦はいが	5.80
		こめ，こめ製品（赤飯を除く。）	5.95
		ライ麦	5.83
4	豆類	だいず，だいず製品（豆腐竹輪を除く。）	5.71
5	種実類	アーモンド	5.18
		ブラジルナッツ，らっかせい	5.46
		その他のナッツ類	5.30
		あさ，えごま，かぼちゃ，けし，ごま，すいか，はす，ひし，ひまわり	5.30
6	野菜類	えだまめ，だいずもやし	5.71
		らっかせい（未熟豆）	5.46
10	魚介類	ふかひれ	5.55
11	肉類	ゼラチン，腱（うし），豚足，軟骨（ぶた，にわとり）	5.55
13	乳類	乳，チーズを含む乳製品，その他（シャーベットを除く。）	6.38
14	油脂類	バター類，マーガリン類	6.38
17	調味料及び香辛料類	しょうゆ類，みそ類	5.71
		上記以外の食品	6.25

4）脂　　質

ジエチルエーテルなどの有機溶媒で抽出し，溶媒留去後に残る物質を脂質とみなす。脂質の測定には，ジエチルエーテルを溶剤とする**ソックスレー抽出法**が一般的方法として用いられ，ほかに酸分解法，クロロホルム・メタノール混液抽出法がある。乳類の脂質定量には従来から公定法があり，代表的な方法にレーゼ・ゴットリーブ法，ゲルベル法などがある。

「脂肪酸のトリアシルグリセロール当量」は，成分表 2020 年版（八訂）脂肪酸成分表編の各脂肪酸量から図 3-1 の式により算出されている。

$$\left\{\frac{\text{可食部 100g 当たりの各脂肪酸の量×（その脂肪酸の分子量＋12.6826）}}{\text{その脂肪酸の分子量}}\right\}\text{の総量}$$

ただし，未同定脂肪酸は計算に含まない。

12.6826 は，脂肪酸をトリアシルグリセロールに換算する際の脂肪酸当たりの式量の増加量［グリセロールの分子量$\times\frac{1}{3}$－（エステル結合時に失われる）水の水分量］

図 3-1　トリアシルグリセロール当量の算出式

5）炭　水　化　物

エネルギー源として重要な炭水化物は次のように細分化され掲載されている。エネルギーの算出には，それぞれの成分にそれぞれの換算係数を乗じられている。

a）　利用可能炭水化物（単糖当量）

炭水化物成分表 2020 年版（八訂）の各利用可能炭水化物量（でんぷん，単糖類，二糖類，オリゴ糖類など）を単糖に換算した量の総和として算出されている。換算にあたっては，でんぷんおよびマルトデキストリンには 1.10，マルトトリオース等のオリゴ糖類には 1.07，二糖類には 1.05 を成分値に乗じている。また，微量しか含まない魚介類，肉類および卵類については，**アンスロン-硫酸法**による実測値を推定値として収載されている。

b）　利用可能炭水化物（質量計）

利用可能炭水化物（単糖当量）と同様に，でんぷん，単糖類，二糖類，オリゴ糖類などを直接分析，または推計した値で，これらの質量の合計値である。また，微量しか含まない魚介類，肉類および卵類については，アンスロン－硫酸法による実測値に 0.9 を乗じた値を推定値として収載されている。

c）　差し引き法による利用可能炭水化物

差し引き法（水分，アミノ酸組成によるたんぱく質，脂肪酸のトリアシルグリセロール当量として表した脂質，食物繊維総量，有機酸，灰分およびアルコールの合計（ g ）を 100 g から差し引く）が適用されているが，硝酸イオン，ポリフェノール（タンニンを含む），カフェイン，テオブロミン，酢酸を多く含む食品や，加熱により二酸化炭素などが多量に発生する食品ついては，これらの量も差し引かれている。

d）糖アルコール

　原則として FAO/INFOODS の推奨する方法に準じエネルギー値の算出が行われるようになったことから，エネルギー産生成分として新たに糖アルコールが収載されている。

e）炭水化物

　従来同様，差し引き法（水分，たんぱく質，脂質及び灰分の合計（g）を 100 g から差し引く）によって算出される炭水化物量で示されている。硝酸イオン，アルコール，ポリフェノール（タンニンを含む），カフェイン，テオブロミン，酢酸を多く含む食品や，加熱により二酸化炭素などが多量に発生する食品ついては，これらの量も差し引かれている点も従来通りである。微量しか含まない魚介類，肉類および卵類については，アンスロン－硫酸法による実測値が表示されている。

6）有 機 酸

成分表 2015 年版では有機酸のうち酢酸についてのみ，エネルギー産生成分と位置付けていたが，成分表 2020 年版（八訂）では既知の有機酸がエネルギー産生成分として位置づけられ，炭水化物とは別に収載されている。

なお，この有機酸には従来の酢酸の成分値も含まれ，測定には，**高速液体クロマトグラフ法**または**酵素法**が用いられている。

7）灰 　 分

灰分は，550 ℃で加熱して有機物および水分を除去した残分と定義され，食品中の無機質の総量と考えられるが，塩素イオンの一部は加熱灰化中に失われることがあるので，本来の無機質総量より灰分値が過少になったり，逆に過剰な陽イオンが存在する場合など，二酸化炭素を吸収して炭酸塩を形成することがあるため過大になったりする点を留意しなければならない。

8）脂 肪 酸

脂肪酸はグリセロールとエステル結合した形で存在するものが多い。脂肪酸の測定は，脂質を抽出した後に**アルカリ分解（けん化）**し，次いで**メチルエステル化**して**ガスクロマトグラフ法**で行われる。低級脂肪酸を含む食品や乳類などの場合は，プロピルエステル化した後に測定されている。

9）コレステロール

コレステロールは遊離型のほか，脂肪酸とエステル結合したコレステロールエステルが存在する。コレステロールの測定には，**アルカリ分解（けん化）**後，有機溶媒で抽出し，**ガスクロマトグラフ法**が用いられている。

10）食物繊維

成分表では「ヒトの消化酵素で消化されない食品中の難消化成分の総体」と定義し，定量法としては，酵素・重量法である**プロスキー法**（食物繊維総量定量），**プロスキー変法**（水溶性食物繊維と不溶性食物繊維を分別定量）に加え，成分表 2015 年版追補 2018 年以

降，低分子量水溶性食物繊維も測定できる **AOAC2011.25 による定量法**が用いられるようになった。AOAC2011.25法による定量値が食物繊維総量として収載され，成分表2015年版まで収載されていた水溶性食物繊維と不溶性食物繊維は，別冊である成分表2020年版（八訂）炭水化物成分表編の別表1に収載されている。なお，動物性食品は，食物繊維の供給源としての寄与率が低いため，収載されていない。

11）無　機　質

無機質の測定法としては，ナトリウム，カリウム，鉄（一部，フェナントロリン吸光光度法），亜鉛，銅（微量の場合はキレート抽出による濃縮），マンガン，カルシウム（一部，過マンガン酸カリウム容量法），マグネシウムは試料調整後，原子吸光法が適用されている。リンは，バナドモリブデン酸吸光光度法またはモリブデンブルー吸光光度法，ヨウ素はアルカリ分解法で調製後，セレンとクロムおよびモリブデンはマイクロ波による酸分解法で調製後に**ＩＣＰ質量分析法**（ＩＣＰは inductively coupled plasma の略）が用いられている。

12）ビ　タ　ミ　ン

成分表2020年版（八訂）より新たにナイアシン当量が追加された。レチノール，α-カロテン，β-カロテン，β-クリプトキサンチンは，けん化などの前処理後に**高速液体クロマトグラフ法**が用いられている。β-カロテン当量，レチノール当量は，図3-2に示した式で算出されている。その他のビタミンでは，ナイアシン，ビタミンB_6，ビタミンB_{12}，葉酸，パントテン酸，ビオチンについては**微生物学的定量法**が用いられ，ナイアシン当量は図3-2に示した式で算出されている。それ以外のビタミンは試料調製後に**高速液体クロマトグラフ法**が用いられている。

（1）　β-カロテン当量(μg) ＝ β-カロテン(μg) ＋ $\dfrac{1}{2}\alpha$-カロテン(μg) ＋ $\dfrac{1}{2}$クリプトキサンチン(μg)

（2）　レチノール当量(μg) ＝ レチノール(μg) ＋ $\dfrac{1}{12}\beta$-カロテン当量(μg)

（3）　ナイアシン当量$(mgNE)$ ＝ ナイアシン(mg) ＋ $\dfrac{1}{60}$トリプトファン(mg)

　　　トリプトファン量が未知の場合は，たんぱく質の1％をトリプトファンとみなす次式による。

　　　ナイアシン当量$(mgNE)$ ＝ ナイアシン(mg) ＋ たんぱく質(g) × 1000 × $\dfrac{1}{100}$ × $\dfrac{1}{60}(mg)$

図3-2　（1）β-カロテン当量（μg）の算出式
　　　　（2）レチノール当量（μg）の算出式
　　　　（3）ナイアシン当量（$mgNE$）の算出式

13）食塩相当量

食塩相当量は，ナトリウム量に2.54を乗じて算出した値が示されている。ナトリウム量には食塩のほか，グルタミン酸ナトリウム，アスコルビン酸ナトリウムなどに由来するナトリウムも含まれる。

14）アルコール

し好飲料および調味料に含まれるエチルアルコールは，**浮標を用いて比重で測定する方法，ガスクロマトグラフ法，振動式密度計法**によって定量されている。

15）備 考 欄

食品の別名，性状，廃棄部位，加工食品の材料名，主原料の配合割合などがこの欄に記載されている。また，硝酸イオン，カフェイン，ポリフェノールなどの含量もここに示されている。なお，備考欄収載成分の測定方法を表3-8 に示す。

表3-8　備考欄収載成分の測定法

成　分	試料調製法	測　定　法
硝酸イオン	水で加温抽出	高速液体クロマトグラフ法またはイオンクロマトグラフ法
カフェイン	有機溶媒抽出	逆相型カラムと水-メタノール-1mol/L過塩素酸又は0.1mol/Lリン酸水素ナトリウム緩衝液-アセトニトリルによる紫外部吸収検出-高速液体クロマトグラフ法
ポリフェノール	脱脂後，50%メタノール抽出	フォーリン・チオカルト法またはプルシアンブルー法
タンニン	熱水抽出	酒石酸鉄吸光光度法またはフォーリン・デニス法
テオブロミン	石油エーテル抽出	逆相型カラムと水-メタノール-1mol/L過塩素酸による紫外部吸収検出-高速液体クロマトグラフ法

3-2-3　数値の表示方法

成分の表示は，すべて可食部100 g 当たりの値とし，数値の表示方法は次のとおりである。

廃棄率の単位は**重量%**，10 未満は整数，10 以上は5 の倍数で示されている。

エネルギーの単位は kcal と kJ で，整数表示である。

水分，アミノ酸組成によるたんぱく質，たんぱく質，脂肪酸のトリアシルグリセロール当量で表した脂質，脂質，利用可能炭水化物（単糖当量および質量計，差し引きによるものも含む），糖アルコール，炭水化物，有機酸および灰分の単位は**g** として，小数第1 位まで表示されている。

食物繊維総量の単位は**g** として小数第1 位まで，コレステロールの単位は**mg** として整数で表示されている。

無機質では，ナトリウム，カリウム，カルシウム，マグネシウムおよびリンの単位は**mg** として整数で表示され，鉄，亜鉛の単位は**mg** として小数第1 まで，銅，マンガンの単位は**mg** として小数第2 位までそれぞれ表示されている。ヨウ素，セレン，クロムおよびモリブデンの単位はμg として整数で表示されている。

ビタミンAの単位はμg で整数で表示され，ビタミンDの単位はμg として小数第1 位まで表示されている。ビタミンEの単位は**mg** として小数第1 位まで，ビタミンKの単位はμg として整数で表示されている。ナイアシン，ナイアシン当量の単位は**mg** として小数第1 位まで，ビタミンB_1，ビタミンB_2，ビタミンB_6およびパントテン酸の単位は**mg** で小数第2 位まで，ビタミンCの単位は**mg** で整数で表示されている。ビタミンB_{12}およびビオチンの単位はμg で小数第1 位まで，葉酸の単位はμg として整数で表示されている。

アルコールおよび食塩相当量の単位は**g** として，小数第1 位まで表示されている。

備考欄に記載されている成分は，原則として単位は**g** とし，小数第1 位まで表示されて

いる。

　数値の丸め方としては，最小表示桁の一つ下の桁が四捨五入されているが，整数表示のもの（エネルギーを除く）については，原則として大きい位から3桁目を四捨五入して有効数字2桁で示されている。

　各成分において，「−」は未測定であること，「0」は成分表の最小記載量の1/10（ヨウ素，セレン，クロムおよびモリブデンでは3/10，ビオチンでは4/10）未満または検出されなかったこと，「Tr（Trace の略，微量）」は最小記載量の1/10以上であるが5/10未満であることを表している。食塩相当量の「0」は算出値が最小記載量（0.1 g）の5/10未満であることを表している。

　また，測定せず，文献等から含まれていないと推定される成分は「(0)」，微量に含まれていると推定されるものは「(Tr)」と表示されている。

　「アミノ酸組成によるたんぱく質」，「脂肪酸のトリアシルグリセロール当量」および「利用可能炭水化物（単糖当量）」については，成分表2020年版（八訂）アミノ酸成分表編，成分表2020年版（八訂）脂肪酸成分表編あるいは成分表2020年版（八訂）炭水化物成分表編に収載されていない食品は「−」が付されている。また，諸外国の食品成分表から引用した場合や，原材料配合割合等を元に計算した場合は「（　）」を付して数値を示している。

　本成分表で用いている「重量」は本来，「質量」に置き換えるのが望ましく，国際的に変更が進んでおり，成分表2015年版では**「質量」**への変更は今後の検討課題とされたが，成分表2020年版（八訂）では教育面での普及もあったことから「質量」へ変更された。なお，調理前後の質量の変化は成分表2015年版と同様に「重量変化率」とされている。

3-2-4　食品の調理条件

　食品の調理条件は，一般調理（小規模調理）を想定し，条件が定められている。また，調理に用いる器具はガラス製等とし，調理器具から食品への無機質の影響がないように配慮されている。本成分表の加熱調理は，ゆで，水煮，炊き，蒸し，焼き，油炒め，電子レンジ調理，フライおよびグラッセなどが収載されている。

　非加熱調理は，水さらし，水戻し，塩漬けおよびぬか漬けである。通常，調理の際に使用する調味料は，原則的に添加されていない。また，調理前後で，水さらしや加熱によって食品中の成分が溶出や変化し，一方，水や油の吸着によって重量が増減する。本成分表の成分値は，原則として調理による成分変化率を求めて，これを調理前の成分値に乗じて算出されている。

章末問題

問1 「日本食品標準成分表2020年版（八訂）」に関する記述である。最も適当なのはどれか。1つ選べ。

(1) アルコールのエネルギー換算係数は，酢酸の換算係数より小さい。

(2) 調理食品として，とんかつ等の揚げ物は収載されていない。

(3) 食品群別の収載食品数は，野菜類が最も多い。

(4) 「調理加工食品類」は，「料理済み流通食品類」に名称変更された。

(5) 食塩相当量の算出に用いるナトリウム量には，食塩由来のナトリウム以外は含まれない。

解説
(1) アルコールのエネルギー換算係数（7 kcal/g）は，酢酸の換算係数（3.5 kcal/g）より大きい。
(2) から揚げ，とんかつ等の揚げ物は掲載されている。
(3) 野菜類（401）より魚介類（453）が多く，最多である。
(5) 食塩相当量の算出に用いるナトリウム量には，グルタミン酸ナトリウムやアスコルビン酸ナトリウム等に由来するナトリウムも含まれる。

問2 「日本食品標準成分表2020年版（八訂）」に関する記述である。最も適当なのはどれか。1つ選べ。

(1) 魚介類や肉類の炭水化物の収載値は，アンスロン—硫酸法による実測値である。

(2) 灰分値は，無機質の総量と常に一致する。

(3) マグネシウムの測定には，モリブデンブルー吸光光度法が用いられている。

(4) ナイアシン当量（mgNE）は，ナイアシン（mg）に1/12トリプトファン（mg）を加えて算出されている。

(5) ビタミンCの掲載値には，酸化型ビタミンCの含量は含まれていない。

解説
(2) 灰化中に塩素イオンの一部が損失したり，二酸化炭素を吸収して炭酸塩を形成したりで変動がある。
(3) マグネシウムの測定には，原子吸光法が適用される。
(4) ナイアシン当量（mgNE）は，ナイアシン（mg）に1/60トリプトファン（mg）を加えて算出されている。
(5) 還元型と酸化型のビタミンC合計値で示されている。

問3 「日本食品標準成分表2020年版（八訂）」に関する記述である。最も適当なのはどれか。1つ選べ。

(1) ビタミンKの単位は，mgとして整数で表示されている。

(2) 食物繊維の定量法では，低分子量食物繊維を測定できるAOAC2011.25による定量法が加えられた。

(3) 各成分における「0」は，測定で検出されなかったことを表している。

(4) 測定した値が微量の場合，「(Tr)」と表示される。

(5) 「重量」から「質量」への変更は，今後の課題とされている。

解説
(1) ビタミンKの単位は，μgとして整数で表示されている。
(3) 成分表の最小記載量の1/10（ヨウ素などは3/10など）未満または検出されなかったことを表している。
(4) 測定せず，文献などから微量に含まれていと推定される場合の表示。
(5) 質量へ変更された。

```
    解　答
問1（4）　問2（1）
問3（2）
```

参考文献

文部科学省科学技術・学術審議会資源調査分科会報告，『日本食品標準成分表2020年版（八訂）』，（2020）.

　　　———アミノ酸成分表編（2020）.

　　　———脂肪酸成分表編（2020）.

　　　———炭水化物成分表編（2020）.

伊藤三郎編，『果実の科学』，朝倉書店（1991）.

日本栄養・食糧学会編，『栄養・食糧学用語集』，建帛社（1997）.

菅原龍幸，井上四郎編，『新訂原色食品図鑑　第2版』，建帛社（2008）.

荒川信彦，唯是康彦監修，『オールフォト食材図鑑』，調理栄養教育公社（1996）.

成瀬宇平監修，『食材図典II』，小学館（2001）.

福田裕，山澤正勝，岡崎恵美子監修，『全国水産加工品総覧』，光琳（2006）.

日本油化学会編，『第四版　油化学便覧』，丸善（2001）.

荒井綜一，倉田忠男，田島眞編，『新・櫻井総合食品事典』，同文書院（2012）.

平宏和総監修，『食品図鑑』，女子栄養大学出版部（2006）.

荒川義人編著，『食べ物と健康II　第3版』，三共出版（2011）.

渡邊智子ほか，『サクセス管理栄養士講座　食べ物と健康I』，第一出版（2011）.

久保田紀久枝，森光康次郎編，『食品学－食品成分と機能性　第2版補訂』，東京化学同人（2011）.

青柳康夫編，『改訂食品機能学第　2版』，建帛社（2011）.

竹生新治郎監修，石谷孝佑，大坪研一編，『米の科学』，朝倉書店（2000）.

長尾精一編，『小麦の科学』，朝倉書店（2000）.

貝沼圭二，中久喜輝夫，大坪研一編，『トウモロコシの科学』，朝倉書店（2009）.

並木満夫，小林貞作編，『ゴマの科学』，朝倉書店（2003）.

菅原龍幸編，『キノコの科学』，朝倉書店（1997）.

大石圭一編，『海藻の科学』朝倉書店（1993）.

菊池榮一編著，『動物タンパク質食品』，朝倉書店（1994）.

森田重廣監修，『食肉・肉製品の科学』，学窓社（1992）.

水間豊，上原孝吉，矢野秀雄，萬田正治編，『最新畜産学』，朝倉書店（2000）.

伊藤敏敏，渡邊乾二，伊藤良編，『動物資源利用学』，文永堂出版（1999）.

沖谷明紘編，『肉の科学』，朝倉書店（2000）.

有馬俊六郎，鍋田文三郎ほか，『改訂畜産食品－科学と利用－』，文永堂出版（1990）.

財団法人日本食肉消費総合センター，『続食肉がわかる本』，1999.

財団法人日本食肉消費総合センター，『実用ミート・マニュアル』，1999.

須山三千三・鴻巣章二編，『水産食品学』，恒星社厚生閣（1987）.

坂口守彦，『どんな魚がうまいか（ベルゾーバックス040）』，成山堂書店（2012）.

山中英明・田中宗彦共著，『水産物の利用―原料から加工・調理まで―（2訂版）』，成山堂書店（2008）.

水島敏博・鳥澤雅監修，『新北の魚たち』，北海道新聞社（2005）.

『平成23年度版　北海道フードマイスター』，札幌商工会議所（2011）.

山澤正勝・関伸夫・福田裕編集，『かまぼこ―その科学と技術』，恒星社厚生閣（2003）.

安田耕作ほか，『油脂製品の知識』，幸書房（1993）.

新谷勛，『食品油脂の科学』，幸書房（1989）.

小関聡美，北上誠一，加藤登，新井健一，魚介類の死後変化と鮮度（K値）の変化，東海大学紀要海洋学部，4（2），31-46（2006）.

畑江敬子，飛松聡子，竹山まゆみ，松本重一郎，魚間の物性とその魚種差に対する結合組織の寄与，日水誌，52(1)，2001-2007（1986）.

真岸範浩・松下裕昭・古林万木夫，醤油から生まれた機能性成分SPS，生物工学，87(1)，34-35（2009）.

平塚聖一，青島秀治，小泉鏡子，加藤登，カツオ血合肉の貯蔵中における揮発性成分の変化，日水誌，77（6），1089-1094（2011）.

全国マヨネーズ・ドレッシング類協会ホームページ.

全国味噌協同組合連合会のホームページ.

全国食酢協会中央会・全国食酢公正取引協議会ホームページ.

日本うま味調味料協会ホームページ.

しょうゆ情報センターホームページ.

索　引

編著者紹介

荒川 義人（1章，2-1，2-2-3，2-2-5，2-3-3，3章）
1980年 北海道大学大学院農学研究科博士課程修了
現 在 札幌保健医療大学保健医療学部栄養学科教授
　　　 農学博士

執筆者

舩津 保浩（2-3-2，2-4-3，2-5-2）
1993年 北海道大学大学院水産学研究科
　　　 博士後期課程修了
現 在 酪農学園大学農食環境学群食と
　　　 健康学類教授
　　　 水産学博士

松坂 裕子（2-2-1，2-2-2，2-2-4）
2011年 北海道大学大学院農学研究院博士課程修了
現 在 藤女子大学人間生活学部食物栄養学科教授
　　　 博士（農学）

西 隆司（2-2-6，2-2-7，2-2-8，2-4-1）
1999年 北海道大学大学院農学研究科
　　　 博士後期課程修了
現 在 天使大学看護栄養学部栄養学科准教授
　　　 博士（農学）

板垣 康治（2-3-4）
1983年 東京水産大学（現 東京海洋大学）大学院
　　　 修士課程修了
現 在 北海道文教大学人間科学部健康栄養学科教授
　　　 博士（医学）

中河原 俊治（2-4-2，2-4-4，2-4-5，2-5-1，2-5-3）
1984年 北海道大学大学院農学研究科博士後期課程
　　　 退学
現 在 藤女子大学人間生活学部食物栄養学科教授
　　　 農学博士

岡本 匡代（2-3-1）
2006年 岩手大学大学院連合農学研究科修了
現 在 釧路短期大学生活科学科准教授
　　　 博士（農学）

食べ物と健康Ⅰ　食品の分類と成分　（第3版）

2013年10月 1日　初版第1刷発行
2016年 3月20日　第2版第1刷発行
2019年 3月15日　第2版第3刷発行
2021年 3月31日　第3版第1刷発行
2023年 3月10日　第3版第2刷発行

© 編著者　荒 川 義 人
　 発行者　秀 島 　 功
　 印刷者　萬 上 孝 平

発行所　三共出版株式会社　東京都千代田区神田神保町3の2
　　　　　　　　　　　　　　　　　　振替　00110-9-1065
　　　　郵便番号　101-0051　電話　03-3264-5711㈹ FAX 03-3265-5149
　　一般社団法人 日本書籍出版協会・一般社団法人 自然科学書協会・工学書協会　会員

Printed in Japan　　　　　　　　　　　印刷・製本　恵友印刷

ISBN 978-4-7827-0805-7